抑郁症的非药物疗法

〔美〕詹姆斯·S.戈登 (James S. Gordon) 著

王鹏飞 主译

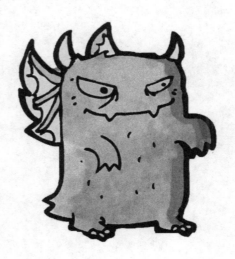

重庆大学出版社

·序·

在西方，抑郁症被称为"蓝色隐忧"，是以情绪低落为主要特征的一类心理疾病，轻者外表如常，内心有痛苦体验；稍重者可表现为情绪低落、愁眉苦脸，多伴有记忆力减退、失眠多梦等；重者会出现悲观厌世、绝望、自责自罪、幻觉妄想、食欲不振、体重锐减并伴有严重的自杀企图。随着现代社会各种压力、竞争的加剧，很多人成为抑郁症的受害者，由此给患者及其家庭和社会带来极大的困扰和负担。世界卫生组织（WHO）最新调查结果显示，全球抑郁症的发生率超过 3%，发达国家约为 6%。现有数据显示，中国抑郁症的发病率为 3%~5%，而临床对该病的识别率和治疗率均较低，且由于各种原因，很多患者甚至不愿意让家人、朋友知道自己患有此病。在中国，身心疾病和心理障碍已成为多发病、常见病，神经精神疾病在疾病总负担中排名首位，约占疾病总负担的 1/5，世界卫生组织推算，到 2020 年这一数字将上升至 1/4。更为严重的是，抑郁症引发高自杀率，约 15% 的抑郁症患者死于自杀。2009 年，世界卫生组织的一份报告指出，世界各地每年约有 100 万人自杀身亡，每天大约有 3 000 人自杀身亡，即每 40 秒有一人死亡，其中 30% 来自中国，自杀已是中国 15~34 岁青壮年人群死亡的首要原因，而青少年自杀、老年人自杀更是不容忽视的社会问题。

《抑郁症的非药物疗法》一书的作者詹姆斯·S. 戈登教授，毕业于哈佛医学院，是精神病学家，曾任美国白宫补充和替代医学政策委员会主席，是世界知名的心身互动医学（Mind-body medicine）治疗抑郁症、焦虑和精神创伤的专家，他的工作曾被美国《每日秀》（The Today Show）、美国有线电视新闻网（CNN）、哥伦比亚广播公司《星期日早报》（CBS Sunday Morning）、美国全国公共广播电台（National Public Radio）、《华盛顿邮报》（*The Washington Post*）、《今日美国》（*USA Today*）、《新闻周刊》（*Newsweek*）、《人物》（*People*）、美国医学新闻（American Medical News）、临床精神病学新闻（Clinical Psychiatry News）等多种媒体重点介绍过。40 多年来，戈登教授一直致力于帮助抑郁症患者找到不使用抗抑郁药而走出抑郁阴影的途径。戈登教授认为，抑郁症并不是我们无法控制的疾病的终点，而是我们生活失去平衡的一个信号，即我们"被桎梏"了。他建议视抑郁症为帮助我们变得健康和快乐的旅途的起点，借此改变和改造我们以往的生活，不过分依赖百忧解(Prozac) 等药物。

《抑郁症的非药物疗法》是一本简单、实用的抑郁症治疗指南，书中描述了走出抑郁的 7 站式旅程以及我们对自身生活加以控制，从而发现希望和快乐的步骤。该书旨在使每一位受抑郁症困扰的患者受益，从轻微的、临床症状不明显的抑郁症患者（如心境不佳）到各种抑郁重症患者（如有自杀企图或有明确的自杀计划）。借助作者本人多年的治疗病例，该书详细介绍了以下情绪康复疗法：食物和营养补充、中药、运动锻炼和舞蹈、心理疗法、冥想和意象导引以及精神锻炼和祈祷。此书在美国出版后，得到多位知名专家的好评，现译成中文出版，希望可以对中文读者有所裨益。读者也可以从书中领略东西方文化的差异以及由此产生的特色治疗理念。

戈登教授是全球知名的心身医学专家，曾受命任美国白宫补充和替代医学政策委员会主席多年。2002 年，他与我均担任了在北京召开的第二届世界中西医结合大会的共同主席，他在开幕式上所作的对中国人民及中国传统医学热情洋溢的报告，受到与会中国医生的广泛好评；他早年经爱迪生 - 威斯利出版公司（Addison-Wesley）在美国及加拿大等国家出版的《古为今用的医学》（*Manifesto for a New Medicine*）一书也深入浅出，受到广大读者的赞誉，我于 1997 年 7 月出版的《中国中西医结合杂志》（*Chinese Journal of Integrated Traditional and Western Medicine*）上也作了推荐。我很荣幸受邀为本书的中文版写一段序言。

中国科学院院士

中国中西医结合学会名誉会长

陈可冀

2010 年春节于北京

·前 言·

抑郁不是一种疾病，不是一个病理过程的终点，而是标志着我们的生活失去了平衡，也就是说，我们陷入了桎梏。这是在给我们敲响警钟，我们该开始一段旅程了，一段完善自己、让自己变得快乐的旅程，一段让我们的生活有所改观的旅程。

本书讲述的就是这样一段旅程，书中详尽地呈现了这个旅程中遇到的挑战和收获。我将是这次旅程中的向导，引导那些饱受抑郁症折磨的人，一步一步地走出心中的重重阴霾。对于那些仅仅是不快乐、焦虑、迷茫的人，我也将陪着你们、协助你们，去寻求帮助自己、治愈自己的方法。

跟很多旅程一样，这一次旅程可以分成 7 个阶段。本书会提供工具和指南，让大家顺利地走完每一个阶段。书中还会分享一些故事，一些普普通通又不同凡响的男女老少的故事。他们已经同我一起完成了这个旅程，穿越并超越了抑郁和苦恼。你们也可以一样，从自己的经历中学到治愈方法，从中找到满足感、愉悦感。

我本人也患过抑郁症，并且持续了很长时间。从那时起我就计划写一本书，迄今已经逾四十年。在很多人的帮助下，我形成并且完善了抑郁症治疗的非药物模式。

　　自从离开美国国家心理健康研究所的这些年来，我已经将这种治疗模式实践到我的私人诊所中，并应用在好几百个抑郁症患者身上。他们涵盖了各个年龄段、各个阶层、各个种族。至于效果，相当的不可思议，我的病人和我都感到十分满意。1991 年，我创办了"身·心疗法中心"，并担任主管。从那以后，全世界范围内成千上万忧郁、紧张不安的人接受了我的治疗。我和中心的同事们一起，为健康专业人士和医学院学生创立了突破性的方案，他们一直希望有更大的专业建树，同时获得更大的成就感。我们不仅帮助过患有癌症或其他慢性疾病的人，而且也帮助过那些焦虑不安、沮丧忧郁的人，我们的帮助让他们强烈地感觉到更健康、更乐观、更有活力，也更能掌控自己的生活了。此外，在科索沃、以色列、加沙地区，在"9·11"事件过后的纽约，在卡特里娜飓风过后的新奥尔良，我们让几千个由于战争和灾难变得消沉的人或者受到心灵创伤的人重新找到希望，并且在情绪上治愈了他们。

　　现在，我首次将这一治疗模式呈现给大家。这套摆脱桎梏的方案不能用来代替医生的诊疗，抑或是专业心理医生的疗程。但它是一种强大又便于学习应用的自助治疗模式，还能帮助你更好地与职业心理医生配合完成治疗。

　　本书将对当下十分流行的抑郁症的医疗模式以及普遍应用，甚至是蔓延的抗抑郁药物的使用发起挑战。这种狭隘的诊断和治疗模式主张的是，那些感到无助、绝望、不幸、渺茫的人得了一种病，就像是胰岛素依赖型糖尿病，需要的是药物治疗。我将给出充分的理由来说明这种模式为什么不合理，而且在很大程度上是不恰当的、效果有限的，还有一定的限制性。该模式通常会危害你的健康，包括生理上、情绪上、精神上。这种模式中的抗抑郁药物应尽量少用，在别无他法时，作为最后一招来使用。简单概括地说，就是不要把它们作为初级治疗方法。

我在此与大家分享的是一种更为新颖、更有希望、更为全面有效的治愈抑郁的模式。这里所说的抑郁既包括每年在 1 600 万 ~1 800 万美国人中诊断出来的抑郁症，也包括我们当中更多的人所经历的那种长期的，轻度的不满、苦恼、忧虑。这是一种你现在可以立刻开始的模式，它可以满足你独特的个人需求，并且你很快就可以感受到一些成效。

这一模式将现代科学与世界上伟大的心理、精神传统结合起来。它利用我们每个人所拥有的非凡能力来让我们在生理上、情绪上、精神上，从痛苦和创伤中恢复过来，将恐惧转变为老师，还原并且更新我们的大脑、身体、思想和心灵。

这条道路实实在在，充满希望，并且很好适应。尝试过的人们已经学会了如何减轻压力，改善心情。他们的心态、生活规律、人际关系和生活都发生了极大的改变。在孤独、迷茫、失落中，他们发现了生活的意义，生活的目的，生活的平静安宁，还有爱和愉悦。他们从未感觉如此之好，从未如此之满足。

CONTENTS
－目录－

除了吃药，还有别的方法吗？

如果你是我的病人，首先我会告诉你我们会在一起做些什么，如何去做。我也想要确定一下，你所期冀的我能否提供。最重要的是通过沟通，你觉得我可以帮你一步步地走出抑郁，摆脱无助和绝望。

在这一章里，我会说明我为什么把抑郁理解成为自我意识的演变过程的开始，而不是一种病理过程的可怕结点；如何把抑郁的迹象和征兆用来当作机遇，而不是把它们看作灾祸；为什么我会认为抑郁症患者和普通的不快乐、迷茫的人们都将得到更大的理解、完满和成就。

我会对这一段历经和跨越抑郁的旅程的 7 个步骤进行描述，这些步骤是我根据神话学家约瑟夫·坎贝尔关于世界上神话英雄的突破性研究改编而来的。这些步骤是我和我的病人们所经历过的，我将在本书的之后 7 章里面详细地进行介绍。

这篇引言中，我会给大家概要地介绍一下本书中你将学到的途径和方法，生理和心理上的方式，例如，冥想和意象引导；瑜伽和其他锻炼方法；饮食、进补、草药；用言语、图画、动作进行自我表达；针灸和修行。我将说明你怎样才能利用它们来减轻压力，振奋精神，加强并活跃身体、思想和精神。

我还会谈到一些我对于现行抑郁症疾病理论的看法，并告诉你们我的一些临床经验和科学依据，也就是我把抗抑郁药物看作最后一招而不是首选方法的原因。此外，我将说明如何用本书中所提供的途径和方法来加强你的生理机能和心理机能，同时带给你极大的满足感，而不会像药物那样，带来不良后果，让人感觉不舒服，有时甚至是有害的副作用。

假如我们是在电话里聊天，我也许会建议你打电话给我的病人，这样你就可以了解到跟我配合治疗是怎么样的一个情况。在此，我先给大家介绍他们中的一位，特里萨，让大家了解一下我们的第一步是怎样的。她在本书描述的旅程中还会再次出现。

当你在看我和特里萨配合治疗的时候，你会发现，怎样才能把我所呈现的方法进行创新的、实用的利用，从而进行心情的转换。我想在开始这段旅程时，你还会感受到我带给你的一种如获至宝般的乐观精神和由衷的希望。

特里萨

"我是特里萨。"我接起电话时她说道。她的声音很甜，但有点粗，就像是未经过滤的蜂蜜。她说得很慢，重读每一个音节。"我想我得了抑郁症？"听起来像是在提问，而不是陈述。"我的治疗师和内科医生都说我该吃百忧解。还有别的办法吗？"

在这通电话之前，我第一次见到特里萨是 4 年前。那时她三十几岁，是一个维护妇女儿童权益的律师。她当时来找我是因为头痛、背痛和高血压。她曾经因为住得离她南部的家太远而感到忧虑，都市生活节奏太快，周围的人们似乎比气候更为冷漠，因而她来寻求帮助。她来做过针灸，做过背部推拿，还让我给了她一些饮食上的建议。她想要我教她做"冥想"，那样她就能"更成熟一些"，就不用在下班后喝酒了。

开始的一个月，我每周见她一次，之后的几个月中，是两三周一次，我把她想知道的东西都教给了她。特里萨和我谈到了她的不满和紧张。特里萨是黑人，当她还是孩子的时候，种族隔离在南方还未废除。她妈妈认为，只要女儿在礼貌和学习方面做到完美无缺，她就不会被歧视，就能促使她成功。现在特里萨要求自己处处完美，谈话中，她说的更多的是她作为一个爱人、一个律师的不足之处，这些缺点有些是真的，有些只是她的幻想；她很少提及她的好友，以及她在帮助受虐妇女方面所做的出色工作：像是处理她们在情绪上所受的伤害，整理出她们能够借助的法律手段。

6 次治疗之后，特里萨的头痛和背部症状减轻了，血压下降了，她的焦虑也没有了。然而，我仍能感觉到她的悲伤，她仍觉得生活永远无法达到她所希望的那样。现在，听她说着这些，我回想起了，她是个好心、能力很强，也十分漂亮的女人，她的脸蛋就像她的声音一样甜美。她工作过于努力，去帮助每一个向她求助的人，而且她在那些操心劳碌的人或者是令人操心的男友身上浪费了过多的爱。

第二天早上，在我的办公室里，特里萨用手指了指自己的身体，她以前就很苗条，现在已经是骨瘦如柴了。"我瘦了，并且一晚上睡不到四五个小时"，她犹豫着，仿佛每一句话都是从她口中举起来的一块石头，"早上我醒来，感觉糟透了。"

工作中，特里萨变得无精打采，焦虑不安。她一直在拖延工作，不去打那些必要的电话，而是盯着窗户外看，或是在大厅间来回踱步，又或是坐在办公桌前抖动着脚。曾经的例行公事现在成了一种折磨。她很晚下班，她为自己未完成的工作而感到内疚，也因她要在第二天弥补这些而觉得焦虑。特里萨曾经常和朋友们去跳舞，现在她告诉朋友们她累了。在家的时候，她看看电视，吃的是速冻食品。有时，她喝的酒是按瓶算的，而不是论杯算。上个月，她越来越感觉到自己的绝望。

当我问及"一个月前发生了什么事"时，她说当时她结束了一段感情，这也许是她第一次感觉受了打击，因为她那时已经快 40 岁了，却没有爱人，也没有孩子。

另外，她千里之外的母亲由于关节炎变得行动不便，她的父亲也老花眼了，不再那么精力旺盛了。特里萨觉得她应该陪着他们，但她又不能这么做，这让她感到十分内疚。"你也知道，我肩负着整个组织的重任，"她沮丧地说，"每个女人的权益，除了我自己。"

我注意到了特里萨跟我倾诉的方式，每句话都在结尾时低落下来，还有她所说的痛苦。我记录下这些"迹象"——她那些感受的外在表现，还有"症状"——她在叙述时的内心感受和历程。她觉得自己一无是处，毫无价值。

当代的抑郁症

美国精神病协会的《精神疾病诊断和统计手册》（第 4 版）（DSM-Ⅳ）罗列了九条抑郁症的迹象和症状，下面表格中已作了总结，如果你符合了其中的五条，那么，你就会被诊断为重度抑郁症。特里萨的症状符合了九条中的八条，而且正如诊断中所要求的那样，这些症状已经持续了两周以上。自从感到压抑以来，两年多了，沮丧的感觉一直围绕着她，就像黑压压的乌云般笼罩着她的生活。因此，特里萨也可以说是患上了情绪低落型抑郁症，长期遭受着抑郁的困扰。

诊断重度抑郁症的标准

- 主观性陈述（如感觉忧郁或空虚）或旁人的观察（如显得很悲伤）显示：
  几乎每天中的大部分时间都心情低落。
- 几乎每天中的大部分时间里，对于所有的或者几乎所有的活动，都觉得兴趣和乐趣大大不如从前。

- 几乎每一天里，不节食的前提下体重有明显下降，或是体重急剧增加，又或是胃口明显变好或变差。
- 几乎每天都失眠或睡眠过度。
- 几乎每天都精神亢奋或精神萎靡。
- 几乎每天都觉得疲劳不堪或无精打采。
- 几乎每天都感觉自己毫无价值，过多地或不恰当地感到内疚，这种内疚也许只是自己幻想出来的。
- 几乎每天都无法思考，或者无法集中精力，变得犹豫不决。
- 总是会想起死亡（不仅仅是害怕死亡），有自杀的意念但没有付诸行动，或者试图自杀，或设计一个具体的自杀方案。

抑郁是我们这个时代的典型疾病。心脏病和癌症会让更多的人死去，但抑郁症已经成为美国乃至全世界范围内非致命性疾病中致残率最高的疾病。现在 1 300 万~1 400 万的美国人正受到重度抑郁症的困扰，时间会持续几个星期或几个月不等。还有 300 万人会患上轻度抑郁症，这就意味着，无论在哪一年，我们的成年人群中有近 10% 的人会患上临床可诊断的抑郁症。一个被广泛引证的研究预测，每 5 个美国人中就会有一个在他一生中会经历一段抑郁症或轻郁症。还有一项更为不详的预测，那就是，全美国青少年中的 1/5~1/4 将会在他们 20 岁的时候经历一段重度抑郁时期。

还有，我们中不计其数的人将患有"轻微抑郁症"（九个症状中有两项符合），或是感觉"忧虑"，又或是出现一些被视作不快的体征（如痛苦、疲劳、困惑、失眠），这样的"不快乐"没有——目前为止还没有——达到临床诊断的门槛。

每年，美国单是被诊断为抑郁症患者的人所造成的在生产方面的损失，就可能达到 500 亿美元，但这个数据若是与由于工人不快乐、创新能力受阻或疲劳驾驶所造成的损失相比，很可能就相形见绌了。抑郁——还有那些也许永远不会被诊断出来的长期性的压抑和不快乐——会让我们中那些受其折磨的人更易于遇上其他慢性的，甚至是潜在致命性的麻烦，包括慢性疼痛、心脏病、酗酒、糖尿病和自杀。

世界范围内，这些数据都具有可比性。据世界卫生组织统计，抑郁是全球非致命性疾病的主要原因，占了年生产损失总量的12%，而且这个比例正在上升：1990—2000年，全世界由于抑郁造成的疾病增长了大约20%。

从压力到疾病

最早的时候，人们认为是几种因素的共同作用产生了我们现在所说的抑郁。其中一些因素被视作是"本质上"的，也就是我们现在所说的生来就有的：两千五百年前，我们的西医之父希波克拉底认为，如果一个小孩体内"黑胆汁"占支配地位的话，他一定是个忧郁的人，即我们现在说是抑郁的人。希腊人还知道，外界因素——饮食、气候、情感冲击，尤其是失去挚爱的人——能加剧抑郁，甚至会在任何人身上激发抑郁，包括那些具有更多"自信"和乐观本质的人。一些人也许更易于受到抑郁的攻击，但我们中任何一个人或者说所有的人，都会在压力特别大的情况下感觉到很抑郁。

希波克拉底和那些追随他的希腊医生对于抑郁症的描述是大家所公认的。忧郁（抑郁）的特征是极度的悲伤、绝望和毫无价值感，还包括消瘦、易怒、畏缩和自杀性的绝望。在这些描述中，抑郁往往与恐惧密切相关。

他们认为，抑郁会导致或有助于引发抑郁，抑郁的人通常感觉很害怕，甚至是害怕一些很不可能发生的未来的灾祸，这些被称作"毫无理由的沮丧"。

在过去 2 000 年中的大部分历史时期，从公元 2 世纪的希腊医学家伽林到 19 世纪的法国人菲利普·比奈尔和德国人理查·冯·克拉夫特-埃宾，他们都认为抑郁的症状具有持续性。那些"毫无缘由"就变得抑郁，而且症状持续很长时间的人得到了更多的关注，并且被视作最有可能忧郁的人。那些由于某些原因，失去了什么或遇到了不幸而变得忧郁的人，则通常被认为是一般性的，而非病理上的悲伤或不开心。

19 世纪末 20 世纪初，那些著名的精神病学家关注的更多的是抑郁症的起因和症状。大致说来，他们分为两派：埃米尔·克雷珀林和追随他的人认为，抑郁症应该是大脑中病理性的，也许是遗传性的物理损伤的一种表现。相反，西格蒙德·弗洛伊德和他的弟子们则是从成年抑郁症患者的早期生活经历中探索抑郁的起源，尤其是童年时期缺乏或是失去了关爱。

当我在 1968 年成为精神病实习医生的时候，这两派仍在争论着谁的观点更具理论高度。同时，大多数的治疗师都根据一种"粗略并现成的"分类将抑郁分成"反应性抑郁症"和"内源性抑郁症"。反应性抑郁是明确归因于一个人生活中的一些近期事件，比如，失去了爱人或是工作。也许这些过程十分痛苦，但往往只限定于一段时期内，并且可以用心理疗法（也叫"谈话疗法"）来治疗。内源性抑郁则相反，就像是希波克拉底所说的"忧郁"，没有起因。内源性抑郁更为严重，持续时间也要久得多，并且通常会表现在征兆性的生理现象中，比如，神情呆滞或胃口急剧下降，也可能会出现错觉或者幻觉。内源性抑郁症的患者被认为是药物治疗（抗抑郁药和抗精神病药）的很好的人选，有时还可以用电休克疗法。

这种反应性和内源性抑郁的区分方法很快就招来质疑。临床经验和研究显示，在大多数被诊断为内源性抑郁症的患者中，也存在着诱因，通常是失去了爱人或是工作。1980 年，随着美国精神病协会的《精神疾病诊断和统计手册》（第 3 版）（DSM-Ⅲ）的发布，反应性抑郁和内源性抑郁的界线大大的模糊了，甚至连"抑郁"这个术语所涵盖的意义范围也成倍地扩大了。

现在，抑郁症的诊断不再根据其发生的原因或背景（失去爱人或工作），而是仅仅根据 DSM 症状。这样，在诊断时，大家就更容易达成共识。然而，这些症状的确切意思已不再那么明显，任何一个不快乐情绪持续两周以上的人，都将被列入抑郁症患者中。没有证据和研究表明这是正当合理的。他们就被等同于那些自残的、绝望的、被绑在床上的呆滞的病人。

一些重要研究开始表明，对于大多数抑郁症患者来说，简单的心理治疗介入法也很有效，甚至比药物更为有效。例如，认知行为疗法（CBT）可以帮助抑郁的人创建一种更为积极的，更为乐观向上的态度和思维方法。还有人际关系疗法（IPT），这种疗法关注的是出了问题的人际关系。然而，公众关注的，公共基金和私人资金资助的仍然还是药物研究和药物处方。

到了 1994 年，《精神疾病诊断和统计手册》（第 4 版）（DSM-Ⅳ）出现了，其中对抑郁症的判断标准与第 3 版中的几乎一致。这时，制药公司留意到这一快速增长的客户群，纷纷开始大规模地开展市场营销活动，推销他们那些叫作抗抑郁药的药物。很快，抑郁症是一种可以用药物来治愈的疾病这样一种观点，便被管理式医疗保健计划和其他保险公司认证了。

为了获利，这些制药公司就用回扣来利诱初级治疗的医生，让他们给那些抑郁的人开药，而不是采用心理治疗。再后来，政府批准了"直接面向消费者"的广告，杂志上光鲜亮丽的图片，还有电视上的画面，极力展现人们用药之后，眉头舒展了，笑容更美了。这样一来便促进了制药公司和医疗保险公司的发展。

现如今，我们的社会和医生，包括那些像我一样的专业精神病医生，只要一个人的情况符合任何抑郁症的诊断条件，他们就通常会把他当作是抑郁症病人，而这些诊断条件一直都在扩充。

无论是在专业文献中，还是在大众的说法中，抑郁症都经常与胰岛素依赖型糖尿病相提并论，它们都具有可预测的病理结果，有很强的遗传学基础，有明确的生物化学误差，还能在药理上找到显著的答案。糖尿病病人依靠胰岛素的注射来维持体内糖分的新陈代谢，因为他们的胰腺无法分泌足够的胰岛素。以此类推，抑郁症患者的大脑没法分泌出适当的化学物质（如神经递质血清素和去甲肾上腺素）来维持正常的情绪功能，所以需要抗抑郁药物的治疗。

这些含有选择性血清素再摄取抑制剂（SSRIs）的药物（如到目前为止应用最为广泛的百忧解）被认为是几乎每一个抑郁的人都应选择的治疗方法。2005 年里，医生给那些被诊断为抑郁症的病人开出了大约 1.89 亿张抗抑郁药的药方，随着抑郁症定义范围持续不断地扩大，这些药还开给了很大一批有点儿内向、害羞、焦虑、痛苦、不快乐或者仅仅只是简单的心情不佳的人。今年，病人、保险公司、联邦政府及其纳税人，也就是说我们所有的人将支付大约 120 亿美元来为这些药物埋单。

目前，那些并不认为自己的抑郁需要用药物治疗的人通常被精神病医生、其他医生和公共卫生官员认为是讯息贫乏的、"顽固的"、自我毁灭的。而且，那些不愿意给病人开抗抑郁药的医生会被指控治疗不当或者更为严重的罪名。10 年前，美国最为权威的卫生行政管理者之一，艾伦·莱什纳博士，届时任美国国家药物滥用研究所主任，曾在《纽约客》上说："我相信，今天，1998 年的今天，如果你拒绝给病人开 SSRIs 类的药物，那么你就该'进监狱'。"

抑郁不是一种疾病

事实上，不管是重度抑郁还是轻度抑郁，都没有很好的证据表明抑郁是一种跟胰岛素依赖型糖尿病一样的疾病。在对那些抑郁症病人的脑袋进行的尸检中，并没有相一致的病理发现。遗传关联确实存在，但几乎不可能成为压倒性的因素，而且比起大多数的因素来说，有关它的研究都显得更有疑问。同时，50年的努力和研究并没有在抑郁症患者脑中、脊髓液中或者是血液中发现相一致的生化异常。

虽然，一些研究的确表明，抑郁和低血清素之间有所关联，但是仍然没有证据表明低血清素，或者是其他神经递质或它们的分解产物水平低的大多数人都患有抑郁症，反之亦然。神经递质水平上的这些变化是抑郁的原因，或是抑郁导致了这些变化，又或是这些变化与抑郁之间有些什么确切的关联，这些都尚不明确。实际上，近期研究表明，压力和压力荷尔蒙更有可能是抑郁和观察到的神经递质水平变化的原因。在任何一个病例中，都没有临床测试来准确描述那些神经递质水平较低的人或哪一种物质可能水平低一些，事实上，也没有准确描述哪些人对哪些抗抑郁药物反响最好。

而且，极少有证据表明，那些几乎是普及全球的抗抑郁药物比起我将在之后的章节中讨论到的各种各样的方法来，显得更为有效。实际上，如果你仔细看看这些研究就会发现，抗抑郁药物也许仅仅只是比安慰剂要稍微有效一点点，安慰剂这种糖丸，在大多数科学研究中都会用来与抗抑郁药物进行比较。

另一方面，越来越多的数据表明，服用甚至是停止服用这些抗抑郁药物，都会产生令人身体不适的、有害健康的，又或是潜在致残的副作用。

关于 SSRIs 这一类本应该更安全、更新式的抗抑郁药物，也出现大量的数据表明服药后确实存在着自杀风险。最后，虽然抗抑郁药物的确能使抑郁症患者得到放松，他们不再那么焦虑，不再因为一些不开心的事而忧心忡忡，但很多人都反映说，他们的感觉范围大大地"受限"了，或者说他们感觉自己"麻木"了。

抗抑郁药物的原理和局限

接下来，我要谈的是我们所知道的（也是你们很想知道的）关于抑郁症的病理和对它治疗方法的批判性综述，同时也有关于抗抑郁药物所允诺的疗效，及其真实存在的局限与危害的概述。这一点十分重要，你可以据此来考虑自己是否要服用，或是继续服用抗抑郁药物。在本书末尾的注释部分，你会看到我的判断和结论的大量科学依据，你也可以与你正在配合治疗的医生、精神病医师，或任何别的治疗师分享这些信息。

我对于抗抑郁药物的使用是持批判态度的，另外，对于使用此类药物的依据，我也不赞同。如果你正在服用此类药物，即使你完完全全地被我说服了，"你也不应该仅仅是停止服药"，因为停药很可能会有危害，同时会让你有所不适，所以，应该在医嘱下慢慢地摆脱药物。最理想的情况是，你应该在摆脱药物的过程中，使用一些我建议的方法，来缓解这个过程中常伴有的情绪上和生理上的痛苦。

我不是说你"绝不该"使用抗抑郁药物，在我看来，只能"偶尔"服用，而且一般是在一小段时期内服用，在一些偶尔的危及生命的紧急状况下服用，或是当所有别的潜在危害更小的方法都试过了，但收效甚微时再服药。

最后，如果你正在服用抗抑郁类的药物，那么你可以一边继续服药，一边进行我在本书中介绍的疗愈之旅。一部分跟我配合治疗的病人就是这么做的，他们在作好停药准备前一直在服药。

基因和心情

精神病学的标准教科书上说，同样是一出生就被分离开，同卵双生的双胞胎一起患上抑郁症（或是经历抑郁）的可能性比异卵双生的双胞胎要大得多，前者是 30%~35%，后者则是 2%~5%。这是一种久负盛名的方法，用于集中研究抑郁的遗传学因素，并从中提取出环境因素的影响。很多科学家都得出结论，抑郁症确实有基因上的因素，这是一种与其他疾病共有的特征。

我赞同这些数据，但是，就跟别的批评家一样，我不赞同这些结论的确定性。

与其他许多精神病学家一样，我认为基因因素更像是一种倾向。这一点是说得通的，比如，有些人显得更为害羞或者胆小一点，更可能因为失去而受打击，或者比别人更容易心灵受创，就像有些人更易发怒、冲动，或者更外向、聪明、强壮一些，抑或是更具音乐天赋、艺术天赋。这些特性并不能构成一种疾病。我们这样的倾向只是一种本质上的开端，随后的发展过程，包括你和父母以及其他人，还有我们所居住的环境之间的关系，将会很大程度上决定这些倾向和趋势会怎样显现出来，显现的频率如何，显现的显著程度如何。

最近，有一项里程碑式的研究，是关于 5HTT 基因上的变异的。该基因控制着血清素的活性，并被广泛地假定为与抑郁症相关。这项研究证实了基因、环境与抑郁症之间的关系的复杂性。那些 5HTT 基因有两个变体的人，确实比那些三个变体的人更加容易抑郁，但前提条件是"他们经历了许多压力很大的事情"，特别是一些经济上的挫折。然而，并没有证据表明这个基因的变体对于抑郁症的全面发生有直接影响。

我们的基因组成也许会导致我们更易受抑郁症的侵害，但是这种影响很可能比大家普遍认为的要小得多。更为重要的是，遗传素质也许可以用药物来改变，但也可以不用它们来进行很好的改造，我们可以用别的方法，比如社会变迁，提高就业质量和就业保障，也可以采用本书中介绍的一系列方式方法来进行改变。

早期苦恼，之后抑郁以及大脑变化

有关动物和人类的婴幼儿的早期生活经历（尤其是重大的精神创伤）对于大脑及其后期成长影响的文献越来越多了，其重要性也日益彰显，其中最具影响力的发现之一，就是海马体中细胞损失的孩子，会在之后的生活中更易患上抑郁症。这一研究结果证实了几十年来的理论和观察研究，即早期的失落和忧郁很容易使我们在之后的生活中变得抑郁。关于这几十年来的研究，我将在第二章中进行说明。

此外，成年生活中的抑郁时期通常也会伴有大脑功能的变化。在患有抑郁症的期间，正电子放射断层造影术（PET）扫描和核磁共振扫描（MRI）可以显示出葡萄糖（我们的基本大脑食物）代谢上的变化，和一些大脑皮层区域中、边缘区域或情感区域中的血液流动上的变化。有趣的是，当非抑郁症患者读到一些令他回忆起悲伤时期的经历时，大脑也会产生同样的变化。

对一些长期抑郁的人进行尸体解剖后，会发现他们的海马体体积变小了，前额叶上的神经胶质细胞的数量也减少了。大脑变化和抑郁之间的这种关联，看起来似乎很真切，但并不意味着抑郁就是一种疾病，而且也绝不是说药物就是抑郁的合理治疗方法。

格莱兹那·拉齐考斯科和她同事的一项研究，是疾病理论的提倡者所做的最引人注目、被引用频率最高的研究之一。这项研究表明，12 个大脑神经胶质细胞变化的人中，7 人是自杀身亡的。结果显示，这些人曾经历过长期的治疗，有时还服用过抗精神病药，也有服用过抗抑郁药。所以，他们的抑郁症是否是大脑损伤的结果，或者说抑郁症是否导致了大脑损伤，抑或是大脑损伤是否可能是由长期用药引起的，要知道这些是不可能的。此外，通过这个对长期大量服药的悲惨抑郁症患者的小小研究，我们也不可能得出一些有关绝大多数抑郁症患者的一般结论。

最后，要知道，抑郁也许会引起大脑功能和结构上的变化，反之也是可能的。这一点极为重要。近几年来，科学家发现，甚至是我们成年人的大脑都有很强的再生能力和生长能力，也就是"神经重建性"，而且本书介绍的一些简单的非药物方法，可以促进这个过程的完成。例如，心理治疗可以多方面地改善大脑功能，并与心情的改善密切相关。锻炼可以刺激海马体中新脑细胞的生长，这一点至少在动物中已经是被证实了的。冥想不仅能够改变大脑功能，减少与不快乐相关的中枢神经的活动，增加其他与关爱、同情和快乐密切相关的中枢神经的活动，而且还能够改变我们大脑的解剖学构造。最近的一项杰出研究表明，有规律做冥想的人的大脑皮层会显著变厚。

治疗抑郁的药物？

抑郁症的药物治疗史十分了不起，很有启迪作用，但同时也非常令人不安。20 世纪 50 年代初期，内科医生注意到异烟酰异丙肼这种曾一直被用于治疗肺结核的药物，可以大大改善一些病人的心情。异烟酰异丙肼是一种单胺氧化酶抑制剂（MAOIs），它可以用单胺氧化酶（MAO）来防止神经递质（包括血清素、多巴胺和去甲肾上腺素）发生故障，从而延长并扩大其对与之相连的脑细胞的作用。这样一来就导致了一类抗抑郁药物的发展，叫作单胺氧化酶抑制剂（MAIOs），这类药物至今仍有人服用，特别是一些重度抑郁症病人，或是那些所谓的非典型性抑郁症患者。这些药物似乎确实能够改善心情，但是，副作用非常大，它们会与含有酪氨的食物相互作用，而这一作用十分危险，会引起高血压（酪氨是一种由氨基酸衍生而来的单胺化合物，存在于过期的奶酪和巧克力、加工过的肉类，还有酒精类饮料中）。

对单胺氧化酶抑制剂类药物（MAIOs）的观察研究，为"生物胺假说"的发展铺平了道路。根据生物胺假说这一理论，抑郁症是由神经递质（如多巴胺、去甲肾上腺素、血清素）水平反常过低而引起的。这些神经递质含有一个叫作氨基的分子团，其中，氮原子与其他三个原子相连。

1957 年，科学家发现了丙咪嗪，其商标名为"妥富脑"。它似乎可以增加大脑中神经细胞连接处的含氨基血清素、去甲肾上腺素和多巴胺的含量，可能是通过抑制它们的重吸收或提升活性。丙咪嗪是三环的化学结构，因此它和它的后续药物（其中最广为人知的是阿米替林，商标名为"盐酸阿米替林"）都被称为三环类抗抑郁药物。这类药物对抑郁症的疗效曾被广泛研究记载过。它们的副作用很大，比如，可能会危及生命的不规则心跳，尿潴留，极其不适的口干。虽然服用该类药物过量就等于是自杀，但是，这些药物在 30 年间都用于治疗抑郁症。

同时，对于生物胺假说的研究还在进行着。往这个方向探究的科学家们在一些（极少一部分）抑郁症病人的血液、尿液、脊髓液和大脑（尸检）中，发现神经递质的化学损坏产物，代谢产物的量均低于正常水平。他们还观察到，一些抑郁的人在经过抗抑郁药物的治疗，病情好转之后，如果他们无法在饮食中摄取到色氨酸（血清素的前体物质或基础材料），就会再一次变得抑郁。这些研究发现与对单胺氧化酶抑制剂类（MAIOs）和三环类药物的观察研究相吻合，它们可以提高神经递质的水平，也似乎可以改善心情。

20 世纪 70 年代，SSRIs 得以广泛推广。这类药物通过抑制分泌血清素的神经细胞对其的重吸收，使得有更多的血清素可以供给细胞间传递。氟苯氧丙胺（百忧解）不是这类药物中的第一种，却很快变得最广为人知，并且是应用最为广泛的一种。2000 年，它在美国的年销售总额达 30 亿美元。SSRIs 被认为是更为有效的药物，厂商也这么积极推广，而且由于 SSRIs 只针对一种胺类——血清素，因而其副作用比三环类药物的小，也没有那么大的自杀性风险。

这条思路讲得通，但其前景并未实现。没有证据证明 SSRIs 或盐酸文法拉辛（郁复伸）这一类影响去甲肾上腺素重吸收的药物，又或是作用于血清素重吸收的 SSRIs 比三环类药物更为有效。

随着科技的发展，药物对神经递质的作用似乎变得次要了。长期以来的观察研究发现，抗抑郁药物可以快速提高大脑神经递质的水平，但却需要几个星期来减缓抑郁症状。现在，更具可能性的是，这些药物对大脑生理学和解剖学上的其他方面作用更大，尤其是它们能够抑制压力荷尔蒙的损伤性影响，还能够促进海马体和大脑皮层这些与压力调节相关的区域中细胞的生长。这就表明，直接作用于压力的方法也可以影响大脑皮层功能，并且促进海马体中细胞的生长。此外，这些方法毫无副作用。所以比起药物，本书中介绍的方法也许会是更为有效，也更为健康的选择。

SSRIs 的副作用

虽然，SSRIs 选择性地作用于血清素（而不是多巴胺或去甲肾上腺素）的代谢，但其后果却并非是选择性的。由于血清素广泛分布于人体内，比如，它最大的"产地"不是大脑，而是胃肠道，因此，其副作用影响的范围也很广。研究发现，服用百忧解的人中，50% 的人肠胃有问题，20% 的人服药会头痛，15% 的人发现自己越来越神经紧张，焦虑不安（这一点在对此类药物的最早期的研究中就被注意到了），很多人都意想不到地体重大大增加，很大比例（在一项重要研究中是受试人员的 60%，另一项中是 70%）的人经历过各种各样的性功能障碍。事实上，在 SSRIs 审批的短期（4~8 周）研究中，该研究中的抑郁症患者有将近 40% 的人甚至在该研究得出结论之前就停止服药了。

长期服用 SSRIs 的更为惊人的副作用正在显现中。一项关于服用该类药物患者的研究证据充分表明，这些人大脑皮层的前额叶功能退化。此外，还有研究显示，久而久之，SSRIs 的确可以增加一种至关重要的神经递质——血清素，但其代价是消耗另一种神经递质——多巴胺。这种毫无疑问的"非选择性"效应，也许可以很好地解释为什么有些人服用了这类药物后，会产生行动失调（就像是帕金森病的症状），以及由于多巴胺耗尽而产生的后果严重的神经病学状况。

　　长期服用，甚至是终生服用 SSRIs（这一点已经越来越常见），完全有可能导致更加吓人的、不可预测的，而且是目前为止未被察觉到的问题。医学界用了 30 年才意识到，曾广泛并粗心地开具的减肥药——芬芬中所含有的氟苯丙胺，就像 SSRIs 一样，是一种增加血清素的药物，有可能会对心脏瓣膜造成致命性的损伤。

　　停止服用 SSRIs 也会使人不舒服，还可能会很危险。"停药综合征"是制药厂商最常用的术语，用于否认或含蓄地表述停药的危险性。与之相同，SSRIs 很容易使人在心理上和生理上都产生依赖性。医生和病人们都很清楚这一点。通常，服用 SSRIs 的人必须增加剂量来维持一定的药效，这就是药物的惯性，或者必须经常增加其他药物，或是换成其他药物。一旦停药，他们就会常常出现严重的停药反应。其中氟苯哌苯醚（帕罗西汀）最为剧烈、最为危险，因为它在体内消耗得很快。停药反应包括焦虑、易怒、腹泻、体虚、发汗、头痛、身体和情绪上的一系列苦恼，还有加剧的抑郁和绝望，就像是我们在吸食海洛因和可卡因成瘾者的戒毒档案中看到的那样。

　　最后，SSRIs 也确实会跟三环类药物一样，使人产生自杀倾向。虽然，比起三环类药物，服用过量 SSRIs 引起致命性伤害的可能性要小一些，但它们也并非不同寻常。美国每年将近有 100 个人死于血清素综合征，这是一种由高烧引起的大脑中毒，而这通常是由 SSRIs 引起或部分引起的。

　　更令人苦恼的是，SSRIs 可能还会促使人产生自杀的想法、感觉，甚至行动。15 年以来，一些顶尖的精神病药物学家已经观察到，一些服用 SSRIs 的人有自我毁灭和破坏性倾向。这种副作用在用药初期最为明显，也许还会引起强烈而又极端的情绪。这种情绪，使人产生自杀（有时甚至是杀人）的感觉和行动，而他们之前从未有过这样的感觉或行为。事实上，英国的一些流行病学数据显著地表明，服用 SSRIs 的人自杀率越来越高，而且，那些服用 SSRIs 类药物舍曲林（左复洛）的身体健康的志愿者的自杀倾向也在上升。

近几年，英国和美国关于药物公司数据的重评，加上其他研究都显示，服用 SSRIs 的儿童和青少年中，越来越多的人有自杀的想法、感觉和行为。最新的研究还发现年轻人中也是如此。这项数据已经足以让美国食品与药物管理局（FDA）有理由迫使制药公司重新给这些药物贴标签，用一个明显的"黑色标签"来提醒大家，这些药对 25 岁以下的人存在潜在危害。从而，比起三环类药物，SSRIs 成为一种自杀方式的可能性就小了，但它们还是很有可能为自杀作铺垫，或直接促使人自杀。

如果要了解抗抑郁药物的副作用的本质和程度，要了解人们经常注意到的"百忧解停止活动"（服药时间长了，药物往往就不再那么有效了，这种倾向有时候被称为"百忧解停止活动"），要了解长期服药的危害性，那么弄清楚这些药物的效果究竟怎么样是极其重要的。

药物真的有用吗？

大概 12 年前，我刚开始仔细探究抗抑郁药物的有效性时，遇到了意想不到的重重困难，实际上，我对此感到很震惊。当然，最初我便不是一个前体药物的支持者。虽然，我曾遇到过一些服药后感觉心情变好，也不再那么焦虑的人，但我也见过很多发现抗抑郁药物无效的人。我还注意到，这些药物常常会让人的感觉变得迟钝，也会让人变得消极，阻碍人们认识巨大变化和发展的必要性。同时，我曾期望那些证明用药合理性的研究可以说服我，并能说明药物通常能够可靠有效地缓解抑郁症状。

首先，最初的研究证明了抗抑郁药物可以进行推广，然而，医生和公众都觉得药效远不如之前宣传的那么好。美国食品与药物管理局（FDA）在药物审批之前所做的调查研究中，涉及的总人数很少。药物通过审批之后的多年以来，几千万人服用过百忧解，其中只有1 700人参与了获批之前的安慰剂对照试验。而且，该过程中的一位批评家用《信息自由法案》才拿到的数据显示，最终决定通过该药的审批所根据的仅仅是"少于300人"的调查结果。

研究阶段（4~6周，有时是8周）与药的疗程有一点点关系，疗程有几个月的，几年的，甚至有终生的。除此之外，大量显示不利结果的研究从未被公布过，也就是所谓的"抽屉文件效应"，大概是因为赞助这些研究的制药公司只想把它们那些高利润产品的最好一面呈现给大家。

我跟同事进行了讨论，并翻阅了这些研究报告，发现还有别的原因使食品与药物管理局（FDA）审批之前和之后所做的许多研究被认定为无效。一开始，它们就排除了那些甚至不用服药就可能恢复的人，也就是所谓的"安慰剂应用者"；研究中忽视了伴随着配药过程的大量自愈；而且，过多地关注的是依据"观察者"的报告而做的研究，而这些观察者更多的是倾向于看到用药后的积极变化，而不是病人自己感觉如何，他们这么做的理由很多，其中包括制药公司会请他们当顾问，并支付他们报酬。

"最好"的研究结果也并非那么好

就连那些结果积极正面的药物研究，也有一个关键问题进一步地引起了质疑。然而这些研究中的一小部分，是一开始的时候用于获得食品与药物管理局（FDA）的审批，或是后来用于记录获批药物的疗效，这些研究使用的是活性安慰剂，也就是能够引起像抗抑郁药物那样的副作用的物质。这一点很重要，因为在绝大多数使用惰性安慰剂的研究中，服用抗抑郁药物的病人和评估药物作用的专家们，都能够判断出病人是否在服用测试的药物，从而使实验变得"明朗化"。

　　这样一来，就很可能导致那些出现副作用的人确信自己正在服药，因此就很可能扩大其疗效。相反地，那些明知道自己没在服药的人就很有可能觉得不确定，因而减小安慰剂的作用。最后，记录下这些药物作用的人中，很多都拿着生产这些被测试药物的厂商给的报酬，因为他们知道哪些人在服药，哪些人没有，所以他们的判断也是受到了影响的。受到高度评价的科克伦协作组织最近做了一项研究，其结论是，使用活性安慰剂时，虽然测定得到药物和安慰剂在缓解症状上的差别，但这些差别很小。药物获批之后的几年中所做的研究，以及科克伦之外的机构所作的荟萃分析（多项研究的综述）则是相矛盾的。虽然抗抑郁药物在缓解症状方面，似乎要比惰性安慰剂更为有效，但是在作用大小上，仍存在着很大的不一致。2000年，名声斐然的《内科学纪事》发表的一篇"系统性综述"表明，平均来说，抗抑郁药物比安慰剂的效果要高出50%~60%。虽然，研究中使用的安慰剂大多数是惰性的，因而使得研究结果产生了质疑，但这个比例在一些后来的研究中重复出现，而且给病人开抗抑郁药物的医生也普遍认同这个说法，并且引用此数据。

　　第二年（2001年），同样享有盛誉的《普通精神病学文献》发表了另一篇综述，呈现给大家的是一种糟糕得多的情况。这篇文章综述了1987—1997年进行的临床试验，包括发表了的和未发表的，并向我们揭示了较长期试验更可能反映出临床用药的确切模式。在这些试验中，三环类药物的效果只比安慰剂高出 12%，SSRIs 还要低一些，只比安慰剂高出 8%。接下来的一年（2002 年）发表的另一篇综述表明，在 69% 的安慰剂对照研究中，三环类药物和安慰剂在疗效上并无差别。

此外，最近的是在 2008 年，《新英格兰医学杂志》上出现了一篇"特别文章"，它明确地指出，已发布的有关抗抑郁药物的研究结果有所偏倚。这些作者回顾了 74 份食品与药物管理局（FDA）登记的研究报告，发现正面的研究结果无一例外的都发表了，而 2/3 的负面研究结果从未在科学刊物上出现过。集合所有这些研究中的数据，他们得出结论——"抗抑郁药物的实际药效远没有人们普遍认为的那么好，而且实际上，其效果仅仅只比安慰剂好一点点"。

最后，还有很重要的一点，便是很多研究中提到的疗效上的改进仅仅只是片面的。根据广泛应用的汉密尔顿抑郁量表（HAM-D），只是在 50% 的症状上有"缓解"效果，而不是大部分或者所有症状的"减退"。

抗抑郁药物还是短期心理治疗？

因而，抗抑郁药物在缓解症状方面的效果，似乎只比惰性安慰剂好一点点，而且副作用很多，还有潜在的危险，但安慰剂显然是没有这些的。然而，无论是认知心理疗法，还是人际关系心理疗法（前者着重于自我挫败的思维方式，后者着重于解决与抑郁症相关的人际关系问题），抗抑郁药物似乎并非比短期心理治疗（10~12 周）有效。

也许，最著名的对照研究是（美国）国立精神卫生研究所所做的抑郁症协作研究。历经多年，经过多家研究中心的努力，这一项研究得出的结论是，丙咪嗪和短期心理治疗（包括认知心理疗法和人际关系心理疗法）在总体疗效上"没有差异"。进行观察研究的医生认为，抗抑郁药物对于重度抑郁症患者来说更为有效，但是，病人们自己并不这么认为，而且我认为这一点要重要得多。

在一项为期 18 个月的随访研究中，虽然数据上没有明显显示，但心理疗法确实产生了比药物更好的治疗效果。此外，在这一段随访的时间里，那些服用丙咪嗪的病人大概是因为苦恼加剧，反倒更有可能出现抑郁症的症状。

近来，越来越多的研究大致上都得出了同样的结果，并且多多少少还有一些结论认为，药物治疗与心理治疗的结合可以带来更好的效果。然而，如果要使得研究结果可靠的话，这些研究应该把心理治疗和药物治疗的结合，与心理治疗和活性安慰剂治疗的结合进行对照，但它们通常都没有这么做。另外，一项做得很好也广为引用的研究，注意到了一个小群体，即那些长期积郁并且童年时经历过精神创伤的人。对他们而言，结合治疗仅仅比纯粹的心理治疗有效一点点。

有趣的是，近几年来的一些研究表明，抗抑郁药物和心理治疗（无论是人际关系心理疗法还是认知行为心理疗法）都能够使大脑功能产生巨大变化，这些变化伴随着症状的缓解而发生，但是，所产生的变化却各不相同。

所有的这一些并不意味着抗抑郁药物不能对一部分人有帮助，事实上它们可以有所帮助。但是，我从这些研究以及本人 40 年的临床经验得出结论，就像我之前说的那样，这些药物应该被当作一种很少使用的"最后一招"，希波克拉底告诫他的弟子们"首要之务就是不可伤害"。抗抑郁药物对大多数抑郁的人来说都不是一种该选择的治疗方式，而不像是普遍推测的那样适用于大部分人。另外，最需要强调的是，面对一系列的问题，包括自卑、焦虑、羞怯、对大学生活的适应、更年期，或是一般的不开心，药物并不是一种明智有效的治疗方式，但医生们却给有这些问题的人胡乱地开了抗抑郁药物。

另一种方法

无论是对一般的不开心，还是较严重的临床抑郁症，最为言之有理的治疗应结合多种多样的心理指引和教导，还有许多其他途径，包括：

- 锻炼
- 冥想
- 导向意象
- 通过话语、图画和动作进行自我表达
- 瑜伽
- 加强营养，进补
- 针灸和中药疗法
- 各种各样的灵性实践

每一种方法都在很多人身上被"论证"为是可以改善心情的，还可以带来大脑生理上、（在一些个案中）结构上的变化，而不会让人变得迟钝，同时也减弱了副作用。"单单是其中的一种方法"就可以产生比安慰剂更好的疗效，也许还会是跟抗抑郁药物一样好，或者更好的效果。常识下，我们就会考虑会不会有这样一个办法，它结合了所有这些方法，并且精心地将这些方法个人化，以适应我们每一个人的需求，也就是一种综合方法，比起化学制剂的抗抑郁药物来，可能会对大部分人都产生较好的结果，同时，其生理和心理上的代价要远远小于抗抑郁药物。

这种方法，也就是我在此书中描述的摆脱桎梏的方法，还有很多其他优点。这种方法针对的是起因，而非症状，起因指的是导致压力和抑郁，抑制我们的正常机能，并且破坏我们人际关系的最根本的障碍和不安定因素，无论是生理上的、情感上的、思想上的，还是精神上的。药物可能会带来消极情绪，以及对药物的依赖性。我在此讲述的这种综合方法可以把我们调动起来，加强我们自我帮助的力量，并且会给我们带来希望，还有与他人能够维持一辈子的关系。我们中的每一个人，无论受教育程度、经济状况、年龄、抑郁的程度，或是有进行其他的治疗活动，都可以用这个方法。

特里萨谈论她的痛苦

特里萨见过一些朋友服用抗抑郁药物之后没什么改变，也有一些朋友由于服药而变得麻木或狂躁，所以她不想服用百忧解。但是，她感到很无助、很无望，并且为自己曾经所作的不好的选择以及现在的软弱而感到惭愧。她亟待释放和慰藉。

她现在的痛苦使得长期埋葬在心中的有关伤痛和失去的画面再生了，就像我们中那些抑郁的人通常经历的那样。男友对她的不满和批评，让那些关于母亲的责备和处罚的可怕回忆在脑中翻滚起来。他的离开，勾起了她从前被抛弃的痛苦。这样的一些画面和感觉涌向了她：一只抬起的手臂（作威胁状），妈妈转身的背影，孤独感。

特里萨几次闭上双眼，深深地缓慢地呼吸着。她双肩颤抖，胸口起伏，泣不成声。在我看来，好像特里萨有太多的理由变得抑郁。她一直过着令人钦佩，却不再适合她的生活方式。失去了爱人，失去了成家的希望（这正是她现在所害怕的），这些都使她回忆起并加深了早年的那些失去。这些失去让她想起了小时候的快乐和照顾，以及她所获得的成就。这些曾让她确信，她所爱的人很认可她，对她很满意，很真挚，让她觉得自己远离了那个不友善的大千世界。特里萨待人友好，关爱他人，并且能力很强，但是多年来，她都生活在别人的期待和自己严厉的自我批判的主导之下，无法欣赏到自己的优点，也无法感受到自己的优势。

特里萨很抑郁，甚至显得有些缺陷了，但她并不是得了一种需要药物治疗的疾病。现在，她虽然被桎梏了，但也是处于一个转折点。所有的这些迹象和症状，以及她的失去和她对这些失去的理解，都可以成为一种召唤，将她唤醒，让她改变，然后重新开始。

如果撇开生活中的种种因素来单看特里萨的症状，给她开药，用精神病学中广泛使用的一句特别倒胃口的话来说，就是试图"让她恢复到病前人格"，那么这似乎显得十分古怪，目光短浅，而且很不尊重她。也许，服药可以让她变得麻木，感觉不到痛苦，但或许她需要的就是痛苦，这样才能让她有感觉。药物也许会加固那道本该倒塌的墙，这道墙让她无法活得更充实，不能为自己而活。虽然，药物可能会带来短期的缓解，但也会模糊这样一种讯息——抑郁正在给她带来改变，也许会让她气馁，从而无法作出能够转变她生活的改变。

"抑郁是一条需要引航的死路，是一种需要纠正的不平衡。"我告诉她说，"它不像是病毒或细菌。"——一种不怀好意的病原入侵者，被人体所排斥，或是一种基因上的差错，需要被修复。抑郁当然可以是一种危机，但就像是"危机"这两个中国汉字所揭示的那样，既是危险，也是机遇。

对于特里萨或者我们任何一个人来说，抑郁不仅仅是一个病理过程的终结点，它可以成为一种对生理和心理转变的召唤，可以刺激我们更深一层地了解自己，更有自知之明，也就是疗愈之旅的开始。

抑郁症是生物反应吗？

这些都表明抑郁症是一种生物反应。我们依靠一个躯体生存，"居住"在其中，我们的所有经历都属于化学反应。如果别人以不雅之名称呼我，我肯定会受伤、生气，我的化学体也许会随之改变，心率和血压可能会升高，呼吸会变得短而急促，全身肌肉会处于紧张状态，感觉进入临战或逃跑的状态。一些神经递质的水平会升高，另有一些则会降低。若我非常依赖某个人，而那人却弃我而去，另一些神经递质则会相应发生改变，因此，我的战逃反应会很快加剧。

战或逃——伴随着呼吸浅、肌肉紧张、心率和血压升高、过度警觉、瞳孔扩大、肠内活动降低——由占身体自律神经系统一半的交感神经系统主导，靠肾上腺素以及肾上腺素分泌来调节。这是所有脊椎动物面临潜在威胁的自然反应。想一想电视机里非洲塞伦盖蒂平原上的小羚羊看见狮子转身就逃跑的那幅景象。

动物是这般，人类祖先通常也是如此，通过判断战或逃，他们迅速行动起来，要么逃之夭夭，要么战斗取胜，要么战败被敌人俘虏杀害。战或逃的化学改变在转瞬间消失殆尽。小羚羊从狮子那逃跑五分钟后就欢喜地咀嚼牧草了。

当头脑灵活、"高度文明的"人类面临重重压力时，我们通常会抓住这只狮子——"威胁"不放，尽管我们已经逃跑成功，但是我们很长时间过后还对其无法忘怀。每当遭遇损失，我们便感到失望透顶、自责本该 / 不该那么做，要么一整天待在办公室里，矛盾重重，胡思乱想，要么妄想作出无法实现的改变，这时这头狮子就出现了。

当我们战或逃的状态持续下去，压力继而滋生出来。我们的思想、感觉、记忆和图像赋予压力以形式，持续刺激大脑中央转换站之一的下丘脑。下丘脑分泌出促肾上腺皮质素释放激素（CRH），使之刺激附近的脑垂体，或者"司令员"、腺体。脑垂体相应分泌出促肾上腺皮质激素（ACTH），在血液和肾上腺之间流动，肾上腺又会释放皮质醇和其他压力激素。目前，我们的下丘脑—垂体—肾上腺轴已经超负荷工作。

如果压力长期得不到缓解，我们的肾上腺、血压以及心率就会保持一个较高水平，出现相同情形的还有皮质醇；我们的肌肉持续处于紧张状态，五脏六腑处于混乱状态。皮质醇使我们的血糖升高、免疫力下降。每一处器官和每一个细胞都变得易受到侵害，包括处于情感中心的大脑地带。

延长战逃反应——长期的压力——可能会降低免疫力，使我们更易得上感染病、关节炎和心脏病，还让我们变得持续焦虑和抑郁。所经历的事情和遭遇越令人忧虑，持续的时间就越长；发生的时间越早，就越可能引起长期的生物性变化。这些在早年生活就因丢失了爱而感到痛苦或有压力的人，在人生的后期面临相同的压力或精神创伤时，似乎更易受到伤害，更易得上抑郁症。

抑郁症患者大脑皮层额叶中的许多部位的新陈代谢，可能会变得缓慢。居高不下的压力激素有可能会损坏海马体的细胞，而海马体是大脑紧密联系记忆和情感的区域。各种神经递质的水平也可能出现异常。

这些对压力和损失的生物反应错综复杂，个体差异大，我们已经对此了解得一清二楚了，然而这些生物反应并不能视为一种疾病，它们也不是独立存在的。它们跟以下这些方面紧密联系，并深受其影响：我们思考和感觉的方式；我们的行为和表达自己的手段；我们所吃的食物和我们是否禅修或锻炼；我们如何与他人联系以及跟他们的亲密程度；我们工作的内容和地点；以及我们的收入和性别。例如，低收入和失业者，以及缺乏与他人交流的人更易陷入抑郁，患有抑郁症的女性比男性几乎要多一倍。

你的生物系统

我们生活的方方面面——生物系统、态度、活动、人际关系、职业、社会地位、性别和收入——是由我们的信仰、义务，以及自助的能力来解释和确立的。如果我们对现状感到很无助并且无力改变，那么我们将陷入在抑郁情绪中不能自拔。如果我们找回信心，了解事情的合理性，明白事出有因，然后去处理它，那么我们的情绪将会得到改善。当我们将情感表达出来，许诺善待自己，为自己做事情，并且与他人交流时，我们已经在运用自己的方式来改变长期的压力和沮丧情绪中的化学成分，进而减轻抑郁情绪并摆脱抑郁症。

用不同角度简单地思考这个世界（例如，像认知行为治疗老师告诉我们的那样，意识到这个杯子还盛有半杯水而不是一半杯子已经变空），可以降低我们的压力激素水平。我们可以通过将自己的感受记录在日记本里的方式，来降低压力激素水平，还可以和受过训练、善解人意、专心聆听他人的向导——精神治疗医师、内科医师，甚至是朋友——进行交谈，将紊乱的大脑机能恢复到正常状态。

简单易学的身心治疗方法，例如，冥想、意象引导和生物反馈法，都是本书的关键方法，都能平息战逃反应。所有这些方法，对我们减轻焦虑和压力有着直接的效果。每一种方法，都可以重新调整下丘脑—脑垂体—肾上腺轴；帮助大脑机能将联合皮质区域中的悲伤情绪调节为幸福感和同情心；调整我们的压力激素和神经递质水平；甚至也许可以用健康的新细胞更换已死亡或者受损的海马细胞，同时改善我们的情绪。正如我以前发现的那样，一项最新的研究表明，增强具有常规调节作用的大脑表层的厚度具有十分重要的意义。你将看到，这些身心治疗法可以为我们提供一个更加放松、更少恐惧和沮丧的角度，来看待那些困扰着我们思想情感的问题。

在治疗抑郁症中的生物成分和心理状况的效果上，运动的作用同样十分明显。神经递质能释放令人放松愉悦的内啡肽，它的数目有时会减少，而锻炼则能增加神经递质的同期释放量。

通过动物实验表明，运动可以增加新的、健康的海马神经元。当我们情绪低落，四处碰壁，劳苦受累时，运动让我们的身体感觉良好。通过运动，我们会发现那种无助绝望的情绪正渐渐消失。几项令人侧目的研究表明，在减轻抑郁症状方面，运动本身具有与抗抑郁药和心理治疗法同样有效的作用。

营养也发挥着重要作用。对许多人来说，杜绝吃某些食物（比如糖或咖啡因）能够改善情绪，减轻焦虑感，增加活力。一些情绪低落的人似乎对某种特定的食物特别敏感，比如小麦、牛奶和大豆，这可能会帮助他们改善警觉的情绪。缺乏某些营养物质，包括维生素B、硒、铬和镁，会引起临床抑郁症和焦虑感。补充这些营养可以减轻这些症状。

另外，还有许多来自世界各地非常传统的治疗方法。这些方法可以调动我们的自愈能力，帮助我们缓解抑郁情绪。针灸可以改善情绪、降低焦虑急躁情绪的水平、提高睡眠质量、提升抗抑郁药旨在提高的神经递质水平，而且不仅没有任何副作用，还可以带来许多其他的身心益处。药草治疗同样具有强大的效力：一株简单的药草，比如小连翘（Saint-John's-wort），在减轻轻度和中度抑郁症上已表现出显著效果；根据每个人具体的生理和心理失衡情况而专门配制的药草，可能会为治愈带来希望。

我们生命中的其他方面——和他人、社会以及自然的关系——也可以治愈我们身体、思想和情感方面的问题。

当我们忽视家庭、朋友、工作、邻居、自然和文化这些营养的根基时，我们的生命就会变得干涸。当我们能够欣赏亲密的家庭和朋友，对工作充满热情并尽职尽责时，我们就越不可能陷入抑郁。当我们陷入抑郁，我们若能花些时间与自然相处，或者与他人多多联系，积极投入令自己觉得有用的工作和极具生产力的工作，我们也许会很轻松地渡过这次劫难。

抑郁症也是精神危机的信号。当我们陷入抑郁时，生命仿佛看起来是那么空虚无聊、毫无意义。世界上所有的宗教和伟大的精神信仰传统，都意识到这种受耗损的绝望状态，并且都提供了深刻的真理和强有力的经验，帮助我们开导自己，维持与某个比我们自己更强大的一个"人"，或一样"东西"间的联系，它是一个"高于我们自己的"力量，是上帝、自然或者"道"。当然，这些真理和经验还能振奋精神，改善情绪。我们所有人都可以利用这些传统中蕴含的智慧，获取信心和治疗效果。

我从事抑郁症这项工作开始，就认识到不久后自己将会逐一处理好这些方面——态度、身体、思想、情感、密友、社会、职业、生态、经济和精神。每一方面都是真正自我的一部分。它们之间相互联系，有着深远的影响。

在随后的章节里，我会告诉你们如何根据自己的独特治愈要求，用一种明智的、创造性的、令人愉悦的简洁方式，充分利用组成自我的各个方面。我将帮助每一个人唤醒自己的能力，为减轻抑郁症状和改变生活找到信心和激情，并付诸行动。

行动起来

这项完成治愈的工作扎根于信心、融洽的关系和更加淡定的生活态度。要知道你可以使自己的感受和生活方式与以往大有不同，这是工作的起点。下一章我会教给你一些获取勇气和加强联系的方法，促成工作行之有效。我还将教你一个简单的冥想技法，令你在摆脱抑郁的过程中变得轻松自如，获得成功完成工作的信心。

抑郁症并非一种疾病和不幸，而是一场与失衡状态的抗争；一旦你跟随我踏上这段旅程，改变与治愈之门将随之开启；你不再认为自己完全失控，受疾病的折磨；你开始积极参与到学习与成长的过程中，开始改变并获得治愈。

你将不再依赖那些未被理论证实的信仰或可能带来效果的药丸，而是真正地作出可行的改变，依靠自己让身心获得益处。你的感觉会变得更好，而且认识到自己在自救、自愈。

信心和联系

信心是抑郁症的克星，能促进疗效，恢复健康。无论生物成分的状况是好是坏，或者肢体是否残疾，心中满怀信心的人的情绪，比起那些灰心丧气的人要好很多。通过许多研究发现，对药丸的效力和开药方的人充满信心，实际上是一味甜甜的宽心剂，它具有和抗抑郁药一样的效力。冥想、锻炼、改变饮食、深呼吸、运用你的想象，它们带来的显著效果会大大增强你的信心。日益积累的科学知识验证了这些方法的效果，当你阅读到这些佐证时，信心会进一步增强。在你使用这些方法的过程中，信心会支持你作出强有力的改变。反过来，你从中获得的收益又会使你信心倍增。

联系他人是一件极具创造力的事，它关乎身体和情感，对我们大多数人至关重要。它意味着主动联系。但是有时候，我们会像特里萨那样躲避联系。当你阅读这本书的时候，你就正在跟我以及我所讲述的故事中的人物发生关联，与我共同探讨我本人在旅程中的感悟，从病人和朋友身上得到收获，得到我帮助他人的方式、我丰富的临床经验带给我的乐观精神，以及我提供的指导。

冥想

冥想是我们工作的基础，因此我想在旅程伊始就教给大家。冥想并非晦涩难懂。你不必到深山僻地，穿上奇装异服，也不必花费巨资，参加一个团体或者退出宗教。冥想是一种实际易学的技法，可以减轻令你陷入抑郁的压力，帮助你时时产生轻松的意识，允许改变的发生。

思维产生的恐惧也许会使你变得烦躁不安并停滞不前，冥想则可以使你的身体保持宁静，使你更平静地观察这一现象。冥想还会赋予你康愈之旅所需的勇气和毅力，帮助你摆脱焦虑、沮丧和恐惧的情绪。

"Meditation"（冥想）这个词来源于梵文和希腊文中一个相同的词

根 "medi"，是我们熟知的 "medicine"（药物）这个词的前身。"medi"
意味着"采取措施"和"照顾"。

冥想有三种基本类型。第一种类型是凝神冥想，我们要将精神集中在
某个声音（比如梵语"Om"），或者词汇（一种反复的祈祷声，比如"神
的祈祷"）。凝神冥想几乎成为世界上所有精神传统和宗教的一部分。我
们将马上与特里萨一起练习这种冥想。

第二种类型，警觉冥想或有意识的冥想，大概起源于南亚的佛教，那
个地区称之为"vipassana"（内观智慧禅）。当思想、感觉和情感浮现的时候，
它鼓励我们时时刻刻保持清醒。我将在第 4 章详细讨论它的重要性和运用
细节。

凝神冥想和有意识的冥想，在改善情绪和减轻焦虑方面的积极效果已
经被多方研究，并在科学文献中被广泛记载。

第三种类型，表达冥想，这是这个星球上最古老的瑜伽类型，现今仍
然是许多原住民和部落人实践的核心。它包括快速的深呼吸、摇摆、跳舞
和疾走，以及自然的感情流露。尽管还没有被科学家验证，但它确实十分
有用，尤其是在我们陷入焦虑、抑郁和气愤的情绪中的时候。在第 3 章，
我会教给你表达冥想的几种形式，向你展示如何使身体变得充满活力，使
精神变得轻松，如何去治愈抑郁症。

特里萨开始做"软腹操"

我本人最常使用的一项技法，也是我在第一次治疗中教给特里萨的一
个技法，叫作软腹操。软腹操是一种具有强大生物力量的凝神冥想，它扎

根于缓慢而深长的呼吸。

我在此次旅程的一开始便教授软腹操，是因为我希望它能够成为你长期的伙伴，在你旅途中的所有阶段，都能为你带来平和、安定与安心。当你做软腹操时，只需要让腹部随着吸气鼓起来，随着呼气落下去，把注意力放在你柔软放松的腹部上。

当你的腹部变得柔软的时候，你的肺部，以及把腹部与胸腔一分为二的圆拱形肌肉横膈膜都会扩大，吸入的氧气也会更多。你肺部下半部分（这里的血流量更大）的氧气交换也会变得更加频繁彻底。腹部柔软时，身体所有的其他肌肉也会跟着放松。在我们陷入抑郁时，软腹操可以帮助我们平复身心的焦虑躁动，缓解长期的紧张状态，释放几乎总是阴魂不散的压力，赶走疲惫、绝望、自责等负面情绪。

缓慢而深长的放松呼吸可以调动副交感神经系统，而副交感神经系统属于自主神经系统，可以调节交感神经系统的急性应激反应。哈佛大学的心脏病学家赫伯特·本森对此现象做过一些早期研究，他将其称为"松弛反应"。浅快的呼吸源于焦虑，并会导致焦虑，因此深长的呼吸比浅快的呼吸更为有益。有意识地做深长的呼吸可以为我们提供更多的氧气，从而使我们的精神更为放松，运转更为有效。深长的呼吸还可以刺激迷走神经（vagus nerve，"vagus"来源于拉丁文中"游荡"一词），从而调节我们身体中一些最重要的内脏器官的运转。

另外，缓慢而深长的呼吸还可以降低我们的血压和心率，使我们的肠胃工作得更为顺畅，降低我们的压力激素皮质醇的水平和血糖水平，而且有一些研究结果表明，深长的呼吸还可以降低我们的胆固醇。如果我们用类似于软腹操的方法经常进行冥想，我们大脑中与恐惧、焦虑、负面情绪相关联的那部分便会平静下来。PET 扫描（正电子发射型计算机断层摄影）

和 MRIs（磁共振成像检查）告诉我们，缓慢而深长的冥想式呼吸，可以激活我们大脑中与乐观思想和愉快情绪紧密相连的大脑部分。

当我们把思想集中在软腹操的引导词和身体画面上时，我们就把那些困扰我们的思绪缓缓地、轻柔地推到了我们意识的边缘地带。在我们放松的时候，我们便能对我们习惯性的焦虑思维方式有所反思，可以更好地集中思想。

经常进行缓慢而深长的呼吸，可以调节下丘脑垂体肾上腺轴，平复在我们抑郁时令我们感到绝望的焦躁不安，安抚我们半夜里因恐惧而加速的心跳，使我们反思那些令我们焦躁抑郁的负面情绪和思维方式，改善我们的心情。运用软腹操，你将发现，你可以渐渐控制自己的生理状况和心理状态了，并且可以为自己的心情做积极、有力的改变。

以下便是我在我们第一次治疗中教特里萨做的软腹操。

软腹操（软腹法呼吸）

在一张舒服的椅子上安静地坐下。最好在你的周围放置一些令你感到平和舒适的物件，比如一件艺术品、一张爱人的照片、一些花束，或一个有宗教意义的物品。灯光最好也柔和些。你可以先从做 5~10 分钟的软腹操开始。你可以在身边放一个计时器，好告诉你结束的时间。

安静地坐下，闭上双眼。缓慢而深长地呼吸。用鼻吸气，用口呼气。在呼吸的过程中，让你的腹部渐渐柔软下来，通过吸气扩张腹部，通过呼气放松腹部。

你可以在吸气的时候，对自己说"软"，呼气的时候，说"腹"。这样做，可以帮助你集中注意力，提醒你需要达到腹部柔软放松的目的。如果有杂念进入脑袋，不要泄气，让它们进来，再让它们出去。慢慢地把你的思绪带回到下面的词语里："软……腹……"，"软……腹……"。

当你这样不断对自己重复这个词语时，便为自己的思维提供了一个定焦点。有的人以为，放松状态或冥想状态便是思维不在任何事物上聚焦。事实上，这并不符合我们思维的构造方式。要是我们强迫自己心无杂念，或是因为杂念驱之不散而倍感自责，那这样只会使自己更加焦躁不安，而且，会更加抑郁。如果杂念进入脑袋——即使这些杂念是对自己的批评或是对自己做软腹操方式的怀疑，让它们进来，再让它们离开。慢慢地把你的注意力带回到"软……腹……"。

当你缓慢呼吸，集中注意力到"软腹"时，那些对过去或现在的失败和缺点喋喋不休的声音，开始逐渐变得越来越小，那些对未来的重重质疑和担忧，也开始逐渐平息。

在你准备好后，或当你的计时器响起时，睁开你的双眼，把自己的思绪带回到房间里。

最好你可以在一个特定的地方做这个冥想，在那里，你可以关上门，独自一人，不受打扰。另外，能定期有规律地做冥想就更好了，这样可以帮助你建立与此练习的联系，使你的生活更有规律。

刚开始做软腹操时，你可以一天做两次，一次5~10分钟。随着时间的推移，你可以延长做软腹操的时间，提高做软腹操的频率。在你感到焦虑或无助时，在你陷入挥之不去的困扰、自责情绪时，在你总是觉得自己最近很糟糕，自己的情况无可救药时，或在其他任何时候，你都可以做软腹操。要是你感到极度抑郁或焦虑，每天可以多做几次。

如果你坐下开始做软腹操时，感到特别焦躁不安，那就起身到处走走。做一做家务，或出门逛一圈，然后再试一次。散一会儿步后，你可以在公园的椅子上坐下，也可以到咖啡厅、图书馆、教堂里去坐，或是回到家里。渐渐地，你会感到越来越放松。

像这样坐着，虽然并不能把杂念全部清除——强迫自己赶走它们，只会更加强调它们的重要性——但是，它会给你带来一些平静和安详，让你稍微远离那些杂念。渐渐地，那些杂念会松开对你的捆绑，你的头脑会越来越清晰，越来越敏捷，你的身体也会得到放松。你会意识到，你可以进行自救。你的心情会得到好转。

特里萨和我坐了有 8~10 分钟，我们一起做软腹操，一起放松。然后我们睁开双眼。

"你现在感觉怎么样了？"我问道。

"好些了，"她回答，"我身体感到了更多的平静，就在这张椅子上，甚至还有些开心。"

什么可以帮助到你？

现在特里萨感到放松了一些，她看到，她可以依靠自己达到安宁的状态。于是，她充分准备好承担更多作用，积极地进行自救。

我继续问道："一天之内有没有哪段时间你感觉特别好？做哪些事情可以让你感觉良好？"我正在帮助特里萨寻找能够帮助她自己的事情，以及让她认识到自己可以有意识地重复那些令她受益的经历。

特里萨停下来，闭上眼睛，想了一会儿，"瑜伽，"她回答道，"清晨每当我做完瑜伽，我会感到轻松，充满活力。"然后，她补充说道："但我并不是每天都练习，有时要隔很久才做，并且当我一冲到办公室的时候，我就感受不到它的效果了。"

"还有其他什么吗？"

"我的朋友巴巴拉，"她笑着说，"我期待她给我打电话，来我这儿玩。在她面前，我可以看起来很糟糕，絮絮叨叨、自怜自艾，甚至还可以谈些在政治上是很错误的东西。她总在身边支持我。她爱我，对我不严肃。我们是朋友。"

特里萨已经告诉了我两件她知道的对自己大有帮助的事情。我们还一起学习了第三个方法——缓慢而深长的呼吸法，软腹操。我们谈话结束后，我将这些方法记录在我的处方单上，用来提醒特里萨那些对自己有用的方法，其中一些她已经熟知的，现在可以再次加以运用。

特里萨的处方

• 每天至少花 20~30 分钟练习瑜伽。然后，在上班之前，留些时间静坐、阅读或者听音乐。

• 不要总是等待巴巴拉给你打电话。当你有需要的时候，主动联系她。

• 深呼吸——每天坚持 10 分钟做两次软腹操，或者当你焦躁的时候就做。

你们所有人——不管遇到多少麻烦，感到多么困惑——都有机会感受到这些最有效的抚慰：深呼吸、到公园去散步、观看一档自己钟爱的节目、吃点舒心的食物、跟一位最好的朋友聊天（谈谈自己心中所想、采取的行动以及联系的人）。只要你肯花些时间，你就可以清楚地认识到对你大有裨益的事情。一旦你清楚地认识它们，你就能有意识地去选择这些方法，经历它们。

在这一章的末尾，我会与你分享更完整的自我诊断处方，这个处方的目的是为了可以使特里萨取得进一步的治愈。按照那个处方，你可以在预留的空白表格里记录下你已知道的对自己有帮助的方法，然后为自己开一个处方。在随后的章节里，我会为你提供其他的自我诊断处方。这些处方会指导你设置个人的治愈计划。它们会指导你跟踪记录你所作出的改变、所面临的挑战和从中的收益。

每当你为自己做一些事情，比如深呼吸法、瑜伽、散步、放音乐跟着跳舞或读一本书，你都会从那个活动中得到某些好处（例如，做软腹操可以降低压力、安神静心、用一种更平静的心态来看待抑郁症）。同时，你直击问题，开始逆转抑郁症的基本问题（以及普通的沮丧和压力问题）：那种无助无望、生命不受控制以及眼前的苦恼永远不会消散的感觉。

当特里萨打电话给巴巴拉或者亲自拜访她，她就在克服将自己困在抑郁症中的孤立感。你也同样如此。当你放任自己去感受这些深藏在抑郁症里的悲伤或愤怒，当你分享这些感受，你就不会终日抑郁——沉入深谷，像被掏空了一样。你在表达自己的感受，与他人联系。当你为自己做这种简单的事情或者其他什么事，你就不再受到桎梏，而是举步向前。

我告诉特里萨："如果当你保持一个瑜伽体位、缓慢而深长地呼吸或者你打开门迎接巴巴拉时，你要用心观察所发生的变化（我们的许多工作都需要用心观察），这样你就会感到改变和治愈变得充满可能，它们实实在在地发生了。改变和治愈是整个生活的本质，推动你深入生活，令你在旅途中更进一步。"

英雄的治愈之旅：摆脱桎梏

治愈抑郁症并解除忧愁，就是要有效解决有关压力的问题；恢复生理和心理的平衡；唤醒我们长期忽视和压抑的部分；欣赏渐渐远离我们或从未为人所知的完整性。但是这个治愈过程是动态的、扩展的、综合的，它不是一系列的任务，而是一次冒险。

抑郁症带有一种近乎"受到桎梏"的僵硬感，同时伴随着失落、无能和悲观不确定的感觉。这种感觉就仿佛我们出了故障，独自寂寞地被困在凄凉、毫无生气的荒芜之地，没人会来这个地方。要结束抑郁症，首先你要辨认出这个地方，不是将它看作世界末日，而是把它当作一个开端，一个历经了抑郁、迷惘、绝望并最终摆脱它们，朝回归自身整体性、治愈和欢乐奋进的起点。

这段充满未知与挑战的征程，将是我们人生发生转变的康庄大道，引领我们发现真实的自我，完成天命。在诸多方面，这些征程不仅诠释了我们的文化，还解读了那些予以我们深刻印象和启发的现代英雄：摩西痛苦的朝圣之旅、耶稣的使命、穆罕默德的迁徙；当代被判监禁或晚年面临挑战的伟人，比如富兰克林·罗斯福（在成为最有效率和最富激情的总统之前已患有脊髓灰质炎症），埃利·威塞尔（大屠杀幸存者，获得诺贝尔奖），圣雄甘地，纳尔逊·曼德拉，曾做过战俘的约翰·麦凯恩，威信获取来之不易的诗人玛雅·安吉罗，电视节目老师奥普拉·温弗瑞，坚定不移领导游行的牧师马丁·路德·金。古希腊诗作《奥德赛》是一部关于自我发现以及现代冒险奇幻故事的经典之作，讲述了一个男人历经"满路荆棘"，最终找到回家路，回归整体性的故事。

正如约瑟夫·坎贝尔和他之前的精神病学家卡尔·荣格所指出的：这些历史英雄正是踏上征程的"原型"代表，这些征程反映并体现了人类心理转换的永恒真理以及改变世界的行为。他们的故事激励我们去迎接自己面临的挑战，而不是一跑了之，告诉我们处理恐惧要从容不迫，不要惶恐不安。他们向我们展示了，耐力、勇气、警觉、创造力和明智的行为可以化解苦难。这些英雄和他们的故事非常鼓舞人心，提醒我们也曾有人来过这个荒芜之地，我们并不孤独。

治愈之旅的 7 个阶段

这个旅程有 7 个阶段。它们呈现出非此即彼的形式，与可记载的历史一样古老。我讨论的这些阶段采取的是序列模式，它们基于约瑟夫·坎贝尔《千面英雄》中那些通过考察经文和神话得出的结论，基于我自己作为旅途探索者的遭遇，以及我治疗成千上万个抑郁、沮丧、迷惑和矛盾的人的经验。

1. 召唤：清楚意识到我们陷入抑郁，很有必要作出改变。
2. 旅程的向导：亲自挑选能给予你帮助的人，启发我们内心的指导和智慧。
3. 顺应改变：允许、鼓励自己抛开禁锢我们的方方面面，进而融入生命之流。
4. 应对心魔：面临挑战——自我怀疑、孤独、拖延、高傲、怨恨、完美主义、恐惧——在它们之中发现心魔，发现我们自己的价值、目的和方向。
5. 心灵暗夜：我们每一个人都可能会历经绝望，当我们企图摆脱它的时候，生命所赐予我们的自由便深藏了起来，我们要听之任之，迎候它的显现。
6. 灵性，福佑：感受团结和平、爱与慷慨，联系比我们自身强大，可以转变我们生活中的人或事。
7. 回归：鉴于我们已获得的经历和目前所学，学会每天愉悦地、清醒地、深入地与我们自己以及他人相处。

在接下来的七章内容里，我会教给你旅途中每一个阶段会使用到的实用指导和具体技法，滋养你的生理和心理，帮助身处这条道路上的每一个人。还将告诉你：冥想的指导和引导式意象法，它们会缓解你的焦躁情绪，提升正能量，促进理解和改善情绪；可以恢复生理平衡、改善情绪又保证了安全的营养品和草药的详细信息；能转变你看待生命的观点；关于古代英雄以及到我诊所看病的普通人的故事， 这些故事会驱使你前进，指导启发你打开一扇门，迎接你自己发生英雄式转变的可能性，获得治愈。

并不是每个人都会经历所有这些阶段，或者按照我所描述的顺序逐一展开。有些人，在"召唤"的起初几个小时里感到绝望；有些人，在与"心魔"斗争的时候感到特别安宁。"向导"会随时出现。所有这些挑战都是令人感到极费体力，困难重重，心生畏惧，甚至难以承受的。但是，当我们与挑战搏斗之后，我们会收到丰富的奖赏。

这本书是为你们中那些像特里萨一样患有临床抑郁症的人所撰写的。特里萨清晨不能下床，偶尔进食或完全不吃；她只知道杯子里一半的水都喝光了，她感到生命舍弃了自己，她也听之任之，感觉生命永远都会这样继续下去。

这本书也适用于那些不管是否被诊断出抑郁症，都仍会感到受桎梏、沮丧或者不满的人。它还适用于正在思考"我该去哪儿？""我真的会感觉更好吗？""我为什么会在这里？""我的目的是什么？"的那些人。

本书对患有明显抑郁症的人有极大帮助，对那些闷闷不乐的普通人群也同样大有裨益。在回归整体的这段旅程中，我们所有人都必须应对相同的挑战，以类似的自疗方法和相当的勇气继续前行。

如果你企图通过服用药物或者避而不谈来逃避、压抑自己的症状，那你可能会沉浸于自我崩溃的症状中不能自拔。尽管这些症状对你毫无益处，但它们会一再发作，旧有的习惯想法和联系他人的方式挥之不去。如果你接纳旅程中的每一个阶段，每一次挑战，并将其看作是你的老师，去看看自己忽略了什么，需要了解什么，这样，你将进入另一个新世界。现在你可以恢复你曾经否定的那部分；作为一个健康的人深入发展、不断扩展、成长；在与他人交往的过程中付出爱、激发爱。此时，强大的改变和治愈能够并且将会来临。

这本书将引导你度过旅程和生命中的每一个阶段，无论你的抑郁、痛苦和疑惑是轻度还是重度，它都会帮助你明智而妥善地对这段时期加以运用。这本书将帮助你发觉自我崭新的力量和潜在的可能。发现的希望和欢乐会超乎你的预期想象。在这个过程里，你也许可以回归平衡，拥有足够的智慧，终生——摆脱桎梏。

> **自我诊断处方：接下来该怎么做**
>
> 　　在我跟特里萨的谈话结束后，以及我所有病人初次会面的末尾，我都会开一个处方，将需要进补的营养品、草药和改善饮食的说明，以及将要练习的冥想和锻炼方式的建议列出一份清单。每一个人都有既已知晓的很重要的行为、技法、方法和态度，我的推荐里面总是包括他们告诉我的这部分内容。我让一些人在结束谈话后将这些内容记录下来。
>
> 　　在进入下一章之前，我建议你先花些时间记录下你自己的处方。
>
> 　　首先请阅读具体操作说明和特里萨的例子。然后，安静地坐下，闭上双眼。缓慢而深长地呼吸 4~5 分钟，像特里萨和我那样放松腹部，然后翻到下一页开始写。
>
> 　　在顶端写下你的姓名，就像医生会在一沓处方单上落下患者姓名那样，然后开始记录。最好使用短句，短语尤佳。写下你最近正在做的对你大有帮助的活动，贴合自己的需求做一些修改。加入其他活动，比如这一章里出现过的软腹操。接着，如处方签那样，写下你提议的活动的频率和持续时间。根据实际情况出发，也要大胆尝试。
>
> 　　最后，在处方单上签上名字。
>
> 　　这是一张我和特里萨共同想出的处方，里面列出的活动已经对她有所帮助，并可能将继续有助于她自助。

特里萨的自我诊断处方：哪些可以令你开心或让你感觉更好

姓名：特里萨

	活动	频率	持续时间	与谁一起
1	清晨练习瑜伽	每天	平均每天 20~30 分钟；周末 60~90 分钟	单独

续表

	活动	频率	持续时间	与谁一起
2	练习瑜伽后静坐或在上班前听音乐	每天	10~20 分钟	单独
3	跟我最好的朋友巴巴拉打电话聊天	每天	5~30 分钟，随时随地	巴巴拉
4	亲自拜访巴巴拉	一周至少 2~3 次	吃晚餐或散步时	巴巴拉
5	白天出去散步	一旦感到陷入困境或仅仅需要走出办公室时	随心所欲地安排时间	单独与同事一起
6	去教堂祷告	周日早晨	2 小时	整个集会人群
7	做软腹操	每天 2~3 小时或感到焦虑时	5~10 分钟	单独
8	为自己做美食	可能的时候	不计时间	单独或与一位朋友

签名：特里萨

你的第一张自我诊断处方：哪些可以令你开心或让你感觉更好

姓名：　　　　　　　　日期：

	活动	频率	持续时间	与谁一起
1				
2				
3				
4				
5				
6				
7				
8				

签名：

第一章

/

召唤：寻找正确的路径

　　我们首先得知道自己受到了桎梏——感到沮丧、郁闷、困扰——才能着手对付它；我们得先认识到自己的痛苦，才能听见它要求改变的召唤。这句话不论是对于神话和文学作品中的伟大英雄来说，还是对于现在处于21世纪的我们而言，都是无比真切的。在本章的第一部分，我将为你展示怎样倾听这个召唤，并帮助你去回应它——以此跨出疗愈之旅的第一步。

　　一旦知道自己陷入了抑郁，首先，需要确定它是否为生理原因所致。在本章的第二部分，我们将会了解一些可能引发或造成抑郁症的常见疾病。然后，我们再来谈谈一些细微的生理失调，这些生理失调容易被常规医师忽视或排除，但同样可能导致抑郁症状。另外，我还将告诉你，可以请教谁来帮助你排除和诊断这些症状，而要治愈它们你又该怎么样做。最后，既然我们已经准备好继续深入下去，那我就给你一些详尽的指导。我会告诉你利用饮食和营养品增强身心的方法，这个方法既简单又实际，它能帮助你让此次"穿越并超越抑郁之旅"变得更轻松迅速，更卓有成效，能助你提高生活质量。

古代觉醒与现代警示

　　首先，我们来看看古希腊诗人荷马3 000多年前创作的史诗《奥德赛》里的主人公，"只见他坐在海边，两眼泪水汪汪，从来不曾干过"。奥德修斯，那个勇敢夺目、才华横溢、足智多谋的英雄，正茫然不知所措。他与青春永驻、美丽脱俗的女神卡鲁普索住在一起，白天饮的是琼浆玉液，吃的是山珍海味，晚上与女神巫山雨云。说实在话，他的生活看起来十分不错，但奥德修斯却"凝望着苍贫的大海，哭淌着成串的眼泪"，陷于痛苦的旋涡之中。他深知自己的命运在别处，却无法离开，看上去他要被永久地困在卡鲁普索的岛上了。

13世纪的伟大诗人但丁，在《神曲》的头几行诗中便告诉我们，他发现自己"走过我们人生的一半旅程……步入一片幽暗的森林"，"迷失了正确的路径"，感到"毛骨悚然"。

公元前8世纪，一首歌颂农神德墨忒耳的希腊颂歌以一幅美好的田园景象拉开了帷幕，年轻美貌的女神珀耳塞福涅正信步闲走，不经意间远离了同伴。就在此时，大地突然裂开，驾着战车的冥界黑暗之王哈迪斯抓住了她，大地在他们头顶闭合。接着场景一转，只见珀耳塞福涅的母亲，司掌大地谷物的女神德墨忒耳，正以泪洗面，哭泣不止。

奥德修斯显然拥有一切，但他却痛苦不已；但丁迷失了方向，茫然失措，惶恐不安；年轻的女神珀耳塞福涅绝望地身陷黑暗冥国之中，而她的母亲则因失去爱女而伤心欲绝。尽管他们自己浑然不知，然而他们所有人都即将开始一场彻底改变各自命运的旅程。

在我们的生活中，这种转变的开端往往不会如此清晰明了，富有戏剧性。不过，我们仍会不时地意识到自己的世界已扭曲倾斜，我们会在某个清晨醒来，发现自己身处异乡，看到周围的色彩黯淡无光，或刺目地搅在一起。

如果这是第一次发生，我们一定会吓一大跳。我们会问：为什么我会有这种感觉？我生病了吗？是不是有人在我饭菜里动了手脚？这到底是怎么回事？

对抑郁症的确切体验，每个人都不尽相同，不过尽管如此，还是有可循之迹宣告着它的来临。有时，你醒来，莫名地确信自己陷入了抑郁，这种感觉虽然荒唐，却清晰无比。至少，这是1965年的一个清晨发生在我身上的情况。这个情况同样也发生在特里萨身上。

有时，这种意识是随着时间慢慢来临的，就算你的生活似乎很开心成功。任何已得到的或能得到的事物都无法满足你，你无法集中精力，做事总是半途而废，你的脚步日渐沉重，变得失眠或是嗜睡，热情和喜悦都烟消云散，对美食和性爱也逐渐失去了兴趣。然后，有一天，一种感觉突然降临，或是带着怀旧色彩让你细嚼起某个陈旧的伤痛，或是带给你一种新的更悲观的想法，给你造成新的痛苦——于是，生命的重量突然变得不可承受了。

如果这些黑暗的时刻曾经到来过，只是我们长久以来躲避或忽视这个黑暗的世界，而它现在又再次来袭，攫住我们，如同冥王哈迪斯抓住珀耳塞福涅，那么这样的话，也许我们会感到加倍的绝望。"怎么又来了，"我们抗议道，"我还以为已经摆脱它了！"

这些都是经历失去、悲痛以及失望时的正常反应。不开心，甚至"临床性抑郁"，都不代表我们发疯了或是患了疾病。感到恐惧、迷惑、脆弱，只是说明我们是人类。这些黑暗时刻是生活中无法切割的一部分，它们告诉我们，是时候改变了。

多萝西的故事

多萝西长久以来一直生活在谎言之中。她像其他许多同年代的女性一样，在青春年少时嫁给了一个既"合意"又"合适"的人——托德。他是当地一个银行家的儿子，身材高挑，相貌英俊，身体健壮，能言善辩，还是高中橄榄球队的四分卫、班长、辩论社的社长。他衣着体面，拥有雄心壮志，深知自己需要的舞台远不是所在的这个中西部中等城市可以提供的。

事实上，在多萝西还处于容易被恋爱冲昏头脑的 16 岁时，便怀疑托德是否太能演戏了：上一秒他还上前拥抱队友，下一秒他就对他们进行诋毁；只要可敬的教练和老师一离开，他马上就收起了笑脸。尽管如此，五年之后，多萝西还是嫁给了托德。这并不是因为她别无选择：多萝西聪慧和善，很多人都觉得她很漂亮，身边不乏众多的追求者。可是，每当她有意于其中一个追求者时，又总是不由自主地回到托德身边。

"我知道他有缺陷，他内心深处有种可怕的冷漠，他的吻感觉很敷衍了事，而我也从来不能跟他分享我的愿望和感受。但他那么英俊，那么会讨人欢心，他送给我美妙至极的礼物，他说我们注定要在一起，只要在一起，我们便能赢得世界。他是我的初夜，我认识的所有女孩都渴望与他在一起。我当时很年轻，又很传统，十分在意家人的意见，他们都对托德很满意，很赞同我们在一起，于是我便嫁给了他，既是为了自己，也是——不，应该说更是——为了取悦我的家人。"

"有时，我觉得自己比托德聪明。这话或许有些自大，不过他的智力实在是太局限了。他有超凡的记忆力，能无懈可击地分析一出话剧、一个历史或宗教局势，可是，他失掉了事物的本质，失掉了其中所包含的感情。"

多萝西竭尽全力地在托德的事业上助他一臂之力，他从律师事务所的小职员，一步步成了律师、政客。他竞选参议员时，当老师的多萝西请假帮他进行竞选宣传。那些他们一起度过的日日夜夜——在竞选办公室里，在家，在各地奔波游说，忙着帷幄谋划——是她感到与托德最亲近的日子。到托德意外赢得选举时，她几乎已经跟他一样出名了。所有在募捐者家里举办的聚会都是她一手操办，之后她还会留到很晚帮助女主人们把房子打扫干净。

　　他们初次到华盛顿时，一切看上去都充满了希望。托德是他那班新选举的参议员中的明星，多萝西创办的咨询业务公司也正处于起步阶段。他们是对耀眼的夫妇，华盛顿顶级的聚会和慈善募捐者都争相盛情邀请他们。尽管如此，多萝西却开始感到自己的世界实际上正在不断缩小。之前是工作使她与托德亲近了，就连交谈、性爱、子女，都不曾使他们如此亲近过；而现在，工作使他们疏远了。如今他身边有了一大帮可爱可敬的工作人员，随着时间的推移，他对她提出的意见及那些时常带有轻责和大实话的忠告，都大大地减少了兴趣。他加班工作时，她便陪孩子们玩球和音乐；他为了参议院委员会事务满世界跑时，她便接送子女参加课外培训。

　　到托德准备竞选连任时，多萝西已经开始去看心理医生了。医生帮助她回忆起对托德的疑虑，分析出她的依赖感来源于与父母的亲近关系（医生说也许是过分亲近了），并主张她降低期望。医生向她保证，世上没有完美的婚姻。托德不酗酒，不在外面与其他女人纠缠不清——至少不是公然的，而且他总是谈到你们的伙伴关系，他在电视里看上去和蔼可亲，十分重视选民的需求，谈起国家的未来简直是头头是道。

　　多萝西不想冒险得罪她的心理医生，因为她太彬彬有礼了，也太需要一个倾诉对象了。但一年之后，她怀疑那个医生对她的参议员丈夫以及政界内部最新的小道消息的兴趣，要大于他对她心理状态的关注，于是她结束了治疗。

　　托德轻松赢得了连任，然后又赢得了第三次选举。子女们也很不错，一个就读于一所优秀的大学，另一个刚从法学院毕业，已经订了婚。多萝西的公司也做得有声有色。然而，多萝西的生活表面看上去越光鲜，她内心便越觉得糟糕。她随后告诉我："心理治疗帮助我做我该做的事，做一个完美的华盛顿官员妻子，做一位好母亲，做一名值得信赖的成功咨询家。我总是试图尽善尽美——对我的客户，对托德，对我的孩子，但我失去了活力，未老先衰，睡眠很差，要靠吃很多甜食，喝大量咖啡可乐，才能继续维持四处忙碌奔波的生活。"

多萝西又咨询了另一个心理医生，那个医生观察到了抑郁症的症状，于是"强烈建议"她开始服用抗抑郁药。多萝西很喜欢这个医生，连续数月服用医生开出的药品。她先服用帕罗西汀，当帕罗西汀变得使人焦躁不安，没有疗效之后，她又接着服用舍曲林。后来她感到"没有改善"，就停了下来。她想："我活在一个幻象里，一个优雅体面、充满诱惑、惹人艳羡的幻象里，而这个幻象正在吸干我的生命。药物又怎么能帮得上忙呢？"

此后若干年的一个早晨，多萝西洗澡时发觉胸部有肿块，她知道得了癌症。她先动了手术，然后又接受了放射疗法，因为淋巴结受到感染，接着又做了化疗。伴随化疗而来的是恶心呕吐，头发脱落，无力、疲倦。她的医生发现她情绪抑郁，以为是癌症的确诊和一系列治疗，再加上吉凶未卜的病情所致。同样，他也推荐了抗抑郁药。多萝西问他有没有"其他选择"，于是医生建议她给我打电话。

第一个警报

召唤由两个部分，即两个警报组成。第一个警报直截了当，越来越强，难以忽视。它通过精神痛苦、消极思想，以及生理表征向我们告知，我们陷入了抑郁。一旦清楚地听到第一个警报，那我们就可以留神第二个警报——号召我们改变的警报了。

我们中的许多人都尽其所能地对第一个警报视而不见。否认不快乐的感觉，否认满心的阴郁，否认事实上已让我们心力交瘁的处境。我们拒绝直视已经脱轨的生活，拒绝去看我们适得其反的思想、言行，直到我们退无可退，必须要面对的时刻。

对于我们中那些认为自己所陷困境是无力改变，也无法脱离的人来讲，上述情况显得尤为突出。答案似乎只有一个：我们所做的任何事，能想到的任何事，都不能改变现状，而且改变目前生活的代价也十分高昂。我们不知道该怎样离开这段婚姻或关系，也不知道该怎样让情况大幅好转，让人满意。我们的工作就像不可假释的监禁。我们受到了桎梏。

有时我们理智、包容，有时我们愤怒、狂躁、绝望。为什么没有效果？理论上看一切都很正常。也许我们会责怪自己，或谴责别人，但仍指望着情况会好起来。每天，我们的快乐、坚强、勇气，都在一点点减少，不过我们仍旧坚持着。

有时，会觉得这仅仅是因为"身体"上的问题——是一个尚未查出的疾病，也许这个病根本就查不出来。特里萨咨询她的医生时，便是这样怀疑的。查明此点十分重要，因为这些模糊的怀疑也是有据可依的。确实有生理和药理学上的原因会导致抑郁症，你需要确定是不是因为它们而产生的抑郁。一个称职的医生会做全面的体检，记录你的病史和药物史，查看常规检查数据，然后确定或排除症状。我随后再详细介绍。

不过还有一些更细微的生理原因会导致或引发抑郁症：生理性异常，对某些食物过敏，对必需营养元素的吸收不足，或常规检查数据显示不出的荷尔蒙失调。这就需要一个视野更开阔、更有全局观的医生来检查了。我也将在后面介绍上述这些可能性和过程。

不过，就算已经排除了所有显性和细微的生理因素，我们中还有些人仍坚称是"身体"的问题。医生把此类人称作"躯体化者"，因为他们心理情感上的痛苦会反映到躯体上。躯体化者有时会面临不公平对待，似乎他们的症状是由主观否认引起的，是用一种简单方式来表达心理痛苦的后果。事实上，生理症状和心理症状是抑郁症的两个不同方面。

传统的医药体系，比如中医和印度医学，是将情绪、身体、精神，视作互为联系的统一体。从他们的角度来看，生理表征——食欲不振、消化不良、呼吸急促、睡眠不好、莫名疼痛、体重下降、发烧发热——是人体全局另一个方面的反应，可能是情绪抑郁，精神焦虑、沮丧的表现。我将在第四章详细解释这些问题以及它们之间的相互联系，并告诉你怎样有效运用传统中医，包括针灸和中草药，来治疗生理和心理这两方面的表征。现在，我只想告诉你，这些生理表征可能是召唤的一部分，我们身体上的不适也许跟心理痛苦和"桎梏感"有关，而"桎梏感"正是抑郁症的定义。

量化抑郁度：抑郁自评量表

"铁的事实"，即客观测试及其产生的分数，有时可以帮助我们听到召唤的第一个警报，让我们意识到自己陷入了抑郁。起初，产生的结果可能会令人不安，不过它们同样也可以使人安心，给人安慰，并激励我们行动起来。

美国心理学家贝克是创建认知行为疗法的贡献者，他研发了一份使用广泛、操作简单的问卷，叫贝克抑郁量表。贝克抑郁量表找出并量化了贝克及其同事认为是抑郁症基本事实的消极思想。我认为它能可靠地呈现出召唤的第一个警报。

贝克在问卷里描述了各方面的抑郁症特征，包括"人格化"（与我们有关的所有消极经历），"绝对化"（事情总会这样），"放大化"（总放大到反面，我是最差最没用的，诸如此类），还有我们熟知的那些抑郁时会有的想法和认知。抑郁时，我们会把事情过分简化，并使它们"妖魔化"（虽然这个词有些笨拙，却很合适）。对特里萨而言，一项复杂工程里的一个小错误，都能彻底摧毁她所有的满足感和对成功的希望，认为会不可避免地带来失败。她深信任何发生在她，甚至别人身上的不祥之事，都是自己的错，而且觉得那些看见她的人大概也是跟她一样的想法。她变得忧郁时，看见的玻璃杯总是空了一半，而不是装着半杯水。

贝克抑郁量表仅供精神科专家使用，所以我不能把它包含在此书中。不过我选择了由美国国家心理健康研究所研发的抑郁自评量表来取而代之。当你回答抑郁自评量表中的问题时，你便开始注意你对待自己及自己生活的方式和态度了。

如果你的得分在抑郁自评量表的"抑郁"等级之内，你便知道你对世界的态度和感知有了可量化的问题，你的痛苦可以冠之以名了。如果你的得分在"抑郁"等级以下，那你便可以松一口气了。不管哪种情况，你的答案都是一面明镜，可以提醒你注意思想情绪里那些抑郁的扭曲。

倾听第一个警报：抑郁自评量表

下面是抑郁自评量表，它能帮助你注意自己的思想和情绪，是一面明镜，为你清楚地呈现出召唤的第一个警报。

当不确定答案时，不要犹豫太久，圈出看上去最接近的答案，继续做下一道题。评分标准在测试题之后，完成测试前请不要阅读。

如果你的得分在"临床问题"等级里，则应引起重视。即使你的得分不在那个等级中，也要注意自己的答案。你的答案在哪些事情和方面上提醒你需要注意？请记住，这仅仅是一个帮助诊断的工具，以备你使用，它能提供有用的暗示，以及一个出发点，但绝不是一个终点。

抑郁自评量表

测试现在开始，从下面陈述后的数字中，圈出最能反映你过去一周内心情与行为的数字。

0 = 极少或没有（少于1天）

1 = 偶尔或很少（1至2天）

2 = 经常或有时（3至4天）

3 = 大部分时间或一直（5至7天）

在过去的一周里，

1. 我因为一些过去并不会使我烦恼的事而烦恼。0 1 2 3

2. 我不想吃东西，食欲不佳。0 1 2 3

3. 我感到即使有家人／朋友的帮助，也无法摆脱抑郁。0 1 2 3

4. 我感到我跟其他人一样好。0 1 2 3

5. 我无法集中精力于手头上的事。0 1 2 3

6. 我感到沮丧。0 1 2 3

7. 我感到我做的所有事都无果而终。0 1 2 3

8. 我对未来充满希望。0 1 2 3

9. 我觉得我的人生很失败。0 1 2 3

10. 我感到恐惧。0 1 2 3

11. 我的睡眠不好。0 1 2 3

12. 我很快乐。0 1 2 3

13. 我的话比平时少了。0 1 2 3

14. 我感到孤独。0 1 2 3

15. 别人不友好和善。0 1 2 3

16. 我很享受生活。0 1 2 3

17. 我哭了。0 1 2 3

18. 我感到悲伤。0 1 2 3

19. 我觉得人们不喜欢我。0 1 2 3

20. 我无法"继续前进"了。0 1 2 3

评分

把圈中的数字全部相加（问题4、8、12、16反向计分，即答案3要计为0分，答案0要计为3分，类似的，答案1计为2分，答案2计为1分）。

对你得分的解读会因为你的年龄和文化背景而有所不同，不过一般来讲，如果你的分数在10~15分，你可能有轻微的抑郁；16~25分，则是中度抑郁；高于25分，则表明起码在目前阶段，你可能处于重度抑郁之中。但请记住，这些问题和分数只是判断你现在情绪的一个办法，不是一锤定音，也绝不是说你患病了。

建议每几月做一次抑郁自评，以观察自己世界观及情绪的变化。保留每次测试结果，它们可以帮助你知道自己的变化，并告诉你还有哪些挑战需要面对。

倾听这个"诊断性"的第一个警报相当关键，虽然从测试里知道自己的情况，会感觉有些残酷和直接，但如果是在毫无准备、毫不了解的情况下，从那些被医药公司收买了的无情医生和心理健康专家那里知道的话，他们就会马上条件反射似的让你转向药物治疗。这正是特里萨的心理医生和内科医生的反应，也是多萝西的心理医生和肿瘤科医生的做法。

采用药物治疗的反应也许有一定的道理，不过在大部分情况下，这是草率、短视、具有潜在危害性的。药物有时也许可以帮助我们把手头上的事做得更好，但是，正是那些我们所做、所感、所想的事，使我们在最初陷入了抑郁。绝大部分情况下，药物只是创可贴，而不是灵丹妙药。多萝西说得对极了："我活在一个幻象里……药物又怎么能帮得上忙呢？"

不过，还有另一种态度来倾听和了解第一个警报。你的穷思竭虑和自怨自艾，你的闷闷不乐和精疲力尽，你的体重下降，睡眠不好，以及痛苦难耐——所有这些迹象和症状，都是在告诉你，你的生活失去了平衡。它们只是让你注意眼下的状态，关注你目前的痛苦，而不是宣判你的未来也要囚禁在痛苦中。从这个角度来倾听，这第一个警报，这个让你知道自己陷入了抑郁的警报，便不是尾声，而是前奏，不是死亡的丧钟，而是起床的闹铃。

第二个警报

如果说第一个警报是个陈述："我陷入了抑郁。"那第二个警报就是一个问题，它开始温柔地试探着问："是不是有地方需要改变？"第二个警报不是告诉我们去修正错误，而是去了解更深层次的课题。它不是关于"修正要生病的人格"，更不是简单地改变我们的思维方式，而是让我们去置疑自己的性格，置疑我们的自审，置疑我们的世界观，也许是它们出了问题。第二个警报比第一个警报更深层，更振聋发聩，有时，还更具有挑战性。它告诉你，你走入了歧途。随着时间的推移，这第二个警报会把你越抓越紧，它不停在你耳边念念叨叨，它会跃过你用绝望筑建的围墙，在你逃跑时紧追不放。它告诉你，是时候面对一场未知旅程的挑战了——改变的时刻已经到来！

你可能会抗拒这第二个警报，这毫不为奇，因为那些激励着我们的英雄也曾抗拒过。"我不是埃涅阿斯，我也不是保罗。"但丁声辩道。我不是英雄，我不能下去，去那个阴曹地府。但他的生活和命运在召唤。现在，它们也同样在召唤你。你可以尽情地抗议、诅咒命运，假装没事，用酗酒、嗑药、否认来逃避，但你知道，是时候引起重视，并且采取行动了！

多萝西的困境：一个故事和一个方法

多萝西喜欢"软腹法"（这是我在第一次见面时教给她的），因为这个方法"既非常实际，又方便无比"。她可以在任何地方做——在办公室、出租车、洗手间，甚至在超市排队结账时。一种平和舒缓的感觉逐渐笼罩了她，她感到腰腹、手臂、双腿、头部都放松下来，精神也一点一点地和缓平静起来。不过，多萝西仍然不知道该怎样去响应召唤的第二个警报，怎样去响应要求改变的需要。她去做了通常颇有效果的婚姻咨询，结果毫无帮助。现在，她认为继续跟参议员丈夫在一起，只会加重她的抑郁，甚至，会"杀死"她（她怀疑自己的这个想法是不是太夸张了）。她被令人崩溃的疑虑折磨着。在这样一个"家庭观念"甚浓的保守州里，他们的离婚会对托德第三次的竞选有什么影响？对于她这样一个年近六十的单身母亲来讲，生活会变成什么样子？与托德离婚，对她的癌症会有什么影响？另外，最重要的是，她怎样面对无比忠心、誓死守护托德的子女们？他们会有什么感觉，会怎么想，会怎么说？

多萝西觉得她越来越焦躁、易怒、抑郁。她轻柔地做深度呼吸，然后就放松了下来，于是，她暂时感觉"好点儿了"，不过之后，那些情绪还是会卷土重来。时间一天天流走，数月过去了。她知道自己必须抽身离开，但一直拖延着。最后，她绝望地问我有没有任何可以帮助她的办法。我告诉她，有一个故事和一个方法。

故事：我开始叙述这个故事。这个故事我从来没有对任何病人讲过，也万万没有想到有一天，我会对一个举止端庄、待人和善、气质优雅的女人（她一点儿犹太血统都没有）讲这个故事。然而，它就这样跳入我脑中，从我嘴里蹦了出去。

"从前，有一对老年犹太人夫妇，叫戈尔茨坦，"我开始讲故事，多萝西看着我，脸上一副忧虑的关切神情，"他们去看心理医生，医生问他们为什么来，于是丈夫开口了，'我很痛苦，'他说，'我想离婚。'"

"'为什么呢？'心理医生问道。"

"'你现在看到的面前这个女人是我老婆，她是个泼妇，她看不起我，处处跟我唱反调，如果我说今天不错，她就要说今天糟透了。她做的菜难吃死了，跟毒药一样。我们最后一次发生关系的时间已经久得让我记不起了。'"

"'女士，你觉得呢？'心理医生继续问。"

"'他的这些废话，'妻子厉声说道，'是所有老公借口里我听过的最差劲的。我母亲曾警告过我，她是对的。他是个邋遢的懒虫，对来家里的所有人都粗鲁无礼。他在生意场上一塌糊涂，在床上就更糟糕了。'"

"那个心理医生有些不明就里，他继续问，'你们俩有这种感觉多久了？'"

"'差不多 50 年。'他们一起回答。"

"'那为什么你们现在才想到要离婚呢？'目瞪口呆的心理医生问道。"

"'我们在等，'妻子回答，'等孩子们长大了再死去。'"

我和多萝西都陷入了沉默。有一阵，我甚至都在怀疑自己的直觉是不是完全错了，我是不是在判断上犯了一个不可原谅、让多萝西无法理解的错误。但接着，她摇头笑着说："詹姆斯·戈登，我知道你的意思了，'等孩子们长大了再死去'，这句话已经告诉我答案了。"

方法：这个故事引起了多萝西的注意，她抓到了精髓，如同当年的我一样。但她还需要有一个计划，这个计划必须根据她现在的感觉来制订，必须能解答她头脑中最重要的问题。另外，这个计划还要有能引领她的目标，以及能让她向该目标迈进的详细、实在的步骤。

长年以来，我都如同其他许多心理治疗师一样，用非系统的方法来进行这个过程：首先，询问观察病人的情绪和感受；然后，再根据病人的情况制订目标；最后，对过程计划和实施中的步骤一一进行点评。而近年来，一些问题显得日趋重要了——帮助病人意识并参与到整个过程中，让他们在这段旅程的一开始，便对一些问题做出回答，而他们写下的答案则可以帮助他们进行下面的步骤。

通常，我会提 3 个问题，每个问题旨在产生一个答案清单。问题如下：

- 现在发生了什么事?
- 我想达到什么目的，需要哪些必要的改变?
- 为达到目的，首先要做什么?

这些问题有利于你提高觉悟，为你指明方向，帮助你迈出朝向目标的第一步。

而这些问题所产生的那些答案清单，正如我对多萝西所说的那样，会随着时间的推移不可避免地增长、变化。

我建议多萝西在写答案清单时，尽量迅速地回答那些问题，不要去考虑句子的完整性、语法性、拼写问题。我告诉她，这有利于摆脱她优柔寡断的完美主义倾向——这种倾向是我们很多抑郁者都十分熟悉的。没有经过过多考虑的答案可以更直接无碍地反映出她的直觉和期望。我给她说，过一会儿她可以随时修改或重写这个清单。

回应召唤的第二个警报

下面的三张答案清单将帮助你回应召唤的第二个警报。它们是由多萝西写的。你可以将答案写在下方的空白处，也可以写在你的日志里——持续不断地记录你的旅程。关于这点，我将在下文中介绍。

在你写答案清单之前，先深深地呼吸，像引言里那样做软腹操：呼气、吐气，放松肚子，这样持续几分钟。软腹操可以使你聒噪不堪的头脑得到宁静，以便更容易地获得你所需的实际的、内心的判断。

抑郁自评量表也许帮助你认识到了一些自己的想法和情绪，一些"现在发生了什么事"的答案。把它们以及还有的其他想法和情绪都在第一个清单中写下来。尽量详细地写出这三个答案清单，但也要避免过于冗长。同时，要知道，这些清单也是会不可避免地变化的。第二个警报只是让你根据现在的认识和判断来作出回应。

下面便是问题及多萝西的答案清单。

1. 现在发生了什么事?

下面是多萝西听到召唤的第二个警报时的所思所感，尽管她很害怕、很抗拒，但这个警报仍召唤着她，让她改变。她把所思所想写下来后，开始注意它们、认同它们、尊重它们。同时，她还意识到，它们在推动着她——实际上是刺激着她，要求改变了。

- 瘫痪感，无法走出去，无法做任何事。
- 害怕孩子们会恨我。
- 害怕其他人会觉得我是个傻瓜。
- 害怕朋友会抛弃我。
- 害怕我将会无比孤独。
- 害怕我将迷失自我。
- 害怕如果我走出去后，癌症会恶化。

- 没有耐心做任何事。

- 希望走出去后，我的癌症可以好转。

- 生自己的气，对于我的婚姻居然忍受了如此之久。

她在自己清单底下写道："很多害怕，还有愤怒。"

2. 我想达到什么目的，需要哪些必要的改变？

第二张清单包含了多萝西认为非常必要的改变。这张清单为我们设定了目标，这就好让我们向目标靠近，就像为一艘轮船制订航线可以为它的前行导航一样。当我们迷茫失措、绝望无助时，这个清单可以提醒我们：前方有路。

- 离开托德（这几个字多萝西进行了特别强调）。

- 不要再对子女心怀愧疚。

- 更好地照顾自己。

- 开始只为自己而活。

3. 为达到目的，首先要做什么？

改变令人心生畏惧，尤其是在我们陷入抑郁之时。目标很诱人，不过我们朝它迈进的进程需要细化为一个个可以操作的步骤。这第三张清单具体而实在。刚开始时，或许很短，不过随着一个步骤走向另一个步骤，它会逐渐增长。通常，第三张清单都会让人吃惊——起码对多萝西是如此。当你开始做这个清单，便会发现，原来，曾经以为不可能的事情也并非无法办到。你会发现，这次旅程正如你其他的旅程一样，也是从足下的第一步开始启程。

- 制订一个离开托德的日期。

- 不要再暴食甜食。

- 找寻自己的朋友。

- 在报纸上寻找公寓。

- 开始跟孩子们谈论我的痛苦。

- 一直要聆听呼吁改变的召唤。

现在，轮到你来回答这三个同样的问题了。

1. 现在发生了什么事？

2. 我想达到什么目的，需要哪些必要的改变？

3. 为达到目的，首先要做什么？

为你的旅程记日志

在你的旅程中，一本日志是一个有用可靠的伙伴。你可以用它来记录你对本书中问题的回答，包括之前几个问题的答案，或用它为你的自我诊断写下药方。记日志还能加深认识，保持头脑清醒，提高创造力，寻求到安慰，得到情感疗愈。

如果你需要科学证据来鼓舞自己，例证也数不胜数。美国得克萨斯大学的心理学家詹姆斯·W.彭尼贝克，和他的同事及学生做了一系列研究发现，仅仅在记了三天情感日志之后，压力程度及压力激素便有所下降，生理慢性疾病也有所好转。

你的日志持续不断地记录着你的经历和所思所感，使你看见自己达成了什么目标，还有什么事需要完成，以及你改变进步的程度。

记录日志

写日志的法则其实很简单，以下是我的法则：

1. 买一本适合你的日志本——简单的螺旋装订本子或高雅的皮制笔记本，不管是哪种，只要喜欢就好。在内封页写上你的名字和联系方式，以便不小心遗失的话，别人可能归还（当然，你也可以使用电脑，不过纸制日志本更方便，易于携带，富有个性）。现在，万事俱备，只欠东风了。

2. 每条记录都写上日期，任何思绪中的东西都可以写下来——想法、心情、感觉、故事、做的梦、回忆、意见——或者是最近发生在你身上的任何有趣的事、重要的事、富含信息的事、你莫名觉得值得一记的事。

3. 每天都记日志，即使你只写"我没什么好说的"。

4. 不要审查自己，想到什么就写什么。

5. 如果你觉得怪怪的，不要担心，很多人都有这样的感觉。这是一个全新的活动，我们很多人都不习惯表达自己，更别说要我们写下自己的所思所感了。

6. 如果你有不安全感，也不必吃惊。我们很多人头脑中都存在着令人压抑的画面，例如青少年时，老妈跑进我们的房间，拉开我们的抽屉，翻阅我们的日记，或者严厉的老师用红笔批阅我们的作业。

7. 关注出现的所有恐惧和画面，然后识之，记之，忘之。这个日志是写给自己的，也只是写给自己的。

日志是记录心情的地方，这些心情或许过于疼痛和令人羞愧，而不曾对人提起。日志能赋予心情以形式和意义；它使你在最郁闷时，可以从那嗜人的空虚中凭空萌发些创造性；它向你证明，实际上，你可以有所作为。人们往往在刚开始写时感到沮丧绝望，但十分钟或半小时后，他们写完，便感到充满力量了。

你的日志持续不断地记录着你的经历、思想、心情，也记录着你采取的自救步骤，包括做这些练习以及为自我诊断写药方时的感受。一旦你养成记日志的习惯，便会发现日志可以帮助你集中注意力，减少胡思乱想的时间，生成令人惊讶的见解和答案，并可以追踪你的进程。即使在你最孤寂无援的时候，你的日志也是你忠实可靠的朋友。它的现实存在性令人深感慰藉，甚至有着定义的作用：这是我的日志，是我拥有着它，我是它的书写者，我写，故我在！

更健康的身体，更愉悦的心情

你已经了解心情影响健康的诸多方式中的一些了，也知道心理压力会使你更易患心脏病、糖尿病、传染病、精神焦虑、抑郁症。反之亦然：你身体的状况也影响着你的心情、思想、行动，以及你对待周遭世界的态度。

本部分探索身体疾病、生理失调、营养不良和生化个性影响你的生理机能，并破坏你心情的最重要的一些方式。另外，本部分还会指导你去发现自己的心情是否会受到这些因素的影响，并告诉你，可以咨询谁来帮助你确定事实是否如此，为何如此。在随后的文章里，我将向你介绍可以怎样去除，或者说怎样更成功地应对这些旅程中的生理障碍，并告诉你怎样利用饮食和营养品来保证你旅程的继续前进。

现在，我跟你分享这个资料，是因为你已经听到了召唤的第二个警报，也准备好去做那些将助你回应这个召唤的简单、实际的改变。现在，即我们开始共同努力之际，我想帮助你尽你所能地做任何事，只要能使此次"穿越并超越抑郁之旅"更轻松容易，更卓有成效，能助你提高生活质量。

请仔细阅读并思考这些实用的信息，探索其中的可能性，咨询专家，按照我建议的步骤去做。这些步骤可以使你从不必要的痛苦中得到解脱，这点将在后面的例子中得到证明。任何情况下，它们都可以帮助你的"穿越并超越抑郁之旅"在任何阶段，都走得更轻松容易，使你从沮丧痛苦中走向充满希冀与挑战的状态。

咨询你的医生

如果你陷入了抑郁，咨询你的医生，这并不是因为抑郁是一种病——绝对不是，而是因为抑郁可能是某种生理疾病所致，或伴随着某种生理疾病。而且就算没有发现疾病，处方与非处方药的混用、荷尔蒙失调、食物过敏、营养不良、有毒物质的过量摄入，还有实际上几乎所有对心情有重大影响的事，都有可能导致抑郁，或使其复杂化。

诊断和治疗，实际上包括了三步。第一步是一次全面的常规体检，包括详尽仔细的病史检查、身体检查，以及对导致或引发你情绪变化的最明显的生理病因的实验室检查。要是你有基础保健医生——家庭医生、内科医生、妇产科医生，或为儿童看病的儿科医生——只要是你尊敬和信得过的医生，都可以完成第一步。第二步要求医生有一定的教育背景（这种教育不是普通医学培训可以提供的），并且其眼界要能超越常规常识的局限性，能主动去找寻不起眼的隐性生理病因。第三步，要想达到治疗效果，医生需要熟知非药物性的、自然的、生物的治疗手法，这也是整本书都在讨论的话题。

通常来讲，自称"全局的"或"综合的"医生更符合第二步和第三步的要求。除了常见疾病外，他们还能更好地检查诊治我在本章中将谈到的各种细微的失调现象、营养不良现象以及各种紊乱现象。

全局、综合的医生一般都是医学博士或骨医学博士（骨学医生既受过常规的医学训练，又像按摩师一样懂得推拿身体骨骼和软组织）。自然疗法医生和按摩师主要靠自然的、非药物性的疗法，因此，他们通常也能胜任这个角色。饮食学家和营养师在与食物相关的问题上可以提出有用的意见，帮助制订饮食进补方案。在"资源"部分，我会列出能帮助你找到所有上述医生的单位组织。

下面的指南旨在为你提供发现抑郁症生理成因与诱因的基本方法，帮助你制订营养进补方案，以改善可能引起抑郁的诸多生理失调和营养失衡。

了解自己的过去

早在我们还是医学院学生巡查病房时，便被教导要给病人做一个仔细完整的在用药物清单，包括处方药、非处方药、营养品、草本药物、饮食、在服的合法或非法迷幻药。任何一个你所咨询的抑郁症医生都应该先做这一步，你应把正在做的所有事都毫无保留地告诉医生。要是你不能信任地告诉该医生，那就试着去改变这点，或者干脆另谋高就。

有很多药都可能引发抑郁症。如果你正在服用其中一种或以上，并且对这些药物有所反应，那停止用药或改变用药模式，便可能让你走上逐渐康复的健康之路。下表列出的处方药种类，是一些可能引发或导致抑郁症的常见药物（但绝不止这些药物），如果你正在服用其中的任何一种，你的医生都应该仔细甄别是否应继续服用。建议与你的医生讨论是否可以减少服用剂量，或是寻求替代药物，或者至少暂时停用。这样做需要经过极其慎重周全的考虑，否则你将可能因为停药或减少剂量，而遭受药物所针对疾病症状的侵扰和折磨。

可能导致或引发抑郁症的处方药

抗焦虑药
抗抑郁药
抗组胺剂（当然，这些可以在药店柜台购买，也可以找医生开）
高血压药（一种降低血压的药）
消炎药（用于创伤、关节炎等）
癫痫病药
避孕药
化疗剂（用于治疗癌症）
皮质类固醇激素（用于关节炎、哮喘、湿疹等各种症状的一种合成肾上腺应激激素）
各种安眠药

有一个常被忽视的重要问题，需要你注意：实际上，有时，正是那些缓解抑郁症症状的药加重了症状，使人更加焦虑不安，失眠加重，甚至让抑郁之感更甚。我之前已经提到，大量数据表明，SSRI（选择性血清素再摄取抑制剂）可能引起更严重更深度的抑郁，有时，甚至是带有自杀倾向

的抑郁，这种现象在服用的前几个星期尤为突出。你本人以及你的医生都需要注意这种可能性。

我们服用的许多非处方药，尤其是那些改善情绪的药，也可能引发抑郁症。大家都知道，酒精和毒品，比如尼古丁、大麻、安非他明、可卡因，可以使人获得暂时的快感，但是，长期看来，它们可能会加重一些人的抑郁，特别是大量服用或长期服用。因此，可能特里萨的抑郁症就是因她越来越多地饮酒引起的，而她本来是想借此寻求解脱。糖和咖啡因似乎也有相同作用（多萝西相信这点），特别是当这二者大量混合使用时。

喝几杯加了几勺糖的咖啡，可能会引起抑郁。因此，所谓的软饮料，例如那些每 12 盎司一听就含有多达 9 茶勺糖及大量咖啡因的可口可乐、百事可乐等，都可能会引发抑郁症。一项研究发现了一个有趣的现象，一些患有抑郁症的人在停止习惯性地饮用咖啡因和糖后，病情得到了明显的好转。顺便说一下，那些所谓的无糖饮料也有上述同样的作用：据报道，这些饮品中常常添加的阿斯巴甜（一种甜味剂），会对一些人的大脑和神经系统产生负面影响——包括抑郁症。

一些特定的医学疾病也会伴随或导致抑郁症。事实上，有时令人无法解释的抑郁症，可能就是一种尚未查出的重大生理疾病的首要症状。甲状腺功能低下症（甲状腺激素低下或减退，而甲状腺激素控制全身细胞的新陈代谢）、糖尿病、自身免疫性疾病如红斑狼疮（其中之一的病理现象是大脑血管炎，可能会导致抑郁症和其他重大情绪问题），以及数种癌症，都是抑郁症最常见最著名的生理成因之一。

下表的第一组疾病，是训练有素的心理医生和基础护理医生都十分熟悉的。通过详尽的常规病史采集、全面的身体检查，以及对上述两项结果的观察，可以发现这些疾病。

可能导致或／并伴随抑郁症的医学疾病

获得性免疫缺陷综合征（艾滋病）
肾上腺功能亢进，分泌过多应激激素（库欣病），或肾上腺皮质功能减退（艾迪生病）
自身免疫性疾病，指机体免疫细胞攻击不同部位的自身组织，包括红斑狼疮和风湿性关节炎。
癌症，特别是脑癌和胰腺癌，脑癌对大脑的压力可能引发抑郁症状。
脑血管疾病，特别是中风，又称脑血管意外，是指由于脑部供血受阻而引起的脑功能损失。
慢性疲劳免疫缺损综合征 (CFIDS)，是多系统症状，可能由爱泼斯坦‐巴尔二氏 (Epstein-Barr) 病毒或其他病毒性疾病引起，特征为极度疲乏，有时会有肌肉和关节疼痛，并引起抑郁症。
慢性疼痛
糖尿病，是由于身体胰岛素绝对或相对不足，影响了对糖的新陈代谢和调节。
心脏病，包括心力衰竭和心脏功能不全，通常伴有呼吸短促。
传染病，细菌性传染病和病毒性传染病，包括莱姆病。
肺病，尤其是慢性阻塞性肺病，易出现于长期吸烟者、煤矿工人、石棉行业工人等人群中。
多发性硬化症，是一种多症状的紊乱性疾病，症状包括视力减弱，四肢无力，是大脑神经细胞周围的"白质"发炎引起的。
帕金森病，主要是脑部黑质区多巴胺的减少引起的，症状包括颤抖，尤其是双手颤抖，肌肉僵化，行动困难。
甲状腺疾病，包括甲状腺过度活动（甲状腺机能亢进）和甲状腺活动不足（甲状腺机能减退）。
头部创伤
威尔逊病，一种遗传病，失常的铜代谢可能会损伤神经系统和肝脏。

　　还有一些不是那么常见的疾病，同样可以引发或导致抑郁症。常规的医生往往会忽视或排除这些疾病，但以我的经验看来，它们有时却至关重

要。在医学院里，我们被教导说，当听到嗒嗒的马蹄声，不应该立刻就认为是斑马。这是有道理的。抑郁症的常见病因，即普通的马，确实更有可能发出嗒嗒的马蹄声，但是，斑马同样也有可能。所以，如果其他方法都失败了，那么去找寻聆听它们，是十分有价值的。有时，可以听到四种病情，即四匹斑马，在飞速狂奔——肾上腺机能不全、慢性酵母菌感染、重金属中毒、小肠细菌过度生长（SIBO）。

肾上腺反常

一些抑郁症者感到虚弱疲乏，易反复感染病毒性、细菌性、真菌性的传染病。如果你属于此类，我建议让医生检查一下你的肾上腺功能以及脱氢表雄酮水平（DHEA）。皮质类固醇和应激激素水平的增高，是慢性应激的表现，会出现在一些抑郁症患者身上。而它们水平的过低，则表示肾上腺素即将耗尽，也与极度疲劳和抑郁症有关。脱氢表雄酮（DHEA）是皮质类固醇和性激素的前体物质，其水平的过低暗示着你的肾上腺需要帮助了。

治疗方法包括：运用下文会讲的营养疗补法来帮助肾上腺运行；使用贯穿本书的放松技巧和练习方法；用人参之类的草本植物进行治疗。如果这些参数水平仍然很低，营养医师也可以使用增加脱氢表雄酮（DHEA）和肾上腺皮质激素水平的药物来帮助治疗。

慢性酵母菌感染

酵母菌感染（念珠菌病）表现为皮肤出现红斑，其引起的疾病包括口腔发炎、阴道炎（鹅口疮）、肠胃不适。酵母菌感染容易出现在重复性或长期性使用抗生素之后（抗生素会杀死一般居住在我们体内的细菌和病理性入侵者），比如在我们的免疫系统受损时（艾滋病病毒携带者、艾滋病患者、癌症患者），或在我们长期服用可的松或避孕药的情况下。

半个世纪以来，一小部分医生和营养学家声称，慢性酵母菌感染可能是抑郁症的一个重要病因。他们猜测，肠内大量堆积的酵母菌分解碳水化合物时，会产生醇，并分解出一种物质——乙醛。他们相信，乙醛（乙醇与人们常说的"宿醉"有瓜葛）会对大脑产生直接的毒害作用，这可能是多巴胺与其他神经递质的化合作用所致。

对于患有念珠菌病的抑郁症患者，一些医生和营养学家对他们使用抗酵母药，规定患者的饮食不要含酵母成分，即食用未经发酵的食物和低糖食物。不幸的是，那些医生和营养学家都没有对自己规定的那些生活策略进行过任何系统化的研究。尽管如此，我还是从很多抑郁症患者的口中得知，他们遵从了这样的疗法之后，病情获得了明显的好转。我建议，如果你陷入了抑郁，同时又认为自己得了酵母菌感染（口腔症状和阴道症状易于发觉，但若想得知是否是酵母影响了血糖指数，则需要做粪便检查），最好阅读一下《酵母管理手册》（这本书在"资源"部分有描述），并向营养医师、自然疗法医师、饮食专家咨询治疗方法。

重金属中毒

重金属主要集中于神经系统。有观点认为，重金属是神经疾病和心理疾病的一个主要成因，此观点引起了相当大的争议。对于惯用的使用毛发分析来检测重金属的方法，大多数医生都嗤之以鼻，并否认重金属毒性是影响健康的一个重要因素（除开那些吞下建筑用漆后严重铅中毒的，或因吸入机动车尾气而受到伤害的小孩，以及少数从事危险职业的人）。而有一小群营养医师、"环保"医师和牙医，则发现了重金属毒性普遍存在的证据——补牙材料里含有汞，工业排放以及罐头、烹饪里也都含有铅、砒霜、铝等重金属。

我认为以上两种观点都言之有理。几乎一直采用的毛发分析法，最好的情况是检测结果准确但易变，最坏的情况便是检测结果极不可靠。把不断增多的慢性病主要归咎于重金属中毒，目前来讲是不公平的。而另一方面，有不少例子和证据显示，重金属与包括抑郁症在内的各种神经疾病和心理疾病确实存在着关联。

如果你的抑郁症还伴随着一个或多个以下症状：长时间疲劳、头脑混乱、头痛、发抖、麻木感、刺痛感；如果你暴露于可能被重金属伤害的环境中，如牙医助理，或曾在使用重金属的实验室、工厂工作；或是如果你尝试了其他所有似乎应该奏效的治疗方法，但都失败了——那么，我建议你考虑一下重金属中毒的可能性。

要是你属于其中的一种情况，则需要寻找一位为发现和治疗这种情况而受过特训的医生。在"资源"部分里，我列出了一些这类医生可能存在的组织机构。这样的医生知道怎样验毒，他们除了使用常规的血液和毛发分析外，还使用具有"挑战性"的口腔螯合剂或静脉螯合剂，把重金属从我们组织里提取出来，输入到血液和尿液中，以便检测。另外，他们还会采用营养疗补法和静脉注射螯合法，来治疗重金属中毒。注射疗法具有争议性，有着潜在的危险，因为当重金属进入血流时，可引起严重的中毒症状，而且螯合作用疗法要求医生有高度的专业修养。然而，对于那些已准确诊断出病因的人来讲，专家治疗有时能使病人心情和其他症状产生切实的大幅度好转。

小肠细菌过度生长

近年来，营养学研究者和临床医师注意到，肠胃症状（特别是气胀、痢疾、腹痛）与抑郁症有着值得玩味的联系。在一些例子中，发现血糖指数与病原细菌过多（小肠细菌过度生长），以及肠道益菌——乳酸杆菌和双歧杆菌的不足有关。上述益菌，有利于维生素的合成，帮助消炎，提高对营养物质的消化吸收，但在压力下，益菌数量可能会急剧下降。

尽管这方面的研究还处于初级阶段，但已有一些因种种原因而血糖指数失调的抑郁症者，从给肠胃补充乳酸杆菌和双歧杆菌中取得了疗效：他们的血糖指数趋于正常，营养吸收更好，精力更旺盛，心情有所好转。

对所有正被慢性血糖水平失常，或诸如此类的全身性系统疾病，如慢性疲劳综合征、纤维肌痛、莱姆病等所折磨的人，我向你们推荐乳酸杆菌和双歧杆菌补充法。每天的剂量大约在 20 亿~30 亿个细菌（通常是一两颗胶囊的含量）。同时，你应该咨询营养医师，他们会全面检查你血糖失常的病因，为你找到更综合的治疗方法。

还有两种有益物质：鱼油里的 N-3 脂肪酸（多元不饱和脂肪酸）以及多种维生素和矿物质的补充剂。N-3 脂肪酸可以增加益生菌，而补充剂则可以与益生菌共同作用。我将在下文中介绍 N-3 脂肪酸，并给你推荐更多的补充剂。

除了以上四种常见的抑郁症潜在病因外，还有两种不常见的病因同样需要注意。

季节性情绪紊乱症

季节性情绪紊乱症是医学界长期忽视，而在最近引起重视的一个典型案例。

虽然居住在寒冷北方环境下的人早已发现，冬天的情绪更加低落，但直到 1984 年，心理学家诺曼·罗森塔尔从阳光灿烂的南方，移居到处于阴霾冬天的纽约市，感到心情低落，才最终提出了"冬季忧郁症"。罗森塔尔猜测，自己情绪的抑郁是由于阳光照射的减少所引起的，于是他运用人造光来进行自疗。在做了光疗之后，罗森塔尔发现自己的精力和心情都大为好转。不久以后，他开始用类似的方法成功地治愈了其他有相同症状的人。

如果你抑郁的心情是起始于初冬，而又随着春天来临时越来越长的白昼而明显好转的话，建议将此情况告知你的医师，再购买一个光箱。光箱提供类似于阳光的全频谱段光源，照明强度达到 10 000 勒克斯。研究表明，每天清晨在此光源下照射 30 分钟，可以有效缓解季节性情绪紊乱症。虽然很少会产生光照的副作用，但是一些人，特别是一些容易过度兴奋的躁郁症型抑郁者，可能会变得焦躁不安。不过，总体来说，光疗法跟抗抑郁药的疗效同样好，甚至更好，并且其副作用也少得多。有趣的是，另有证据证明，全谱光照对一些没有季节性情绪紊乱症的抑郁者同样有着疗效。

亚临床型甲状腺机能减退症：一种隐性的抑郁症常见病因

当甲状腺机能减退症症状（包括疲劳和抑郁），伴随着正常的甲状腺激素水平和过高的促甲状腺激素水平，这种情况则称为亚临床型甲状腺机能减退症。不幸的是，许多医生不做诊断（尤其是在促甲状腺激素水平只是略微偏高时），不恰当地使用抗抑郁药去治疗。但是，我曾见证过许多患有亚临床型甲状腺机能减退症的人，其中甚至有小部分人的促甲状腺激素水平和甲状腺激素水平都很正常，他们在补充甲状腺素后，情绪得到了显著的改善。

接下来的这个故事，将向我们展示准确诊断和治疗亚临床型甲状腺机能减退症，会产生怎样翻天覆地的变化。

戴安娜来见我时，她已经抑郁了"记不清多久"了。她深深地笼罩在自己童年的阴影里，很难与异性相处。一连串的心理医生都把原因归结于她与酗酒父亲糟糕的关系上。她父亲是"一个迷人的爱尔兰警察，但总是酒不离手，对她暴力相加"，他时而迷人，时而暴力。

戴安娜的父亲下班回家后，会呼唤这个小女儿为"爸爸的小公主"，把她安放在自己的双膝上。但夜幕降临，他酒力发作后，便会时而泪流满面，时而暴躁不安。当戴安娜到青春期时，他变得越发的尖酸刻薄，对她冷嘲热讽。他不停地数落戴安娜的裙子太短，手势太"放荡"。戴安娜的母亲如同众多施暴者的妻子一样，总是躲避，隐形自己。她照料着戴安娜的小弟弟，在厨房里忙个不停，尽量避免着冲突。戴安娜变得恐惧不安，小心翼翼。作为一个年轻女性，她对于异性对她的反应无比敏感。每段感情结束后，她都变得"更加绝望"。

戴安娜和她的心理医生把她的轻度抑郁，难以与异性相处，以及对男人的失望，归结于她迷惑痛苦的童年所遗留下的未解决的情感创伤。但随着时间的推移，出现了更多的生理表征，例如便秘、皮肤干燥粗糙、对寒冷天气异常敏感。在戴安娜来见我前的数年里，她一直被疲惫感所困，无论是早上起床，还是晚上入寝，都被疲劳感压得喘不过气来。做运动能有所帮助，所以戴安娜一直坚持做踏板运动，每天在健身房待半个小时，但不管她怎样努力地健身，似乎都不能完全清醒过来。而且，不论她怎样健身节食，还是不停地长胖。随着体重的上升，她的心情逐渐低迷。

戴安娜是世界银行的一名经济学家，她热爱自己的工作，觉得它充满刺激，且富有价值（她的工作是帮助发展中国家新建小型企业）。她的职业定位精准具体，工作表现出色。她喜欢出差旅行，喜欢在外遇到的那些人。但她觉得单身令自己不快乐，想找一个跟她一样渴望家庭、重视关怀他人、对生活就算不充满崇敬至少也有精神信仰的人，想跟他稳定下来，组建家庭。

她已经 42 岁了，只要忙碌的工作一有任何闲暇，便会忧心忡忡，担心自己永远不能美梦成真了。

在过去的 20 年里，戴安娜一直在断断续续地接受心理治疗，同时，她也是 AA 戒酒协会的成员，这是一个由亲朋好友组成的"12 步走"酗酒者家庭互助会。虽然她知道是自己的家庭生活导致了现在的问题，也在 AA 协会里得到了很大的支持和安慰，但她还是无法摆脱糟糕的关系，无法甩开疲劳感。抑郁让她筋疲力尽，而筋疲力尽又让她更加抑郁。

戴安娜服用了一些抗抑郁药，两种三环抗抑郁药，还有帕罗西汀、安非他酮和百忧解。但所有的这些药都让她"感到怪怪的"，没有一种药能减轻她的抑郁——有几种让她更疲劳，有一种让她焦躁不安。戴安娜去找自己的医生，他给她做了上文中提到的常规医学体检。用医生的惯话来说，她所有的体检数据和实验室检查数据都"在正常范围内"，她被告知，她生理上"没有任何问题"。

我查看戴安娜病史时，发现大概在十年前，她患过病毒性疾病，而且似乎到现在都没有痊愈。医生诊断其为传染性单核细胞增多症，约两个月后，病毒似乎被完全肃清了。然而，从那个时候开始，戴安娜便一直感到疲惫不堪。单核细胞增多症是爱泼斯坦－巴尔二氏病毒引起的，医生检测了她体内抗爱泼斯坦－巴尔二氏病毒的抗体滴定度，以查看她的抑郁和疲劳是否是慢性疲劳免疫缺损综合征的表现。慢性疲劳免疫缺损综合征是一个十分神秘的病症，有时发生在单核细胞增多症之后，症状常为血液爱泼斯坦－巴尔二氏病毒水平过高，产生抑郁和疲劳。测试下来，戴安娜的滴定度不高，于是医生总结为她没有患慢性疲劳免疫缺损综合征。

另外，医生还认为也许戴安娜患的是甲状腺机能减退症。甲状腺控制着全身细胞的新陈代谢和能量运转，当其过高或过度活跃时，就会身体发热、产生焦虑、冒汗、体重不稳、拉肚子、皮肤光滑、头发柔顺。甲状腺机能减退症，即甲状腺功能低下，其症状包括对寒冷天气敏感、体重增加、便秘、皮肤粗糙、头发毛躁，以及疲乏和抑郁。绝大部分的甲状腺机能减退症的症状，戴安娜都有。但是，因为她的甲状腺功能检查结果在"正常值内"，而且她的促甲状腺激素水平仅仅是略微偏高，于是她的医生便排除了她患该病的可能性。

戴安娜告诉了我她的故事后，伟大生物学家约翰·詹姆斯·奥杜邦的一句话浮现在我脑海。他说，当我们在自然界中看到的鸟与在他指南手册里此鸟的图像有差异时，我们应该"相信看到的鸟，而不是书本中的鸟"。于是，在我看来，虽然戴安娜的医生细致深入，但他却只相信检查数据，而不是病人及其病史，而且，他也并没有做完所有应该做的检查。

实际上，有些甲状腺功能检查"正常"的人，甚至一些促甲状腺激素正常或接近正常的人，却有亚临床型甲状腺机能减退症，因为他们需要比常人更多的甲状腺以保持功能的正常，而其中多数人都有临床性抑郁症症状和甲状腺机能减退症的其他症状。在他们服用个体合适剂量的甲状腺剂后，症状就缓解甚至消失了，病人感觉明显好转。

对于这种亚临床型甲状腺机能减退症的变体，有个经过时间检验的简易检查方法。我让戴安娜每天早上第一件事就是去量体温，这样连续测七天。先甩甩体温计，使指示的温度到达华氏95度，将其放在腋下夹紧，静静地坐或躺十分钟。正常的体温应在华氏96.6~97.5度，但戴安娜的体温却在华氏96.0~96.6度，是亚临床型甲状腺机能减退症的明显标志。

我让戴安娜服用小剂量的Armour甲状腺素。这是一种天然的甲状腺素，一小部分的常规医生已不再使用了，他们更偏向于使用合成甲状腺素，因为合成甲状腺素的剂量可以精确地计量出来。但另一方面，像Armour这样的天然动物甲状腺素，包含了不仅一种，而是两种我们身体实际需要的主要甲状腺激素（T3和T4，T4一般是规定用药），另外还有其他具有疗效的成分。

不到几周时间，戴安娜便感觉更有活力了。她又量了一周体温，体温有所升高，但仍然偏低，于是我们加大了剂量。又过了好几周，我们找到了适合她的剂量。戴安娜的手脚开始变暖，排便也更有规律，疲惫不堪的阴云散去，随之而去的还有她的抑郁症，并且，她的体重也开始减轻。虽然，在自我欣赏和寻找中意异性方面，她仍感到颇有困难，但她现在已有更多的精力来应对它们了，实际上，她有更多的精力来寻求生活中除了工作和寻找白马王子之外的其他乐趣了。同时，戴安娜也有史以来第一次意识到，她并不是不能摆脱抑郁的阴云，即便那阴云还剩下些许残余。因为，她觉得既然有新的方法帮助她如此成功地摆脱了疲乏感，那她也能找到办法去除残留的自惭形秽和抑郁的阴云。

虽然戴安娜的激素水平在正常范围内，但她的甲状腺机能减退症对她的生理和心理都产生了负面影响。为保证体内细胞的正常运转，戴安娜需要比常人更多的甲状腺素。从她的病史推测，10 年前她得的病毒性疾病影响了她的甲状腺，或是重设了她身体对甲状腺的需求量。不管是哪种情况，她的症状——体重增加、便秘、皮肤粗糙、体温偏低、怕冷、抑郁——都指向这种可能性，而补充甲状腺素可以逐渐改善这种状况。

如果你有部分或全部戴安娜的症状，建议你像她一样一周 7 天每天测量体温。要是体温一直偏低，那便是寻求营养医师帮助的时候了。

生化个性

戴安娜的情况并不少见。所有的正常值——不管是甲状腺还是其他激素，不管是维生素还是矿物质，或是任何其他的营养素——都仅仅是个平均数。它们从不在乎生物学先驱罗杰·威廉斯所说的"生化个性"。威廉斯在得克萨斯大学实验室做出的研究和他阅览过的大量研究论文显示，我们每个人的"正常值"和实际个体需求都可能存在着天壤之别。即使我们年龄相仿，性别相同，种族相同，健康状况相似，但我需要的某种营养素含量可能是你的 10 倍，甚至 100 倍，而你需要的另一种营养素可能比我多不止 100 倍。我们每个人都拥有各自的生化个性。

上述发现对我们认识人类生物学，了解包括抑郁症在内的各种可能侵扰我们的疾病的治疗，有着重大而深远的意义。在你阅读下一部分关于饮食和营养品内容的时候，以及在你用各种方法治疗抑郁症的时候，请不要忘记威廉斯的研究和生化个性这条原则——对你最有效的方法，不一定适合另一个有相似症状的人。

以食为药

2 500 年前，希波克拉底劝导他的学生，要"以食为药，以药为食"。而近几个世纪，与常识相反的是，由希波克拉底创立的西方医学却一直在回避、最小化他的这番告诫。我想，其中部分原因是因为那种与自然的联系已在医生身上不复存在了，而这种自然的联系可以增长我们对食疗作用的认识。另外，还有其他的原因，特别是食物数量的增多和食物的普遍性，使我们对各种食物质量的重要性不再那么重视，对它们混合后对身体可能产生的益处和害处也不再那么关注。只要工业化国家的人们有饭吃，菜的种类多一点，现代医生便认为人们已经安全了，已经远离了那些最显而易见的危险的饮食缺陷疾病，如坏血病、佝偻病、稻米病（此病发生在极度营养不良的人身上，通常为那些极度贫困的人）。医生不会注意，也很少去研究其他一些更细微的营养缺陷或营养失调的疾病。

几乎整个 20 世纪，营养学都被医学院课程排除在外，心脏病患者和糖尿病患者被告知可以任意吃想吃的食物。直到近年来，这个现象才有所改变。20 世纪 60 年代中期，我在医学院学习时，医生们普遍对"饮食狂人"的做法嗤之以鼻，因为那些人做着饮食研究，相信饮食可以治愈和预防许多疾病。当时，以及之后的很多年，医生都告诉他们的病人，诸如素食、禁食、"饮食排除法"、益寿饮食法之类的做法，可能会对人体有害，而且必定不会给人带来好处。医学界正统学说认为，实际上，美国的所有人已经营养充足了，医生会利用药品和手术进行"真正"的医疗。

在过去的 30 年间，人们开始逐渐重新评价饮食和营养学在对各种疾病预防和治疗上的重要性。我们开始用科学方法研究营养需求，置疑长期以来认为美国饮食结构基本完善的观点，重新评估其他文化及我们先辈的食疗法。

20 世纪 70 年代末，由美国国会及美国农业部出资进行的研究发现，美国饮食结构极度不合理，人们的健康正受到侵害。加工食品只含有食品本身极小部分的营养。举例来说，把小麦加工成面粉之后，谷物中原有的维生素和无机物流失了 70%~90% 之多。

食物的生化污染，过度的精细化和加工，用来延长保质期、美化外观的添加剂和防腐剂，以及高脂高糖的快餐食物——它们共同作用，制造出距离原生态食物越来越远的食品。而我们也开始发现，这些食品越来越多地危害着人类的健康：化学制品和激素加重了我们消化道的负担，使肝脏解毒系统工作过度；低营养的精细碳水化合物过度刺激胰脏，使其产生胰岛素；同时，所有这些食物又共同对我们的肾上腺造成无比大的压力，这种高压又反过来使我们的消化道更难消化吸收食物中残留的营养。

流行病学研究证明，这种现代"文明"的饮食已经逐渐使我们在面对危害社会的种种慢性疾病时，变得更加脆弱了，包括血糖疾病、过敏症、慢性疼痛、癌症、心脏病、糖尿病、肥胖症，等等。尽管证据还不够充分，但似乎食物及其加工、准备方式，可以大大影响我们的心情。事实上，通过阅读科技文献并结合我自己的临床经验，我现在相信，确实存在有益有据的饮食指导，里面的饮食方法可以帮助我们保持情绪的稳定、身心的灵活与高效。

我待会儿会把这些饮食指导传授给你，不过在此之前，我想先给你提供点背景资料，建立个宏观的视角，再提几个小醒。

寻找正确的食物

除了在宗教政治领域内偶有例外之外，没有话题可以像营养学一样引起如此多的争议，产生如此多的教条主义。每年，市场上都会涌现出成堆的新书，宣称自己倡导的饮食观念是最好的，可以帮助你减肥瘦身、延年益寿、抗击癌症、治愈心脏病、提高性生活质量等，另外，当然还有帮助你改善情绪的。诚然，其中的很多书里都有一些有益有用的想法和建议，甚至有一些还特别有见地，但是，其中有一些提法和态度却让我退避三舍。

其中首当其冲的一个重要观点便是，认为存在适用于所有人的饮食。这是个相当刻板的断定，它与罗杰·威廉斯及其子弟已清楚证明的生化个性背道而驰，违背了我们所知的全球各地有着不同饮食风俗习惯的认知，而且，还与我们的常识唱反调。

饮食书籍和其所倡导的理念让我不满的第二点，便是它们缺乏细致指导。确实有些很好的研究证实，大量吸收糖分和咖啡因会使一些人产生抑郁，但与此同时，也有很多抑郁症患者确实可以从饮用咖啡中得到切实的舒缓。重点不是由我或其他专家来告诉你，你清晨该不该喝杯咖啡，重点在于你知道这个信息后，进行自己的实验，例如几周不喝咖啡，或喝三周不加糖的咖啡，或喝两周去除咖啡因的咖啡，等等。你自己的经验认识，比你听从别人的指挥更加重要。

第三，食物的意义不仅仅是其中富含的营养，它是，或者说可以成为一种巨大的乐趣，尤其是在我们深陷抑郁时。当你心情低落时，你应吃一些令你满足，使你微笑的食物，只要那些食物没有我过会儿要讲的那些严重的负面影响。

心情低落时，给自己做东西吃会特别有趣，使人产生满足感。我知道，当你真正抑郁时，会觉得很难为自己做任何事，感觉任何事都无比的困难，毫无意义。但我的很多病人和学生都发现，当他们抑郁时，或只是不开心、精神不好、感觉孤独时，努力克服困难去给自己做东西吃，便会体会到这样做的乐趣，觉得生活又有了意义。

做出的菜可以很简单，但选菜、买菜、切菜、做菜的过程却十分有趣，甚至还具有治疗效果。在无精打采时采取行动，尽管感到筋疲力尽，但你在重新找回自己的创造力。你在制作让自己开心的东西，这是对以无趣绝望为标志的抑郁症的迎面反击。不管是事实上，还是作为比喻，你都在给自己添加养分。

最后，不论你决定吃什么，怎么吃，也不论它们对你有多少好处，都不要责怪他人不按照你的方式饮食，因为这会让别人感到痛苦。自以为是的狂热饮食分子是很少能体会到真正的乐趣的。

记住上述的思想，现在，我要向你简单介绍一下食物的成分，并提供一个概括的指南，告诉你怎样饮食可以帮助改善心情。

了解常量营养素：碳水化合物、蛋白质、脂肪

碳水化合物

我们所有人都需要大量的碳水化合物及其分解出的单糖葡萄糖（它是大脑食物，能量之源），因此我们应该明智地选择大脑的食物。

单糖，例如很多加工食品中含有的普通蔗糖、蜂蜜、玉米糖浆，是由一个或两个葡萄糖分子组成。它们可以迅速被消化道吸收，能很快提升血糖，形成营养学家所称的高血糖指数。这些糖分让我们短时间内精力充沛，甚至兴奋不已，但却给我们的身体造成了压力，需要分泌大量胰岛素和肾上腺素以分解吸收碳水化合物。起初的振奋过去后，许多人感到失落，疲

倦不堪，甚至严重的抑郁，然后他们开始渴望再多吃些糖类。单糖和精制碳水化合物，即去除了纤维和各种营养素以使其更诱人、更持久、更好烹饪的碳水化合物，只能作为你偶尔消遣的食物，不应长期食用。

复合碳水化合物，如整粒谷物、豆类、绿色蔬菜，是由三个或以上的糖类组成的长链，在消化道内分解得更慢。其中分解出的葡萄糖是逐渐进入血流中的，所以我们的身体没有压力，可以有时间慢慢吸收消化糖分。这些缓慢释放葡萄糖的食物，据说血糖指数很低。一些复合碳水化合物，如绿色蔬菜、豆类、扁豆、麦片、大麦，它们的血糖指数很低，适宜作为长期的伙伴。

选择碳水化合物

方法十分简单：主要吃复合碳水化合物，如谷物、绿色蔬菜、大豆及其他豆类，高纤维低血糖的水果，像橙子、苹果、桃之类。

减少或彻底拒绝单糖的摄入，如白糖、红糖、玉米糖浆、果汁等。这就意味着，要阅读加工食品上的标签。这些标签时常骄傲地宣称它们不含糖分，但实际上它们含有果糖、乳糖或麦芽糖，都是跟糖一样富含糖分的东西。

如果你在糖上面栽了跟头，不要自怨自艾，现在就该对现状有所重视了。摄入一些糖后，你感到精力充沛，但之后却陷入抑郁，最后变得精疲力竭毫无力气，那就意味着也许糖并不适合你。此经历正好提醒你，为什么在一开始要你减少对糖的摄入。

糖忧郁

所有人都可以从摄入更多碳水化合物中得到益处，但有一部分抑郁者和忧郁者似乎对糖类特别痴迷。他们拥有"嗜甜的牙齿"，超爱吃糖类，似乎总是一边等着吃晚饭，一边啃着一大块面包，或是一边干掉一大杯冰淇淋。他们中有些人以前（或现在还是）不是对酒精强烈过敏，就是变得嗜酒如命。他们中绝大多数人无法停止进食甜食和淀粉。你要是属于此类人，那就把注意力从单糖转到复合碳水化合物吧。多吃蛋白质，少吃碳水化合物，能切实快速地改变你的生活。

研究文献上只是指出糖类和抑郁症联系的可能性，但并不是确定此联系。不过，确实一些抑郁者更易于患低血糖，而血糖偏低又反过来刺激了对糖的渴求。另外，人们还知道碳水化合物是驱动色氨酸（血清素的前体物质）进入大脑的发动机，而大脑色清素在碳水化合物的驱动下增多，可能会使心情好转。最后，糖似乎还能使我们大脑内释放出 β-内啡呔（改善情绪的一种类似鸦片的物质）。

血糖偏低的人忠爱糖类。问题在于，他们食用的单糖和淀粉只是短期药方，却会产生长期隐患：除了加重肾上腺负担，产生大量胰岛素外，长期看来，单糖的摄入还可能使大脑血清素和 β-内啡呔的感受器负担过重，产生一种对这些物质持续并具有潜在上瘾性的高需求，还可能导致抑郁症。

这个研究出现在多年前凯瑟琳·德梅森的一本书里，不过这个研究只是属于预测型研究，因为只有临床经验还远远不够说服力。我治疗的嗜糖者从食用单糖转变为食用复合碳水化合物和高蛋白以后，他们的症状，如疲劳、头痛、暴躁、抑郁等，开始得到缓解。至少在某种程度上，这表明他们在生理上依赖糖类。更引人注目且举足轻重的是，仅在他们保持大量食用复合碳水化合物及高蛋白食物，少量摄入单糖后的一两周，他们中的一部分人心情大为好转，变得更加冷静，精力更加充沛。

我记得 25 年前，在我指导的青少年精神服务住院部，有个名叫多米尼克的男孩。这个抑郁的 16 岁男孩似乎有激怒别人、陷入麻烦的天赋：如果课堂上有四个学生在讲话，只有他会被停课；如果街上有人打架被警察发现，别人都四散逃跑了，只有他被抓住。多年来，多米尼克一直在断断续续地服用抗抑郁药（以及抗精神病药），但结果只是变得越来越焦躁、抑郁。在病房内，他静坐不会超过一分钟，不是逗女孩子就是惹男孩子，不停地讲话，中风似的抖动着腿，对所有愿意听他说话的人讲，他将怎样在 18 岁前被杀或自杀。

我注意到，多米尼克对糖果和可乐的摄入量大得惊人，而且只要有机会，他便会吃掉别人的甜点。我向他建议，既然他已经如此痛苦，不如来试着做个实验，就是保持 10 天不吃甜食，看看会怎么样。有一阵，他认为我才是个疯子，但最终，他因为受够了自己的痛苦，受够了自己的行为所招致的来自于医务人员和同龄人的报复，他终于同意了。

经过艰难的四天，多米尼克改变了，整个病房也变得更加愉悦安宁。他不再打扰他人，可以老老实实地打台球，安安静静地坐着看漫画，还谈到想找个工作，想回到家里。

一个星期后的一个早晨，我走进病房，看见多米尼克对着一个医务人员大吼大叫，击打着墙壁。我问他发生了什么事。"嗨，医生，"他的回答快得我几乎听不清楚，"10 天的期限到了，实验成功了，于是我让自己吃了些士力架来庆祝一下。"

我不知道多米尼克后来有没有再试过这个实验，但至少，他知道了他可以做一些事情来改善自己的情绪。我还治疗过一些其他的嗜糖者，包括很多被诊断为患有抑郁症和多动症的儿童和青少年，他们中的一些人做了这个实验后留了心，饮食从单糖摄入改为了偏向复合碳水化合物及高蛋白的饮食，取得了可观的疗效。

蛋白质

市场上的书架上面，营养学家建议的蛋白质摄入量一直起起伏伏，变化很大。50多年前，当我还是个孩子时，蛋白质基本上是牛肉的形式，吃蛋白质简直就是天大的喜事，对于囊中羞涩的人来讲，不仅是喜事，更是某种成功的象征。在过去的20年间，人们开始担忧起脂肪、激素、肉质污染、蛋白质摄入过多等带来的危险（骨质疏松、肾脏疾病都与摄入过量蛋白质有关，而且一些流行病学证据显示癌症也可能与之有关），于是蛋白质的地位下降了，复合碳水化合物问鼎称王。但近年来，从罗伯特·阿特金斯到巴里·西尔斯（"饮食地带"的创始人）等营养学修正主义者都告诉我们，必须重新平衡这种关系，蛋白质（在脂肪的协助下）可以让减肥变得更轻松，帮我们减轻碳水化合物对我们身体系统造成的压力。

实际上，所有人都同意，蛋白质同碳水化合物和脂肪一样，是我们生命不可或缺的成分，毕竟蛋白质是我们身体中除去水分外最多的物质。蛋白质被消化时，会分解成氨基酸。氨基酸是肌肉和韧带的基础成分，是保护我们不受传染病侵害的抗体的基础成分，是为我们体内各个器官的构造和功能提供蓝图的基因的基础成分，另外，氨基酸也是对抑郁者而言最直接的重要物质，是有利于我们大脑细胞有效运转和交流的神经递质。

我们需要的20种氨基酸中，一部分可以在体内合成，一部分则要从食物中获取。需要从食物中获取的氨基酸叫做"必需氨基酸"，我们必须确保饮食中含有"必需氨基酸"。肉、鱼、蛋、牛奶之类的动物蛋白叫做"完全"蛋白质，因为它包含了所有的必需氨基酸。素食主义者要想获取完全蛋白质，必须综合各种食物，比如豆类和米饭、玉米和豆类、大豆和燕麦的组合，因为每种食物只含有部分必需氨基酸。并不是说你必须要在一顿饭中同时包含上述组合中的两种食物，不过最好它们要在同一天的饮食中出现。

正因为蛋白质对我们身体的各个方面都至关重要，所以问题便不是在于是否摄入蛋白质，而是该摄入多少，摄入哪种蛋白质。根据考古学的发现，旧石器时代的先人们食用大量的肉类，所以，我们有理由相信这种饮食结构很好地符合了我们的基因设计。不幸的是，他们所吃的肉类绝大多数我们已经吃不到了。古人以狩猎为生，他们食用饱和脂肪含量很少的野生动物，而我们超市里卖的肉不仅全是脂肪，而且满是饲料中的有毒农药和杀虫剂，还有给动物催肥的激素和抗生素（除了一些有机饲养的牲畜）。

总体来讲，最好饮食里含有大约 30% 的蛋白质，并且其中大部分蛋白质来自于蔬菜蛋白质和鱼类，如野生三文鱼、比目鱼、马鲛鱼，还有小部分来自于家禽和少量肉类。如果你经济上负担得起，食用有机肉类，即那些可以自由走动吃草的动物的肉，那样当然更好。我曾在农场生活，那些我放养的鸡的肉吃起来，与商场里卖的那些软绵绵、淡而无味的鸡肉吃起来完全不同，感觉吃到的是另一种健康得多、有活力得多的动物。

蛋白质是我们所有组织的基础材料，十分重要。除此之外，蛋白质因为需要时间消化，于是帮助延长了人体吸收碳水化合物的过程，进而保证了我们可以以更慢、更有规律、更有生理完整性的方式分泌胰岛素。

最后，因为蛋白质是氨基酸的来源，而氨基酸又是神经递质的基本成分，所以把蛋白质与碳水化合物合理地结合起来，就可以提升神经递质的机能。例如，色氨酸是神经递质血清素的基础材料和前体物质，也是众多氨基酸中人体需求量最小的。你可以通过摄入鸡肉、猪肉（最好是有机猪肉）等富含色氨酸蛋白质的食物，来最大化色氨酸的摄入，并且，在你摄入该蛋白质后，可以食用燕麦片、糙米、花椰菜之类的复合碳水化合物，来增加进入脑部的氨基酸总量。碳水化合物激起胰岛素反应，胰岛素反应又会激起其他更多的氨基酸与肌肉结合，在色氨酸之前进入大脑。

脂肪

关于脂肪，有很多偏见看法，其中一些是正确的，而一些则如同其他的偏见一样愚蠢短视。主要问题还是在于质量与数量，而不是在于"脂肪"本身。

在过去的 100 年间，美国人并没有增加饮食脂肪的摄入量，但却变为了摄入精制的饱和脂肪，最终结果是增加了饱和脂肪的数量——碳原子与氢原子结合的固体通常为动物脂肪。饱和脂肪的摄入与不少慢性疾病有关，特别是心血管疾病和一些癌症。不管怎样，这种形式的脂肪摄入实际上减少了我们摄入必须脂肪酸的总量，例如亚油酸和亚麻酸。反过来，这又影响了它们形成的前列腺素的水平和种类（前列腺素因其首次在前列腺被发现而得名，合适比例的前列腺素对人体所有器官和细胞的正常运行起着重要作用）。

我们饮食结构的退化会以多种方式引发代表着抑郁症的症状。首先，脂肪酸，特别是叫做磷脂的含磷复合物，是所有细胞膜至关重要的成分，尤其是对磷脂含量最多的脑细胞而言。当这些膜是由必需不饱和脂肪酸组成时，它们的流动性较大，可以让进入的营养物轻易地渗透。当它们是由饱和动物脂肪酸和反式脂肪酸（得名于人造黄油、煎炸等食物加工时造成的结构改变）组成时，细胞膜流行性较小，机能水平降低。

前列腺素，特别是各种前列腺素间的失衡，也可能是一些人患抑郁症的原因之一。总体来说，高水平的"良性"消炎前列腺素——前列腺素 E1 和前列腺素 E3（来自于亚油酸、N-6 和 N-3 脂肪酸），与良好的情绪有一定关系，还可增强血清素活性，提高免疫能力，减少血凝的发生。而高水平的"恶性"促炎前列腺素——前列腺素 E2（主要来自于牛肉及其他红肉），与抑郁、暴躁、易疲乏、心脏病、免疫力降低等有着一定关系。当我们饮食中的 N-3 脂肪酸不足时，则更容易产生"恶性"前列腺素，引起抑郁。

N-3 脂肪酸

N-3 脂肪酸似乎扮演着无比重要的角色。流行病学证据显示，食用 N-3 脂肪酸含量高的鱼类与减少抑郁症有着一定联系。一些临床研究表明，对于抑郁症与焦躁、激动、夸张的"躁狂性发作"（即躁郁症）交替发作的人群，N-3 脂肪酸显然有着明显的疗效，并且，越来越多的研究指出，N-3 脂肪酸可以帮助治疗抑郁症。

除了主张多吃富含 N-3 脂肪酸的鱼类外，我还建议每天服用 3 000 毫克剂量的 N-3 脂肪酸，平分为两次服用。我会警告病人，要确保食用的鱼油没有遍布四处的有毒重金属和污染物质，因为那些东西本身就可能引起抑郁症。

最重要的一种 N-3 脂肪酸是 DHA（二十二碳六烯酸）和 EPA（二十碳五烯酸）。从总共 6 颗 1 000 毫克的鱼油胶囊里，可以得到 3 000 毫克的 N-3 脂肪酸，每颗鱼油胶囊里含约 180 毫克的 EPA 和 120 毫克的 DHA，以及其他 N-3 脂肪酸。一些关于躁郁症和抑郁症的研究显示，EPA 和 DHA 比率越高，效果就可能越好。进行这些研究的研究者根据规范，研制出了一种名为 OmegaBrite 的药品，有时我会推荐这个药。此药每颗胶囊含 350 毫克的 EPA 和 50 毫克的 DHA。制药者建议初服者一天 3 次用餐时服用为好，然后在随后几周逐渐加大用量，必要时可一天 8 颗胶囊。

金玉良言

如果你情绪抑郁，或只是精神不振，可以试试大量削减含饱和脂肪酸的红肉、猪油的摄入，并且完全戒除可能含反式脂肪的人造黄油、快餐、加工食品。同时，应该加大富含 N-3 脂肪酸的鱼类的摄入，并多食用既含不饱和脂肪又未经加工的蔬菜，例如特级天然橄榄油和其他冷榨油。另外，也应如上所述地服用 N-3 脂肪酸胶囊。

试验过后，也许你的心情便大为好转了，起码也算是你在为长久的健康打下基础。

浅谈纤维和水

纤维是我们饮食及抑郁症饮食疗法至关重要的组成部分。纤维由长链葡萄糖组成，这些长链葡萄糖共同形成果胶或纤维素。植物构造来自于纤维，纤维还可以给种子提供保护，整粒谷物、豆类、扁豆和一些水果都富含大量纤维。未加工食物所含纤维远远多于烹饪过的食物。

纤维可分为两大类：可溶纤维和不可溶纤维。这二者都是美国饮食中大量或缺的必需物质。可溶果胶纤维存在于燕麦片、燕麦麸皮、坚果、种子、豆类，及苹果、梨、草莓、蓝莓等水果之中，可以减缓内脏对糖的吸收，利于肠内益菌的生长繁殖，软化粪便。

不可溶纤维素纤维存在于整粒谷物、麸皮、部分豆科植物（扁豆、豆类）及一些蔬菜（如胡萝卜、黄瓜、小胡瓜）之中。不可溶纤维可使排便更规律，减少胆固醇、激素，去除内脏的毒素，并同样可以帮助控制、减缓对糖的吸收。

饮食中大量摄入纤维可减小患心脏病、糖尿病、大肠憩室病的风险，有利于规律排便（每天一两次）。美国人的平均纤维摄入量仅仅为每天12~15克（约1/3盎司），而我们的祖先和现代土著人通常的纤维摄入量往往超过了100克，所以难怪比起土著兄弟姐妹，我们的大肠运动要远远少于他们，排便频率也远远少于他们。

虽然很多人都知道，关于纤维的摄入、健康的排便、利于排便的饮食等知识，但这些问题却被大多数的医学教育和医学实践所忽视。即使到今天，一些医生还信誓旦旦地告诉患者，一周排便三次、两次，甚至一次，都是正常的。然而，我们人类悠久的历史经验，和几乎所有年过五旬或年过六旬的人，都清楚地告诉我们，那些医生是错的。每天至少一次顺畅的排便，不仅使人生理上感觉更舒服，也往往会在心理上感到更愉悦。

虽然人们普遍认为便秘是抑郁症的一个症状，但大多数的心理健康专家并不重视其病人的排便习惯。这是一个重大的失误，没必要非等着确定的研究出来以证明便秘导致抑郁症。我们所有人都可以通过食用更多纤维，来获得更强烈的大肠运动及更频繁的排便，然后得到身心两方面的好处。这样做，除了身体废弃物，我们并不会失去任何东西。

你可以通过把新鲜蔬果、豆类、扁豆作为你日常饮食的一个重要部分，食用整粒谷物面包和麦片的方法来获取纤维。另外，我还建议你在早餐麦片粥里加入4~6勺未经加工的燕麦麸皮，或将其加入到你的水果酸奶里。它吃起来淡而无味，有些像沙子，但绝大多数人不久后便会习惯这种口感。对我们多数人来讲，加入的这些纤维十分利于形成良好健康的排便，以及随之而来的愉悦心情。

水，对于纤维能正常发挥作用，以及大肠能令人满意地充分、无负担地运动，起着重要的作用。声名远播的医学协会的食物与营养委员会建议，女性每天应从饮料、食物中获取 91 盎司（略少于 3 夸脱）的水，男性每天应获取约 125 盎司的水。因为 80% 的水都来自于饮料，所以女性每天需喝 8~9 杯 8 盎司的水，男性则需喝 12 杯。另外，我建议每天一早起来便喝两杯 12 盎司的水。当你空腹饮水时，可以刺激胃结肠反应，进而帮助你更有效地清空结肠。

微量营养素

除了碳水化合物、蛋白质、脂肪、纤维之类的常量营养素可以引发抑郁症之外，还有一些其他的物质也可以引发抑郁症，而这些物质即使大量存在，也不足以维系我们个体独特的生化运作。这些微量营养素中的最重要的有：维生素 B，包括硫胺素（维生素 B1）、叶酸、吡哆醇（维生素 B6）、维生素 B12；维生素 C；镁；锌；硒；铬。

需要大家记住的是，维生素 B 群对于我们全身所有细胞的新陈代谢至关重要，特别是对神经系统细胞而言，而维生素 B 群与维生素 C 一起，可以帮助肾上腺对压力的有效反应。镁对血清素的产生很重要；锌、铬利于控制糖的新陈代谢，进而帮助神经系统的运转；硒是有效的抗氧化剂，对神经细胞功能至关重要。

了解了生化个性的重要性以及某些营养素在预防抑郁症方面的作用后，我们还需要注意另一个关于营养的重要事实：即使是按照美国农业部推荐的每日膳食推荐量（RDA）的最低标准，我们居住的美国及其他许多所谓发达国家的大多数人，都缺少至少一种必需的微量营养素。举例来讲，一项研究表明，人们硒的膳食摄入量远远低于了每日膳食推荐量（RDA）

的标准，而每天补充 100 毫克的硒，可以显著改善那些身体健康的普通实验志愿者的心情。

其次，我们若是缺少了一种微量营养素，比如硒、锌或其他维生素，就会很难使其他营养素发挥其最大的作用，即使在其他的营养素都十分充足的情况下。这就使得我们更缺少对压力的反应、大脑的健康、情绪好坏的整体控制性。而且最后，在我们处于压力之下时（抑郁时我们总是处于压力之下），对营养素的需求会增加。

我们把这些发现放在一起，就可以清晰地看见，我们摄入体内的营养素的质量和数量，以及我们使用它们的方式，都可以或好或坏地对我们此次"穿越并超越抑郁之旅"产生极其重大的影响。

健康情绪进补计划

因为几个原因——检验营养素水平的测试既不现实而且耗资巨大；要想达到最佳功效，除了上文列举的营养素外，还有些营养素也不可或缺；服用营养品并无严重副作用——所以我推荐我们每个抑郁的人、压力很大的人、精神萎靡不振的人，服用高剂量的多种维他命剂和矿物质，以及能达到治疗效果剂量的必需脂肪酸，而且最好分为早上和下午分别服用。

下面表格里建议的营养方案只是对你健康膳食的补充，而决不能代替正常健康的饮食。几乎所有抑郁者和处于重压之下的人，都可以采用以下的剂量，但你仍应征求医生对这些剂量的意见，尤其是在你正在服用药物的情况下。

偶尔，维他命 B 会使胃有些不适，若发生此情况，应稍微减少剂量。

个别情况下，人体会感到非常不适，若出现此情况，建议你停止服用，或把第二次服用时间由晚饭改为中午。有时，每日服用两次 1 000 毫克，甚至 500 毫克的维他命 C，会导致肠胃不适和腹泻。若出现此情况，把早晚的剂量减少到 250 毫克，并且与食物一起服用。

最近，有人担心高剂量的抗氧化剂（包括维他命 A）和维他命 E 对身体有害，特别是对吸烟者而言。但以下表格的剂量是十分安全的。

通常，除了对贫血的患者以外，我是不推荐含铁的营养品的，因为过多的铁会导致便秘，并可能引起心脏病。

建议从下表推荐的营养品中剂量较低的开始服用，如果没有产生副作用，你又想试试更高的剂量会不会更有效时，便可以加大服用剂量。积极的效果通常都是缓慢细微地呈现出来的，但如果你极度精力匮乏，效果便会很强烈迅速。

每日健康情绪剂量

维他命	
维他命 A（视黄醇）	5 000 IU（国际单位）
维他命 A（来自叶红素）	500~10 000 IU
维他命 D	100~300 IU
维他命 E（d-alpha 生育酚）	200~400 IU
维他命 K（植物甲萘醌）	60~90 mcg（微克）
维他命 C（抗坏血酸）	500~2 000 mg（毫克）
维他命 B1（硫胺素）	15~50 mg
维他命 B2（核黄素）	10~50 mg
烟酸	20~60 mg
烟酰胺	10~30 mg
维他命 B6（吡哆醇）	50~100 mg
生物素	100~300 mcg
泛酸	200~500 mg
叶酸	400~1 200 mcg
维他命 B12	1 000 mcg
胆碱	150~500 mg

续表

肌醇	150~500 mg
矿物质	
硼	1~2 mg
钙	500~1 500 mg
铬	200~400 mcg
矿物质	
铜	1~3 mg
碘	50~150 mcg
镁	250~750 mg
锰	5~10 mg
钼	10~25 mcg
钾	200~500 mg
硒	100~200 mcg
锌	15~30 mg
N-3 脂肪酸（至少一半是 EPA 和 DHA）	3 000~6 000 mg

有小肠细菌过度生长症（SIBO）症状的人应加服含嗜酸菌和双歧杆菌的营养品，使每天有约 20 亿 ~30 亿的存活细菌。

小提示：如果以上的营养补充法和其余的摆脱桎梏法，无法有效地改善你的情绪，请咨询营养医师，营养医师可以为你做所需的全面测试，以检查出具体的缺失和失调情况。

食物敏感症

最后，我想谈谈食物敏感问题。我相信，它引发或导致抑郁症的普遍性和高发性已经远远超过了我们的认识。同时，它还是最有力的证据之一（虽然也最具争议性），证明饮食具有个体反应，而某些特定食物也与抑郁症有所联系。

定义上讲，真正的食物过敏症是指一种蛋白质 IgE（免疫球蛋白 E），由对外来物质的某种特定反应而引起的，或说"介导"的一种现象。食物敏感症又是另一回事。有些食物敏感症针对糖类、柑橘属水果之类的食物有特殊的反应，而根据相关专家的长期研究，有些则是其他免疫球蛋白，例如 IgG（免疫球蛋白 G），介导的反应。专家称，后面这种食物敏感症通常是由于肠受到反复"袭击"变得"泄露"，那些会激起反应的大蛋白质分子从肠里穿出所致。

传染病、抗生素和其他药物都可能引起"肠泄露"，但饮食原因同样不可忽视。现代饮食通常依赖于一两种食物，这跟人类应食用多种多样食物的基因设计不符。另外，精制食物和加工食品添加了有害的添加剂，对人类的进化是种有意的工业侵害。我们中有些人几乎可以抵抗所有侵袭，但有些脆弱的人便会发生"肠泄露"和食物敏感症。

当这些陌生的大蛋白质分子穿过内脏，进入到血流中时，会激起体内几乎所有系统的防御反应，引起各种可观察到的临床反应，例如抑郁症。虽然这个理论尚未证实，但非 IgE 食物敏感症的临床病例却十分有说服力。以下是我切身医疗实践中众多病例之一。

珍妮的抑郁症消失了

6 年前，珍妮的父母在绝望中把 12 岁的珍妮带到了我的面前。在此之前，珍妮是个聪明认真的女孩，但在最近几个月，她变得郁郁寡欢，脾气暴躁，不能入眠，无法学习。现在，她对家人愤愤不满，没有学生和青少年的活力和希望，开始疏远朋友，并对自己变成牢骚满腹、闷闷不乐的样子感到绝望。

珍妮的父母之前带她看的一位著名的心理医生发现，珍妮对青春期的开始有着强烈的"顺应反应"，并诊断她为"临床性抑郁症"。此心理医生留有余地地说，珍妮需要"一到两年、每周两次的强化心理治疗"，而她可以提供该治疗，并给她介绍了一名精神科医生，以提供药理上的帮助。

这个问题对于珍妮和她父母来讲都是闻所未闻的，加上心理医生暗示的那个神秘不祥的问题需要"一到两年"每周两次的心理治疗，这都让珍妮的父母觉得不仅心理上无法承受，经济上也负担不起高昂的医疗费用。心理医生很快开了两种抗抑郁药，一种用于改善情绪，一种用于中和第一种药里的兴奋作用，帮助睡眠。珍妮和父母都被所开的药吓坏了，三个人满脸泪水地离开了心理医生的办公室。

我初次见到珍妮时，她头发黯淡无光，一脸苦相，眼睛下面有着浓重的黑眼圈，身材臃肿不堪。她局促地扭动着，低垂着头，说话时不停叹气抱怨，似乎每句话都必须用抱怨的语气说。

我了解了一下珍妮患抑郁症的前前后后，发现最显而易见的一些症状——对父母愤愤不满、抑郁苦闷、无法集中注意力、与朋友疏远——都是在最近三四个月里出现的。在这些症状出现的几周前，她被一个橄榄球击中了头部，晕了过去。虽然医生说珍妮"没事儿"，但从那以后，她会不时有些轻微头痛，脖子也一直有疼痛感。

我又查看了珍妮以前的病史，发现在她童年时期有一些"微不足道"的问题：经常感冒，每晚都难以入睡，表现出某种"焦躁不安"，一直以来都便秘。

"一直都是？"我问珍妮的母亲。她点头。

"从她生下来那天开始？"

"不是，"她母亲说道，"想起来，应该是她八九个月大时。"这正是停止对珍妮进行母乳哺育，让她喝牛奶的时候。

我询问珍妮的饮食状况，她母亲说珍妮一直很"挑食"，她们为此谈过无数次话，还发生过争吵。虽然休战后，珍妮同意每天吃一些绿色蔬菜和水果，但她主要的饮食仍然是奶制品和小麦食品——早餐吃酸奶和面包，中午吃披萨饼，下午吃冰淇淋，晚上总是吃通心粉和奶酪。

在我看来，似乎珍妮的问题早在停止对她进行母乳哺育时便开始了。如同我治疗过的其他病人一样，她似乎是对牛奶里的蛋白质敏感。不过她的敏感程度还不是很强，不至于引起严重的消化问题，但却影响到了她的结肠（便秘）、她的呼吸系统（感冒），以及她的神经系统（焦躁不安和失眠）。

很显然，珍妮同她的牛乳敏感症达成了艰难的平衡：一面继续食用着乳制品，一面忍受着扰人的症状。这些症状使人变得虚弱无力，但也不至于让人崩溃，直到几个月前。她如同很多人一样，想做伤害自己的事，然后受了伤，又更加希望伤害自己，好使自己"舒服点儿"。然后，情况变了：她的失眠和强迫加重，更加焦躁不安，情绪急剧恶化。或许是她的头伤对她有所影响，也或许是她开始进入青春期所致。

我对珍妮说，我有一些可以帮助她的办法：为她按摩脊柱以缓解头伤带来的扭曲和压力；施行针灸放松法；给她开一些助消化、减轻压力的中草药；上文中介绍的基础营养疗补。我又教她软腹操，以帮她使自己平静下来，更好地入眠，并建议她有规律地多做运动。

但是，随着治疗的深入，我相信还有更关键的问题有待解决。

"你愿意在吃东西上面做个实验吗？"我问道。

珍妮退缩起来，像一个看恐怖片时抓住十字架，想吓退吸血鬼的小孩。

"不喝牛奶了。"我说。

"不，不行，"她哭道，"我不可能不喝牛奶！"

"就尝试三个星期好吗？也不吃小麦食品和糖了。"

"那我没东西可吃了！"她哭喊道。

"我们看看效果，然后你再自己决定。"我继续对她说。

"两个星期行吗？"她讨价还价道。

于是我们握手成交。

两周后，珍妮再来时已经变了个样。她脸上和身上的浮肿减退了一些，眼睛周围的黑眼圈也没那么明显了，她开心地在椅子上坐下。她戒掉牛奶、小麦制品、糖类的 4 天以后（这远远比她吃中草药或服用营养品要快），就开始恢复注意力了。又过了一天左右，她自婴孩期以来第一次在上床 30 分钟内睡着了。现在，她从每周两次排便变为了每周四次。"我一点儿也不郁闷了。"她回答我。我问她是否还想继续这样的饮食，她点了点头。

"如果我作弊会怎么样？"

"试试看。"我回答。

两个月内，珍妮状况都十分良好——睡眠安稳，成绩提高，每天排便。有时，她因为成绩问题或不久的班级讲演而紧张时，便会做我教她的软腹操，于是得到了放松。她发现自己已经可以毫无问题地吃除了牛奶、大量麦制品和糖之外的任何东西了。当偶尔作弊，或不知道食物里含有牛乳时，她就会付出代价——差不多一天的失眠、烦躁不安、轻微抑郁、精神不振。

造成珍妮抑郁症的原因，以及成功治疗她的原因，是显而易见的。于我，只需仔细研究她的过去，积极地细心寻找那些一般被忽视，却可能导致抑郁症的原因。于珍妮，当然就是需要她愿意聆听我的意见，去做那个实验，用心汲取教训，与我合作。

排除有害食物

有时，我们想吃东西，是因为确实需要——炎热的天气补充盐分，或虚弱无力的时候补充蛋白质。但更多的时候，当我们像上瘾一样想吃东西时，通常是因为有了问题或发生了失调，而不是以吃来解决问题的。这种对食物的上瘾往往可以追溯到小时候，可能由于"肠泄露"而吃了普通人难以消化的食物，或吃的食物太少。

如果你怀疑自己有食物敏感症，建议去咨询一名综合的全局的医生，或营养医师、食疗医师、自然疗法医师，来确定你是否确有此症。要是你找不到一个这样的医生，或经济上负担不起，或是想自己诊断，你可以自己做"饮食排除法"，方法很简单。这些饮食法已经以各种形式存在了百年了，我已把详细介绍此饮食法的一些书列在"资源"部分。

下面，是检测自己是否有食物敏感症的一个简单方法，以及有效应对食物敏感症的步骤。

建立自己的"饮食排除法"

牛奶、小麦、糖、玉米、大豆、柑橘属水果，是当代美国饮食的主要组成部分，也是医生们认为造成食物敏感症的最常见的原因。坚持三周不吃上述食物，把它们排除在饮食之外，只吃天然健康的、最好是有机的全食品，并且最好不吃红肉，大量饮用矿泉水。

在起初的几天里，由于远离了使你敏感的食物，你可能会感觉更糟，甚至更加抑郁。虽然这令人不快，但却是一个好的迹象，证明了食物敏感症的存在。再过几天，这些症状便会减退，你会感到好很多。

　　每天坚持写日记，写下以下问题的答案：你感觉怎么样？你很想吃什么？你吃东西的时间？吃的东西与你的情绪有什么关联？运用"饮食排除法"后，你的抑郁症好转了还是更严重了？你是否更有精神，更容易集中注意力？其他的症状是否也随着时间的推移而有所改变？

　　三周结束后，你可以重新开始食用被排除的食物，不过一次只能食用其中的一种。比如在吃了传统的小麦意大利面后（最好用橄榄油调味，不要用奶酪和黄油），你的情绪怎么样？第二天你又有什么感觉？你的心情没有变化还是更差了？你是否变得更加疲劳了？你的消化功能是否受到了影响？在你的日志中回答以上的问题。

　　然后再过一两周后，再食用另一种被排除的食物，比如牛奶、奶酪之类。如果你确实对某种食物敏感，那排除此种食物的几周后，便可以缓解你的症状，而再次开始食用此种食物则会引发一些之前的症状。

　　有时，恢复食用敏感食物会引起严重的后果。珍妮感觉良好已经两周了，但在她吃了一大碗奶酪意大利面后的第二天早上，她头痛欲裂，无法集中注意力。就像大多数人一样，她又用了几周时间，摸索到了规律：如果她偶尔食用少量想吃的某些食物，像小麦和糖之类，便只会有轻微的不良反应，而其他如牛奶和乳制品的食物，则会使她便秘、夜不能寐、情绪抑郁。

　　此种对食物敏感症的个人探索成本低廉，而且要是你有足够的动力，或者抑郁症和其他症状足够困扰你，那此探索绝对值得一试，因为它很有可能大大改善你的情绪，为你受到的困扰找到令人满意的答案，并能起到一定作用。

小结

　　当你听见并回应了召唤，你便意识到自己陷入了抑郁，有必要去做出些改变了。这是你穿越并超越抑郁之旅的开始。

你列出的第一份清单——包括你现在的问题，你需要前进的方向，以及为了到达目的地所需要完成的步骤——为你提供了一幅地图，它告诉你完成此次旅程是完全有可能的。

拿走那些可能引发抑郁症的药品，排除或治愈那些可能导致抑郁症的病症，这样，便能对你完成所需步骤有所帮助。正像你从本章中一些例子里看到的那样，发现并改变你的生理失调，给自己提供最佳的营养补充，可以完全改变你此次旅程的本质。

任何情况下，我同你分享的这些个人饮食方案、营养计划、营养补充方案，都将利于你达到最佳生理状态，并使你此次旅程能前进得更轻松迅速。

每当你有所回应、有所行动时，例如注意以前忽视的那些问题和痛苦，制订一个目标，改变你的饮食，或坚持一项营养补充方案，你都是在改善使你陷入桎梏的那些无助绝望的情绪，在消减抑郁症的重压，在给自己机会往前走，好带着更多更大的希望，在此次穿越并超越抑郁之旅中走得更远。

自我诊断处方："健康身心"检查表

以下两条简短的处方分为检查表和提醒表两部分。建议你进行浏览，以确保自己已为此次旅程做好了充分的准备，达到了身体的最佳状态。首先，"检查"部分总结了可能造成抑郁症的生理病因和你可以采取的步骤。然后，"以食为医"部分强调了健康情绪饮食法和进补法的内容。

检查

1. 在基础保健医生那儿进行一次全面的病史和身体检查，以及常规实验室检测（包括甲状腺功能检查）。确保你告诉了医生你正在服用的所有处方药和非处方药。

2. 常规体检中并无大碍，而你确实感觉精神不振，并且／或者时常伴有其他生理表征（发麻、刺痛感、头痛、脚肿、血糖指数异常等），而这些生理症状并不容易从常规体检中查出，也不在常规医疗界限清晰的范畴内，那这个时候，就该考虑去咨询一名全局的、综合的医生，或自然疗法医师、营养医师、按摩医师之类的医生了。

3. 要是你陷入了抑郁，而其他的病因已经被排除了，尤其是你还有如经常性感冒，血糖指数异常，精神不振之类的症状的话，建议你检查自己是否对某些食物敏感。按照我在本章中所讲的那样进行饮食排除法。

以食为医

以下是一个简短的资料回顾，复习了怎样运用食物和营养进补来帮助达到最佳的情绪状态，阅读以下我所总结的内容将会对你有所帮助。请以一种能带给你愉悦和满足的方式来遵从以下的建议，使它们成为你自己的处方。

1. 注意我对碳水化合物、蛋白质、脂肪、纤维、水的总体指导方针。

2. 几乎所有人都可以从我所提供的营养进补方法开始。先同你的医生商量，如果医生认为没问题，再继续下去。记录下每种你实际服用的营养品的准确剂量。确保服用了维生素和矿物质这两种营养品的每日剂量。

3. 注意观察并记录你对所产生变化的反应。你可以在日志里记录下自己所吃的所有东西，你所吃东西的分量，以及刚吃完食物后的感觉和这一整天的心情。这样持续一周记录自己饮食中每一个的重大改变，将会为你提供所需的大部分信息。

4. 牢记，我们每个人都有自己独特的"生化个性"，对我适用，甚至对我们大部分人适用的方法，也许并不是最适合你的。

5. 亲自为自己下厨，享受品尝自己所做佳肴的美味。整个过程要悠闲缓慢，用心体会。

第二章

旅程的向导

即便是发现自己陷入了抑郁，意识到了自己必须有所改变，但你或许仍然不知道应该怎样去做。你可以记录下自己的情绪，描绘出到达目的地的步骤，但你仍然对完成它们感到心有余而力不足。也许你在食用更健康的食品，进行了适量的营养补充，开始体会到积极的变化，感觉十分良好，但你还想更上一层楼，以证明自己正全力以赴地向前进步。

然而，不管你的决心有多么凿凿，无论你有多么勤勉认真，怀疑仍会时不时冒出来，在你像以前一样深陷抑郁时，在你像奥德修斯一样在岸边哭泣时，在你像德墨忒耳一样苦寻无果、四处徘徊时，在你像但丁一样在幽黑的森林里战栗时，怀疑便会浮上心头。它们是一些迹象，表明你需要寻求帮助，接受帮助，需要找到能帮助你到达想到之地与应到之地的向导，找到能支持你，使你坚持此次旅程的向导。

本章中，我将帮助你从众多专业向导中（各种能找到的治疗师）作出选择，找到那个能满足你个人需求的向导。我会告诉你，怎样才能与这个向导最有效、最愉快地协作。我还会帮助你从诸如亲朋好友的其他人那里得到帮助，他们会在此次旅程中全力支持你。另外，我还会教你怎样去辨别一些假向导，他们会做出许多保证，但实际上他们甚至比你自己都还茫然。

最后，我将一步步地告诉你，怎样运用向导意象使你的内心平静、生理平衡，还将教你一个久经考验、颇为有效的技巧，让你从自己的内心向导——直觉、领悟、智慧——那里取经，而你的内心向导会随着你一步步前进的步伐而越来越强。

认识我的向导

　　23 岁那年的一天，我在我纽约的公寓里醒来，发现自己无法动弹，精神崩溃。大约一个月后，我打电话给罗伯特·科尔斯，他当时是哈佛大学健康服务中心的一名年轻的心理医生。在我开始与抑郁症搏斗的前几个礼拜，我去找他谈话。我初次联系他时，曾希望依靠富有意义的工作，拉我跨过抑郁的深坑，帮助我在自己的生活中找到意义和目标。我曾想跟科尔斯医生一起到新奥尔良去，他在新奥尔良帮助黑人孩子和他们的父母融入公立学校中。但最终，他回到了剑桥，因为有个可以预见的未来正在等着他——写作。所以，我得到了热忱的欢迎，有益的交谈，甚至激励和启发，却没找到有意义的工作。

　　现在，我深陷抑郁的深渊，我只在为自己求救着。站在他帮助的那些勇敢无畏的孩子们身边，我感到自己无比的可悲，但我正处于痛苦不堪之中，希望他也能帮助我。

　　我告诉他我与女友的疏远以及我在医学院的痛苦——我感到自己被错置于医学院，它让我烦恼苦闷，我为我们之间的不适合感到很难过。他似乎一边对我的痛苦感同身受，一边又觉得很好笑。他也曾走过那段路：分手很痛苦，在医学院的起初几年也几经挣扎，跟我一样，他也曾为了看电影而逃掉实验室的课。

　　科尔斯医生嘲笑着自己当年在医学院悲伤、迷惘的样子，他在纽约四处闲逛，常常出没于爵士酒吧里，这让正处于巨大的精神痛苦和生理折磨以及自怜自艾的我，感到了亲人般的归属感，我甚至也开始嘲笑起自己的样子。我坐在暖气机上，望着窗外下东区的一个通风井，手中抓着电话，就像抓着一根救生索。我们谈了两个钟头，一个星期后，我退掉了病理学的奖学金，搬到了剑桥一个带家具的房间，开始跟着鲍勃·科尔斯学习心理治疗课程。

在东方有一句俗语：当学生准备就绪时，老师就会出现了。实际上，与其说它是一句俗语，还不如称它为一个原理。它确定了一种极其丰富、极其重要的同步性——一种心理学家卡尔·荣格称之为，发生于人物与事件之间固有亲和力的关联，一种在因果关系法则之外的关联。

在那之后的年岁里，我发现有两个元素是学生"准备就绪"的必不可少的部分。第一，是对关联有确实的需要——它可以是自己强烈的感觉和长久的渴望，也可以仅仅是一种意识，但这种需要必须要存在。第二，需要有开放性，有能认同并回应所出现的老师，即向导的能力。你正在考虑找哪个向导，这时，一个朋友给你打电话介绍一位"优秀的心理医生"，那么这个时候，你当然就需要留意朋友的话了。

有一个关于信念的著名故事，恰好十分适合我们此时的话题，这个故事也与"准备就绪"十分相关。洪水之中，一个人抓着他淹没在水中的房子的顶端，祈祷着上帝的拯救。没过多久，来了一个木筏。船上的人问他是否想上船。他回答道："不用了，上帝会来拯救我的。"这个人的房子又被水淹没了一些。然后又来了一艘小船，但他同样拒绝了上船的邀请。最后，就在他的房子要全部没入水中之际，来了一架直升机。而这个人却又一次拒绝了救命的邀请。此人被淹死后，到了天堂，他骄傲地告诉上帝，说他一直忠诚地等待着他的拯救。上帝雷鸣般地向他咆哮道："你这个笨蛋，你以为是谁派来的木筏、小船和直升机？"

鲍勃·科尔斯和其他的老师及向导们，乘着木筏、小船、直升机来了，而我通常也明智地选择了登上去。

他们每个人，无论男女，都教会了许多我需要知道的东西，例如我总是适得其反的做事方式，我陷入困境的恋爱，以及关于为人友善和我未来生活的可能蓝图。他们开阔了我局限的视野，开启了我对他人的心扉，帮助我建立了与自然世界与精神世界的关系。在我挣扎着去行动、观察、体会的时候，他们关心着我，甚至爱护着我，他们帮助我发现了真正的自己。

这种关联，这样的向导，正是你们所有人需要期盼的和为之准备的。如果你正在寻找，或愿意去寻找这样的向导，那你所需要的向导便会出现。

鲍勃·科尔斯便是一个实例。他是一个医生，一个热爱自己工作并从中找到满足的心理医生。他正在帮助这个世界变得更好。尽管我内心痛苦，与人疏远，万事无成，但也许我可以像他一样，从帮助他人之中和为他人写作当中得到意义。

鲍勃还有一个好向导的另一个重要特征，这个特征也是你应该找寻的。我对他的信心正如同他对我的信心。尽管他从来没有直接说过，从那第一个哭哭啼啼的电话谈话开始，我便坚定地认为他信任我，他相信我有能力并且将会找到出路。

阿普里尔的故事

10 年前，阿普里尔打来电话，她的声音年轻温柔，却十分坚定。她刚读完我的一本书《一种新医学的宣言》，以及我在《健康》杂志上的一篇关于治疗抑郁症的文章。文章里提到一个拿着装有子弹的枪准备自杀的女人，还有另外一个过着行尸走肉般生活的女人。正如她们，阿普里尔也长年深陷抑郁之中，她感到生活僵化，对未来毫无希望。10 年来，她一直断断续续地接受着心理治疗，间断地服用着抗抑郁药。

阿普里尔让她现在的心理医生联系了我，我还记得那份联系信放在我成堆的文件中。现在，她亲自打来了电话。她知道我在语音信箱中宣布我不再接新的病人了，除了"特殊安排"。她希望，也相信我会为她做那样的"特殊安排"。她让我想起了30年前的自己，给鲍勃·科尔斯打的那个电话。

阿普里尔想抛下那些抗抑郁药，过上自己的生活。她说："我读你的书时，便知道你是正确的。我们自身有强大的力量能帮助我们自愈，我们只用找到它。这可比服用舍曲林'有效'多了。"她强调了"有效"这个词的讽刺意味。找到她自己的力量与信念似乎要明智得多，也安全得多。

舍曲林的副作用要比她早些年服用的帕罗西汀和百忧解的副作用少。舍曲林使她不至于陷入抑郁症最深的深渊里，但也同时麻痹了她的感情，限制了她的精神。这并不是说她无法思考了，她有一份肩负责任、薪水不错的工作，她是国会委员会的一名统计员。但是她不再在乎自己的想法了，甚至也不再享受任何脑力活力。她感到了无生趣，如同行尸走肉，陷入了桎梏中。

阿普里尔的心理医生帮助她了解到，冷漠疏离的父亲和苛刻严厉的母亲造成了她的不安、消极与恐惧。但数年的心理治疗以后，28岁的她仍然觉得自己"像个孩子一样"，不知道自己想做什么，该怎样生活。她只能依赖她憎恨的药物，无奈接受无趣的工作，接连不断地换男友，因为他们让她感到乏味不堪。阿普里尔告诉我，舍曲林降低了她的性欲，"几乎完全没有了"，性高潮十分少，而且"快感不大"。抗抑郁药还让她掌心出汗，排便不畅，哈欠连连，睡意绵绵。

阿普里尔焦虑不安、身心疲惫，对自己感到不满，对生活感到迷惘。她听到了召唤，做好了改变的准备，一种莫名的信念告诉她，我就是那个可以帮助她的人。

找到自己的好向导

在寻找你认为可以作为基础向导的专业人士时，比如心理医生、牧师顾问或医生，你应该注意某些特质。我特别强调"向导"二字，以把其与沿途出现的其他医生、老师、牧师、朋友、作家区分开来，因为我所强调的这个向导，是个经验丰富、训练有素、值得信赖的人，是只要你需要，就会一直在你身边的人。

在寻找好的向导人选时，把其资格证书纳入考虑范围会对你有所帮助。在精神健康领域的一个分支，如心理学、精神病学、社工、牧师顾问、精神护理、婚姻家庭咨询，等等，拥有高级资格证，则保证了起码的专业教育背景。他们会更好地注意到情绪问题和精神问题，在为他人治疗和提供咨询时，有着更丰富的专业经验，这些人被称为治疗师。但是，此专业基础并不能保证病人，或说顾客（非医学治疗师这样称自己的工作对象），能与治疗师完美地配合。

接下来的一些指导将教你怎样寻找并选择适合自己的向导——区分开那些你可以"控制"的治疗师和那些可以控制你、对你长期有益的治疗师。本章末尾的"自我诊断处方"是一个详细的方案，帮助你决定自己寻找和选择的向导应该具备怎样的特质。

让我们从头开始。你在寻找哪一种人？可以从性别、年龄、职业、专业态度及个人态度这些方面开始考虑。我在医学院的时候曾想寻找一名精神病专家，并开始思考自己的未来，这也许是因为我想找到一个榜样和一份解脱。不过非医学治疗师同样也可以是一名好向导。随后几年，在我迷惘不安之际，我欣喜地找到了一名荣格学派的心理医生，一个教我催眠术的妇产科医生，一位年岁已高的睿智的人类学家，以及很多给我指导的精神导师。在我初次见到鲍勃·科尔斯时，我并没有考虑年龄问题或性别问题，他只是在恰当的时间出现的那个恰当的人。

理论观至关重要。你在寻找的向导是否是一名心理分析师，他是否可以挖掘你的过去，找到你所压抑的内心矛盾的根源？还是一个认知行为疗法医师，可以训练你，帮你重塑思维方式？或是一名运用呼吸疗法和按摩疗法的生理疗法医师，帮你放松可能是由旧时创伤造成的生理症结？抑或是一位荣格学派医师，可以探索你的梦境与你精神世界成长的关联？以上所有的医师都能对你有所帮助，但只有你感觉对的医师，才是合适的人选。你可以把本书中学到的、体会到的经验，与不同向导的帮助结合起来，而这些向导的理论观可以各不相同，却要异而相合。

如果你确信自己需要一名经验丰富的向导，能带领你完成本书描述的这次旅程，那就动笔写下来。这个向导可能是一名对生活充满欣赏的医师——他欣赏精神层面、心理层面的生活，也欣赏社会层面的生活；他欣赏生理层面的生活，也欣赏情感层面的生活；他欣赏身体，同样也欣赏思想。这个向导也可能是一个帮助你了解自己，并采取自救措施的治疗师，或是一位注意即时即地地凝思冥想的治疗师，还可能是任何一个人，只要他置疑适应，鼓励自我转变。

这些要求听上去似乎高不可攀，不过幸运的是，确实存在一些人符合这些要求。

寻找向导：可以首先采用的一些步骤

作为找寻向导的开端，你可以请你信任的医生、护士或牧师，给你推荐治疗师，告诉他你想找个什么样的治疗师。当他给你提供一个名字时，询问他为什么认为那个人适合自己。

你可以问你的朋友，谁对他们有所帮助。你的朋友们会有预感，知道你和他们的治疗师是否合拍。让他们告诉你治疗师的情况，特别是要询问他们为什么认为这个治疗师会对你有所帮助。

另外，你还可以浏览"身·心疗法中心"网站（www.cmbm.org），我在1991 年建立了此网站，并管理至今。来自美国及其他地区总共 2 500 名的临床医生，完成了我们"身·心疗法"培训的初级阶段。有 1 200 名临床医生（其中 600 名在北美）完成了高级培训，把我们的疗法运用于个人和集体身上。得到我们认证的临床医生有近百人。我们珍重并支持那些得到认证的医生，把他们看作我们的同事和朋友。我们会把他们介绍给你，虽然他们治疗抑郁症的水平参差不齐，差别甚大，我们也不能担保他们的水平，但那些完成高级培训的医生至少比较熟悉我讲的这种疗法，有的医生甚至对其烂熟于胸，经验极其丰富。而且，就算他们不是适合你的向导，这些专业人士中的大部分人也可以帮助你找到适合你的向导。

与专业向导对话

在你与可能成为你向导的潜在向导对话之前，先尽量摸清他的底。很多治疗师都写有介绍其工作的文章，或在网站上有简介，更多的治疗师开始为其潜在的病人和顾客提供资料，介绍其治疗法和价值观（我认为我们所有人都应该这样做）。你知道的信息越多，就越容易做出一个明智的决定。

如果介绍给你的那个人听上去不错，那就给他打个电话或写封信，告诉他你的情况，请求能在电话里或能当面跟他好好谈谈。请理解，对方任何对此对话付费的要求、期待、意图，实际上都是极其合理的。你在电话里、信函里或电子邮件里得到的回复，都会让你更多地了解这个人，了解自己将会受到怎样的治疗。

可能你会想到某个人，那个人正好完全符合你寻找的要求。你或许在哪儿读到过关于他的文章，或是从别人那儿听说过他，那个人或许是一个帮助过你朋友的治疗师，也或许是你在书或杂志上读到过他的文章。按照上述方法与之取得联系，获得更多信息。这个方法对我和阿普里尔都很有效，也帮助了很多其他给我打过电话的人。别担心医生会气势凌人，因为与寻求帮助的人谈话正是我们这些在"救助行业"的人应尽的职责，而当我们不能帮助你时，我们也完全可以说："不行，我不能帮你治疗。"不要因为某个医生名气太大而放弃，要是那个医生看上去很适合，那就拿起电话，就算他不能帮你治疗，也许他也能为你介绍其他与他观念相似，离你较近，又能帮你治疗的人。

如果你寻找的这个人，把抑郁症或是你其他的一些情感问题，主要看做是一座增长智慧的学堂、一个成长的机会、一次旅程，而不是一种疾病的话，那你就可以立刻把你的情况告诉他了。与你的治疗师达成对你情况的共识，是至关重要的。要是你寻找的东西与你治疗师提供的东西风马牛不相及，那只会使你无比痛苦，更加抑郁。在本章末尾，我会与你分享"自我诊断处方"，以助你更好地做出选择。

如果你潜在的治疗师告诉你（我听说过很多这样的情况），你需要服用药物来配合他的治疗，那你就去多多咨询一下其他人的意见吧。他或许认为应该使用药物，但事实上使用药物并不一定就适合你。

在前进的过程中，始终相信并重视你自己的感觉来判断谁才是适合自己的人。什么世界著名权威专家，这个或那个声名显赫的精神学家或心理医生，只要你发自内心地认为他或她不是适合的那个人，那这个人就一文不值。

你可以用本章随后我将教你的"内心向导意象法"来问自己，你考虑的这个人是否适合自己。我知道，在你抑郁和急需帮助的时候，是很难做出清楚准确的判断的，但是，你需要极尽可能地去倾听，倾听你自己直觉的声音。

热情、慷慨、勇敢

当你与潜在向导谈话时，不管是当面谈话还是在电话里谈话，都要确保感到对方是热情的，接受的，了解的。这种大度的精神正是鲍勃·科尔斯吸引我的地方，也是所有在我生命中引领过我的人所共有的特质。一些冷漠超然，满脑袋装着药物的医生，或是用"黑屏"隐匿自己性格的一些治疗师（有些心理分析师和治疗师便是这样），可能适合一些人，但要是不适合你的话，你没理由非要与这样的人共同治疗。那样的人无法让我信赖，所以我尽量远离他们。巧的是，现代心理治疗和心理分析之父弗洛伊德，并不是一块黑屏。不少他的病人都了解他，不管是在办公室内还是办公室外，往往都是他的朋友、同事。要是一个潜在向导不能使人有安全感，不热情相待，不能鼓舞人心，甚至不接受情感联系，那我宁愿离他远点儿。

如果某个医生似乎不错，感觉也对，那就值得一试，你可以请求定期去见他。通常在初期，我会一周见一次病人，有时如果病人的情况危急的话，见面次数会多些。不管你是否重视初期的几次治疗，不管那几次治疗是否对解决你的问题有所帮助，你都要心里有数，知道对方是否理解你，知道你与你的向导之间是否彼此感兴趣，对方是否关心那些困扰你的问题。一般来说，你应该期盼着治疗，期盼与你的向导相处，期盼向导的支持和理解。总的来说，在每一次治疗后，你都应该会感觉好点儿，就算是直面自己的一些最不愉快、最丢脸的过错和缺点。如果你的向导不符合以上标准，那我建议你还是继续寻找适合你的向导吧。

我认为向导——无论他的专业方向是什么，专业水平怎么样——都应该是勇敢无畏的。你想要一个向导，能冷静地引领你安全地度过旅程的每个阶段——旧时的伤痛、如今的畏惧、愤恨不满、情绪冲动。你想要有个人，你也值得有个人，来帮助你放松对未来的紧张和不安。向导需要发自内心的坚信，完成旅程是可能的，并且在他们的帮助下，你也有能力去完成此次旅程！

建议你询问潜在向导的个人经验，再问问他是从哪儿获得的知识和智慧。除了他的专业训练与临床经验之外，还有什么能使他可以了解你，并帮助你了解自己、做你自己？这些问题的答案很重要，而回答这些问题的方式也同样重要。他是抗拒的还是配合的？他是真诚坦率、亲近的，还是疏远的、躲藏在其专业外衣下的？

一些医生和治疗师一听到抑郁症，甚至是听到绝望和自杀这样的字眼，便马上忙不迭地开药方了。他们这样做可能是因为他们自己害怕，而不是为你的最大利益着想。你没有理由要去承受旅程中无谓的冒险，虽然有时有必要采取紧急措施，包括使用药物，但你的治疗师使你拒绝、逃离治愈之旅中那些不可避免的挑战，对你并没有好处。

你的向导必须全方位地尊重并欢迎真实的你。在我治疗特里萨的过程中，有几次她十分悲伤，与我的第一次会面便是如此。她开始哭泣起来，然后她又马上为"在你办公室里哭"而道歉。我感到悲伤，并不是因为她的泪水（因为泪水对她是一种释放），而是因为特里萨与其他一些医生的相处经验让她以为，在医生办公室里哭泣是不合适的。如果不在我们办公室里哭，那该在哪儿？你应该感到，无论说出怎样的内心想法，怎样表达自己的恐惧和情绪，都是受到欢迎的，即使你会感到尴尬无比。

选择你能负担的向导

如果你没有足够的经济条件去治疗，没有覆盖心理治疗的医疗保险，那你该怎么办？如果你的健康计划或本地医院能提供的医疗，仅仅是几分钟的健康检查和一些减少焦虑、改善心情的药物，你该怎么办？你该去哪儿，用什么方法去找一个向导？

这种使人郁闷气愤的情况在美国司空见惯。以本人之见，我们所有人都应该获得医疗保健，包括对我们心理健康、精神健康、身体健康的保健，因为这是我们的权利。

但即使在为我们所有人争取良好的医疗保健之时，我们也能找到经济上负担得起的向导。

大多数治疗师，特别是那些致力于我所介绍的那种观念的治疗师，都会以极其优惠的价格为一些病人治疗（在身·心疗法中心，我要求所有我们培训的治疗师这样做）。另外，他们还可能知道一些同样会这样做的同行，以及一些注重服务而不是利益的低价诊所。

除此之外，很多医院、诊所、学校，都有实习生——精神科住院医生、心理学实习生、社工学生、护理学生、牧师顾问——他们可以提供低价或免费的服务，你可以在几乎所有的城市和大学城里找到他们，而其他地方通常也有他们的身影。

当然，实习生的经验没有专职医生或有资格认证的私人行医者的经验丰富，但是他们通常都充满理想，会全心全意地关心病人和顾客的利益，病人和顾客教了他们，同时也受到了他们的帮助。他们由衷地欣赏合作治疗关系中的繁富之美，并急切地想参与其中。而且一般都有一名优秀的、经验丰富的医生对他们定期监管，帮助他们了解你的情况，在他们拿不准或做不了时给他们支持。

治愈早期的失去和伤痛

我不断重复向导的重要性，以及你与向导关系的重要性，因为这种关系本身便有极强的治疗效果，不仅是对于你的抑郁症，还对于一直困扰着你生活、导致你抑郁症的大量不安、臆想、孤独、伤痛、失去。下面，我将向你详细阐述。

关于抑郁症，有一个不变的真理，那便是它通常是由"失去"引起的。古希腊人深知失去的痛苦，这已在他们的史诗与赞美诗中屡见不鲜了——奥德修斯在岩石上因思乡而痛哭；德墨忒耳因失去爱女而悲痛欲绝。在其他文明中，不论是原始的非洲和美洲，还是文明程度发达的中国和印度，也同样强调了失去与抑郁之间的关联。罗伯特·伯顿在他百科全书式的16世纪论文巨著《忧郁的解剖》中，用了超过三分之一的篇幅讨论失恋以后可能出现的抑郁症。

通常，"失去"指的是失去某人——父母、孩子、配偶、情人、好友。但有时，失去别人的尊重，失去与爱人的亲密关系，失去工作或社会地位，同样也令人无法承受。在猴群中失去地位的猴子，会表现出社交退缩、活动减少、食欲不振、压力激素皮质醇水平升高、血清素水平降低的症状，这与很多抑郁的人类症状相同。精神病专家海因茨·科胡特建立了"自体心理学"，在失去这个概念中加入了阴影和敏感：他说，当我们失去自我意识，失去我们作为世上完整个体的感觉时，我们便会变得抑郁。

在现代，弗洛伊德指出，医生和心理学家应该注意早期生活的塑形作用，及其以后可能引起的情感问题和思想问题，尤其是丧失父母或缺少父母关爱的情况。弗洛伊德在1917年的《悲悼与抑郁症》一书中指出，儿童早期的创伤，尤其是丧失父母，会使他们成年后更易得抑郁症。

勒内·斯皮茨是一名医生，曾接受过弗洛伊德的分析。在二十世纪三四十年代，他对孤儿院里那些身体健全但情感残缺的孤儿们所受到的影响，作了直接的观察。这些儿童不管从外表还是行为举止上，都表现出了抑郁，部分人表现出颓废的身体状况，斯皮茨称之为"医院病"，有些还因此死亡了。

灵长类动物学家哈里·哈洛对猴子的观察，与精神病专家约翰·鲍比对人类的观察，都证实了人与人之间（或灵长类动物之间），建立稳定可靠关系的重要性，例如婴儿与母亲之间的关系，如果缺失了这种关系，便会导致今后的抑郁症。鲍比和他的同事玛丽·安斯沃思还发现，那些早期缺少关爱和亲近的儿童，如果可以从提供"安全港湾"的看管人那里获得安慰和亲近，那他们的压力会下降，生活会更加健康，与人的交往也会增多。

埃里克·埃里克森是一名儿童心理分析师，曾受过弗洛伊德的女儿安娜的分析。他指出，儿童时期有一个可以依赖的慈爱母亲，会建立起人的"基本信任感"，这对今后的成长起着基础性的重要作用。D.W. 温尼科特是英国的一名儿科医生和心理分析师，他强调自己称之为"合格母亲"的重要性。合格的母亲可以为她的孩子提供一个"有益而稳定的环境"，她们十分赞成并尊重孩子的独立成长，关心孩子的个人需求，值得信赖。海因茨·科胡特这样描述母爱"镜映"的重要性：母亲的眼神、触摸、话语，以及对孩子需求、愿望、喜怒哀乐的全心关注，都会全部反映在孩子身上。

现在我们知道了，儿童时期的失去和其他伤害性事件，可能加速并延长压力反应，包括皮质醇水平居高不下，改变儿童大脑的构造和功能，破坏或杀死海马体重的神经细胞（海马体是大脑里与记忆和情感紧密联系的一块区域）。这些功能和结构的改变似乎是长久性的，会产生不良后果，使我们成年后更容易患抑郁症。

对抑郁症、依赖度和失去的研究，以及对痛苦分离及其造成的身心伤害的研究，告诉了我们在从前或未来的失去中，我们感到抑郁的原因。同时，还让我们了解到他人的关心，尤其是在现在情况下，一个好的向导，会如何帮助我们克服抑郁症和失去事件带来的伤害，使我们从抑郁症中恢复过来。

寻找安全港湾

我们中的许多抑郁者在童年时期都遭受过缺少关爱的痛苦，或与父母的关系不佳。但即便是我们中间那些得到过足够关爱的人，在抑郁的时候，通常也有跟缺少关爱的儿童相似的需求和脆弱。好的向导可以照顾这种脆弱和需求，至少可以象征性地满足一个合格母亲的基本要求。

你的向导与你见面的办公室应该使你感到安全、私密，是一个可以让你面对恐惧，感到关爱与安慰的庇护所。你害怕又失去一个支持你的人，而他始终在你左右；你老是想着自己的缺点而忽视自己的优点，而他欣赏你的长处并淡然地接受你的短处；你身陷泥潭，无比严肃，而他为你开辟道路，甚至跟你开一些小玩笑；你丧气绝望，而他仍对你充满信心。

一个好向导，好的治疗师，可以用他的话语和眼神反射出你自己的形象，这个形象比你现在能想象到的要更柔和可爱，更坚强乐观。这就是温尼科特所说的稳定的环境，科胡特所说的镜映，鲍比所说的安全港湾。好向导给人如同好母亲般的安全感，有种无声的力量，使人相信一切都会好起来。无论你此时有多么沮丧，都会真切地感到，一切真的会好起来。

好的母亲可以安抚焦虑的孩子，用肢体亲近和关爱让他感到安心，为他恢复自己那个小小世界中的安全感，使他拥有埃里克森所说的基本信任感。同样的，好的向导对你倾注的关注，能在你沮丧消极、自我憎恨时，帮你重塑自我，让你重新感到自己是有价值的，值得爱的。他始终伴你左右，对你而言，这就如同一条救生索，在你摇摇欲坠时，可以牢牢地抓住。

如果你不能信任别人或你自己，好的向导可以提供一条新的体验，或许能帮你修正这个问题。你拒绝亲近，可能是因为害怕再次受到伤害或遭受拒绝，也可能是由于认为自己会因此受到指责，而不敢相信自己的感受和直觉。你为自己无法信任、无法与人亲近而怨声载道。好的向导将会使你体验到信任与亲近，让你有机会去挑战、检验它们。而且，由于你处于绝望之中，正无比的脆弱，由于你的自我形象已经支离破碎，也许你能长久以来第一次看见他为你举起的崭新的镜子，看到镜子中的那个美好的你。

这样的好向导，活跃地出现在我们文化中那些伟大的英雄人物身边。阅读《奥德赛》，我们会感到智慧女神雅典娜无处不在。有时她会躲起来，或乔装打扮一番，但她始终伴在奥德修斯身边，在他最需要时现身。古罗马诗人维吉尔，用他的史诗启发了但丁，在但丁步入地狱之门时陪伴着他，把他介绍给炼狱之人，告诉他那些被他遗忘的历史，向他解释他理解之外的事物，即使在但丁怀疑时，也从不动摇对但丁的信心，坚信他能完成此次旅程，并从中增长智慧。德墨忒耳在她旅程的第 10 天，遇到了手持火把的赫卡特，她是月亮女神和直觉之神。赫卡特让德墨忒耳知道了女儿失踪的真相，她的直觉帮助德墨忒耳救出了失去的女儿。

卡尔·罗杰斯是美国著名的心理学家，与埃里克森和温尼科特处于同一时期。50 年前，他用一个短语总结出了一种治疗师与顾客、向导与旅人之间的最理想的关系，从此，这个说法便在无数医生、顾客、病人之中流传开来。这个短语便是"无条件的积极关注"。"关注"不仅仅是去"尊重"，还是去"注视"。它既亲密又科学，既冷静又亲近。这种无条件的积极关注，正是我希望能带给来找我治疗的人的，也是我认为你们每个人应该从你的向导身上找到的和期待的（在"资源"部分，我列出了一些心理治疗的书和你能从中获得的东西）。这种关系，可以修复失去事件和其他形式的不幸所造成的心理创伤，对你情感的健康十分重要，它还能催化生理转变，给大脑功能带来有益的变化。

有研究表明，各种治疗和心理咨询，包括认知行为疗法，人际心理治疗，甚至是非治疗医师的咨询服务，它们所产生的积极心理疗效都有一个跨越理论与实际差别的共同点：我们与向导之间的关系在起着重大的作用。一些研究使用生理检测手段和复杂精密的脑部扫描，来显示各种治疗的积极的生化效果：平衡自主神经系统的功能，减轻压力，刺激大脑中由于抑郁症而活力不足的掌控健康的区域，镇静大脑过度活跃的区域。近来，关于神经可塑性的研究也表示，这种导向作用甚至有利于修复被失去和创伤所破坏的海马体结构，刺激新细胞、新大脑组织的生长。

父母的疏离、辞世、伤害，可能使我们成年时更易患抑郁症，而我们的向导替代了他们。在向导的办公室或咨询室里，他用温暖的双臂接纳了我们，对我们关怀备至，始终如一地陪在我们身旁，使长年流离在外的我们又回到了安全港湾。在他的陪伴与帮助下，我们进入了一个精神、情感、心灵、身体的疗愈之地。我将会经常提到向导，讲他们可以如何帮助我们共同走完这次旅程。

怀疑向导之时

当你在抑郁症的各个阶段里前行，面临它们的挑战之时，与你的向导合作可以使你的旅程收获更丰，动力更足。然而，终会有一天，你和你的向导都将知道，你们定期频繁的会面行将结束了。心理治疗学界将其不祥地称为"终点站"。这个终点站不用来得突如其来，也没有它听起来那么恐怖。最理想的状况，是自然而然地感到可以分开了——也许是你走完此次抑郁之旅，从你的向导那里学到了智慧和技能的时候。而你们的分别也不是终生离别，在今后的路上，如果有突发状况，或者你只是周期性地"想看看"，你仍然可以找到很多向导。

当然，有时候在你面临十分艰难的问题时，你会失去对向导的信任，认为他高估了你应对压力和沮丧的能力。我们每个人都会有质疑向导的情况发生，想考察在我们最需要他时，他是否真的会在我们身边。虽然这种让人痛苦的情况可能会发生，但它却是旅程中寻常普通的一环，也是我们可以从中学习的一环。

你可能一直感到与一些向导的关系与你想要的不同，或许是他们给你的还不够，偏离了重点，或许只是你感到不适合自己，你的向导与你一样找不着北。此时，你就需要与你的向导进行坦诚的对话。告诉他你的不满，如果你不这样做的话，那你们的关系便可能会恶化：你可能会对一直支持你的可靠向导产生距离感，开始不信任他。如果你谈了你的不满，或许你们可以达成更好的共识，继续走下去。事实上，说不定你还可以帮他清理一些他之前不了解或解决不了的问题：向导不是，也不能洞察一切，你们共同克服的困难不仅是你的好老师，也是你向导的好老师，并可以加强你们的联系。

　　有时，一些迹象表明你或许应该结束与你向导的关系了：经过数月奋力的尝试与探索，你还是无法走出桎梏；尽管你已经确实竭尽全力了，但你的向导还是一直说你"不配合"；你所有的质疑与不满得到的回答，仍然是那条走不通的老路；你感到你的向导特别不耐烦（但有时我们确实都需要一些分歧和困难）、不专注，或他觉得很无聊。

　　离开一个认为你应该留下的向导，这并非易事，但对你来说却十分重要。我见过很多人，他们发自内心地觉得某个治疗师（或者说精神导师）对他们很有帮助，但一段时间后，他们便感到陷入了困境。然而，他们还是坚持留下来，保持忠诚，毫不改变。每次治疗做完，他们就越来越丧气，越来越抑郁。这样的关系和思想，如同那些导致他们抑郁的观念、概念、关系一样，使他们陷入了桎梏。

　　如果发生了这种情况，你旅程的下一步便是离开你的向导，即使得不到他的祝福。离去，并不代表你们曾经的共同努力都是一文不值的，也不是否定你从中学到的东西或你已经改变的方面。记住，在你旅程的下一段路上，会有其他人，为数不少的其他人，可以做你的向导。

结识旅行的同伴

　　一个好的专业向导，治疗师（就是我们的雅典娜、维吉尔、赫卡特），他的力量，他无条件的积极关注，无疑是非常有益的治疗力量。而他人给我们的帮助，同样也是如此。

　　关于怎样挑选专业向导，怎样评估我们与向导之间是否合适，我已经告诉了你大致的基本准则以及我认为好向导应该具备的一些主要的特质。

然而，其他人给我们带来的教导和帮助，以及他们的为人性格，却是五花八门、千差万别、无从预测的。我无法告诉你此次旅程中还有谁可以帮助你，但我可以告诉你，他们无处不在。我可以给你一些认出他们的小诀窍，并告诉你在他们出现时，可以怎样最大化地借助他们的帮助。

在你抑郁之旅启程之时，你可能会处于高度怀疑、沮丧、压抑、渴求、混乱的状态。此时，比起你生活一帆风顺时，你对新的交流方式、新的人，态度会更加开放，或者说可以变得更加开放。虽然地理上，你可能继续生活在老地方，但无论你自己还是你周围的世界，都变得不同了：生活的方方面面都变了个样，甚至那些显然不会改变的东西，看上去或感觉起来也不同了。同样的，你认识的人，你对他们的感觉，也变得不一样了。你可能会去亲近一些常年被你忽视的家人亲属，而逃避那些一直以来以为关系亲密的人。一些老朋友的友谊可能会加深，而一些则可能干涸。我建议你，至少是在目前，接受与你不合的人离去，信任与你相合的人靠近。

多萝西想到了格丽丝姑妈

虽然有不少善解人意的人视多萝西为亲近的朋友，其中不乏真心同情她的人，但她并没有把自己的抑郁症和日益坚定的离开参议员丈夫的决心向他们倾诉。她担心流言会传到媒体耳朵里，怕所有她认识的人都会认为离开这样一个杰出的要人，她准是疯了，"特别是在我这样的年纪"。在我们会面的起初几个月里，她无法与托德交谈，极度害怕儿子们对她想法的反应。

一天下午，我告诉她，我认为除了我之外，她还需要另一个人与她分享她的心情与内心的挣扎。这个人可以是一个朋友，也可以是家人，他们可以从更客观的角度看待她的婚姻，给她支持。她茫然地看着我，说没有这样的人。我说："来坐一会儿，闭上双眼，做做软腹操，看能不能想起谁。"

多萝西张开双眼，眼中含泪。那天晚些时候，她给脑海中浮现出的那个老妇人打了电话。格丽丝姑妈倾听了几分钟后，用冲锋号角似的声音几近咆哮地说："孩子，对你而言，那个男人从一开始就已经死了。"

自那通电话以后，多萝西与格丽丝姑妈便一直保持着联系。虽然这么多年来一直没怎么跟格丽丝姑妈联系，但多萝西发现，在她忙碌而高度曝光的生活中，她从没像信赖格丽丝姑妈这样相信一个人。格丽丝年岁已高，已很难被人打动了，她乖张的脾气也不受普通小聪明的威胁，对她的侄女，格丽丝简直可以说是了如指掌，所以多萝西很感激她的帮助，与她也颇为亲近。

这种一方寻求帮助一方提供帮助的对称互补，不得不说是一种天然奇观。这种奇观常常在我自己的生活里发生，我也常在别人的生活里看到。多萝西与格丽丝对称，特里萨与她的朋友芭芭拉对称。重要的是，打开自己的心胸，去接受各种可能性，当你的家人朋友在你面前或你的脑海中出现时，不要逃避。有的人会一直陪在你身边，而有的人则会从你生活里消失，仿佛她再次进入你的生活单单只是为了宽慰你而来。

令人愉悦又充满希望的会面

还有的人，在我们心烦意乱、沮丧抑郁、茫然失措、寻寻觅觅之际，第一次进入我们的生活中。有时，虽然他们来去匆匆，却具有极强的治愈性，比如超市里的出纳员，比如在你对人性绝望时，冲你微笑的女服务员。我有过此类经验，而几乎所有我认识的人也有过这种经历。

通常，新的人会出现，就像是被你身上开始起的变化召唤而来似的。阿普里尔与我会面了几个月后，她开始疏远很多老朋友。环顾四周，身边都是些她曾经从未注意过的女性。以前，这些人跟她完全不可能成为朋友，她们不是过于严肃，年纪太大，就是过于出格。而现在看来，这些各自有着挣扎与探求的女人，不仅与她志趣相投，还特别令她安心。另外，接近她的男人也开始变化了。以前，那些男人年纪都偏大，通常是当选官员、政客说客之类，他们一般都是已婚人士，手中挥舞着飞往巴黎或夏威夷的机票。现在，那些男人变成了理想主义的国会助理、艺术家、作家。虽然他们中没有谁是她期望找到的灵魂伴侣，但是他们却召唤出了一个不同的她，一个更少恐惧的她，一个不再那么愤世嫉俗的她。

我建议你假设生活中出现的每一个人都对你有所贡献，实际上，他们确实是你的老师。这种态度在任何情况下都是有价值的，特别是在你陷入抑郁时，会特别有用。可以把抑郁理解为你对自己，对自己经历，对自己生活的一种自贱自轻。要是你愿意主动，或仅仅是作为实验，去把生活中出现的人看作潜在的导师，那你便是在重新审视、重视他人，随之而来的则是一个全新的世界。人们不再仅仅是你缺点、疏离、不幸的提醒者，而成为你的老师。每一次经历都变为一堂课，即使在你最悲伤阴郁的时候，你仍是一个学生。刚开始，你可能会感觉怪怪的，甚至幼稚可笑。但我坚信，如果你抱着这种心态，便会发现很多人会给你支持与指导，帮助你克服抑郁症。

小心假向导

这并不是说就没有阻碍你、拖你后腿、引你入歧途的人了。同样，你也可以从与他们的交往中学到东西，但你最好尽快完成学习。下面的几类人是你要当心的：

回答能人

有的人坚信自己知道答案，我的意思是说他们真的知道答案。这些人或许是老朋友，或许是几分钟前才认识你的人，但他们知道答案，不仅仅是自己的，还包括你的。

他们擅长捕捉你的脆弱与迷惘，很会满足你对友情与安全感的需求。然而，他们往往自称了解很多他们不可能体会到的烦恼，假装自己有超出他们能力之外的理论指导和情感指导能力。小心他们随口说出的答案，特别是当你感觉他们是在利用你的恐惧，顺着你的偏见时，更要当心。

并不是说他们的话、他们引用的道理、他们参与的治疗就完全毫无道理，只是他们更想灌输自己的理念，证实自己的经验，使更多人被自己同化，而不那么在乎是不是能以适合你的方式给你帮助。

哭哭啼啼的姐妹和凶神恶煞的弟兄

这类人有超强的同情心。当你孤独时，需要向人倾诉时，当你想知道自己并不是世上唯一痛苦的人时，他们十分吸引人靠近，而且，能起短暂的作用。你经历过，或在电影里看过的所谓的酒吧朋友，便是一个最好的例子。两个人并肩而坐，面前摆了一排酒杯，其中一个人在抱怨他的老婆，另一个则告诉对方自己老婆所做过的所有糟糕的事，大谈特谈女人怎样不值得信赖，等等，诸如此类。

他们可以就一点讲很久很远，要是你稍加留意的话，就会发现此类谈话很快就变得一再重复，使人郁闷。要是你心情开始好转，便可能被指责为背叛了一起痛苦的契约。谈话的前提是要不停地互相安慰，唯一不变的，是自己感受到的痛苦和受害人心理。只要你感觉到这种气氛正在形成，就要马上抽身离去，向前迈进。

多虑者

有些人知道你的情况后，会不由自主地变得焦虑，不断担心地询问你。你可以辨别出这样的人，因为他们会焦虑地一遍一遍不断问你："你还好吗？"但当时，正是你数周来第一次心情有所好转之际。这些人正是多萝西尽力想避开的人。在你确定自己必须要离开的时候，这些人不停地"想知道"，你是否真的不"需要"回到这段婚姻或工作中；或者在你感到自己可以改善这段关系时，问你是否要结束这段关系；不然，就推荐一些你试过但抗拒的药物和治疗法。

我总是不断地听到关于这类人的事，因为这类人总是引起大家心中本来就存在的疑虑，因为这类人为数众多。可能他们中的一些，或者很多，都心怀好意，但他们只会让人变得恐惧。你需要认识恐惧，但不能屈服于恐惧，因为恐惧是成长与改变的敌人，是旅程中每一步前进的敌人。感谢这些人与你分享，然后继续前进。

文字向导

我一直在找可以作为向导的书籍，但是没有哪本书是适合所有人的。我们每个人都各不相同，不管是性格上还是生活方面。有的人喜欢实用的书，书里涵盖认知行为疗法的具体操作方法，瑜伽姿势的图解和用来释放压力、改善心情的按摩穴位；有的人喜欢分析抑郁症成因的理论书籍；有的人喜欢阅读别人（包括普通人、文学人物、与抑郁症斗争的名人）的日记、回忆录，或描述抑郁之旅的小说，从中寻求鼓励；有的人渴求从更宏观的精神层面来解读他们现在面临的困境，所以他们喜欢宗教经典和宗教集注。所有这些书都可以令人鼓舞，使人安心，给人帮助，它们重视那些适合你的解决之道，这也正是我在本书中所倡导的。

其次，此时适用的书在其他时候可能就失效了。或许有一天，或有一周，或有一个月，你都想要一本具体实用的指导书，但之后，你就很想阅读一个振奋人心的故事来扩大认知了。在某段时间，令你无动于衷的书，在数年后的另一段时间，可能就变得引人入胜了。我的一位病人告诉我，当他还是大学生时，读过卡尔·荣格讲述自己中年危机和抑郁症的书《回忆·梦·思考》，他觉得只是"有点儿意思"。而 20 年后，这本书成为他自己中年危机黑暗中的一丝曙光。

扩大眼界

向导，即治疗师，应该帮助我们比独自一人时看得更远，看得更清楚。事实上，"有什么是我没看见的？"是个极好的问题，在治疗中应该尽早、尽可能频繁地用这个问题问你的向导，问你自己。娴熟的向导，即优秀的治疗师，还应该为你看得见的事物提供新的启发，帮你制造扩大眼界的机会。

对我而言，向导的幽默感起着巨大的简化和催化作用。在我开始去见鲍勃·科尔斯不久之后，我对他说，和他桌子照片上那些孩子比起来，我的烦恼简直微不足道，那些孩子为了消除南方的学校种族隔离，正无畏地承受着暴风骤雨般的威胁。我的言语间充满了自厌自怜，这种情绪随后也侵占了我的生活。"噢，你也有你的烦恼。"他这样回答。

这句话在随后的 40 年里一直在我耳边响起。它总结了我的处境，并温柔和善地为我开启了新的窗口来审视自己。"不要再比较了，"鲍勃说，"接受真实的自己。"

好的向导应该为你提升自我认识、做你自己而创造道路。他可以布置体验、挑战、练习，以供你在空闲时间可以做，换言之，就是为你布置家庭作业。与向导合作，或使用任何一种治疗法的缺点之一，使我们对向导或治疗方法产生依赖。我们会认为，真正的改变，真正的治疗，只有我们与之一起时才会发生。有句习惯性的，甚至是老掉牙的话"这个问题我们下周再聊"，也会助长依赖性。"你为什么不在这周抽点时间来解决这个问题？"这句话暗示了你对自己独立办事的能力充满了信心。

比起你在四壁围绕的办公室里接受治疗，布置具体的家庭作业可以给你的生活更多的价值与疗效。它们可以在治疗师，即你的向导，不在身边时，为你自我救助提供具体实在的方法。它们帮助你独立。而且有意思的是，实际上家庭作业还能加强生活中你与向导及其理念的联系，因为你在完成家庭作业的同时，也能感受到家庭作业布置者的存在。

认知行为疗法已被证实对治疗抑郁症大有帮助。我认为其效力，部分原因来自它强调自我挫败的思维模式和理解模式，部分原因是源于治疗师与顾客之间的关系，还有部分原因在于它根基于家庭作业——治疗师布置思维练习、计划练习、活动练习，让病人或顾客独立完成。

我在本书中与你分享的方式方法，扎根于我作为治疗师和老师的个人经验，其效果取决于你是否愿意主动参与，你是否有为之努力的主观意识。事实上，确实存在一些捷径可走：给一些精疲力乏的人补充营养品；禁食一些某些人极其敏感的食物（想想甲状腺不足的戴安娜，嗜糖如命的多米尼克，食物敏感症的珍妮）。然而，即使在以上情况下，也需要我们在自己的治疗中积极地、主动地、有意识地参与配合。

实际上，作为向导，我们的最终目的，所有优秀的治疗师的最终目的，以及这本书的最终目的，都是帮助所有接受我们治疗和指导的人，独立运用从我们合作中获得的意识、见解、知识、勇气。最终，你对向导和对我的依赖感会消失。虽然我们仍然存在——不管是你陷入危机之中，还是在你脑海里，或立于书架之上，我们仍然为你提供帮助，但逐渐地，我们和我们的指导将成为你的一部分。

心理意象：发现你自己的内心向导

内在的智慧可以帮助我们应对抑郁症的考验，利于我们从依赖外界向导转变为依靠内心向导。向导意象法便是通往内在智慧最直接、最有效的方法之一。我会在下文中与你分享一种意象训练法，在我布置的家庭作业中，它是十分简明易懂的，也是你在旅程中获得智慧与领悟的一个重要来源。

过去的 30 年里，我一直坚持做意象训练，也差不多教了 30 年。它与传统治疗师——西伯利亚的萨满巫师，南北美洲的医僧和行医者，非洲的治疗师——千百年来所采用的方法类似。卡尔·荣格把此方法带入了现代精神学与心理学。过世的鲁思·卡特·斯特普尔顿是一名牧师，她是前总统吉米·卡特的姐妹，我最初就是从她那里知道这种训练法的。这个训练法叫做"内心向导意象法"。

在治疗与我见面的病人的头几周里，我通常会布置一些训练法，内心向导意象法便是其中之一。从很早以前，我们就在"身·心疗法中心"的小组里，以及我们的培训项目里使用内心向导意象法了。通常情况下，我们内在的智慧和直觉都在我们体内沉睡，很不活跃，该法就是发现并唤醒我们内在智慧与直觉的方法。

内心向导法要求运用大量意象，因此，在我教你怎样询问你的内心向导前，我想先大致讲一讲什么是"心理"意象，或说是"向导"意象，然后，再教你一些其他更简单的训练法。这些训练法将帮助你提高创造意象和运用意象的能力，利于你了解并影响你的身体状况和心理状态，另外，我相信，安全之地意象法会对你有长远的帮助。

柠檬意象法：体验身与心的联系

意象有时称作"无意识的语言"。它包括听见、动觉（触觉）、味觉、嗅觉、视觉（只运用视觉意象的话就叫做"视觉化"）的意象。在创造心理意象时，大脑中与之相关的感觉区域便被激活了，就像你真的在外部世界看到了、摸到了、听到了、尝到了、闻到了一样。调动起多种感官的心理意象，比只调动了一种感官的心理意象更为有趣、有效。

形成意象的大脑中部同边缘系统（包括了海马）紧密相连，边缘系统控制情感和下丘脑，而你或许还记得，下丘脑是控制自主神经系统、内分泌系统（产生战逃反应和压力反应）和免疫系统的。这就意味着你的情感可能产生意象，还意味着你创造的意象可以轻易地影响你的情感、你控制压力反应的神经系统区域，和你体内及免疫系统中所有腺体的功能。从实用角度来讲，心理意象可以减少焦虑，改善心情，提高生理机能，改变你对生活中所有事件的体会。

运用意象法的第一个试验便是"柠檬想象法"。这个试验用来证明心理意象对自主神经系统有着怎样直接、深远的影响，并为你示范生理机能在整个过程中的运转情况。我想以此作为开始，因为它可以让你快速、直观地体会到意象法的力量。

柠檬意象法

要想最有效、最具创造性地运用意象法，你需要先彻底地放松。

舒服地坐下来，用鼻吸气，用口呼气，放松腹部，在你坐着的椅子里渐渐放松。感觉到你的背部靠在椅子的靠背上，你的臀部坐在椅子的坐垫上，你的双脚放在地板上。加深呼吸，让腹部放松，深深地呼吸，让思想任意驰骋。

现在，想象自己在厨房里。这个厨房可以是在你自己的家里，也可以是在别人家里，或者是你自己想象出来的。环顾四周。这个厨房是什么样子的？身处其中，你有什么感觉？

现在，想象自己面前有一块菜板，菜板上面，放着一个熟透的漂亮的大柠檬。把柠檬拿起来，体会它在手中的感觉，感受它的重量，感受它果皮的触感。看看它，或许你想要在手上擦一擦。它有什么味道？闻闻它的香味。

把柠檬放回菜板。现在，拿出一把锋利的水果刀，把它切成两半。打开切成两半的柠檬，看看它里面的果肉。或许上面还有细密的小滴果汁，晶莹闪亮。注意看柠檬的果肉，看它果皮上的白色线条，看它凹凸不平的表皮。现在，拿起其中的半边柠檬，把它再切成两半，你将得到两瓣柠檬，即两份四分之一个柠檬。

现在，想象你正拿起其中的一瓣柠檬。再次闻闻它，体会它在你手中的感觉。现在，缓缓地把它送进嘴里，放入口中。现在，一口咬下柠檬，感觉你的牙齿切开了柠檬的果肉，果汁流入了嘴里。

现在，注意你嘴里的变化，注意你脸上的变化。你的身体有什么感觉？

把柠檬放下，做一会儿深呼吸，睁开双眼。如果你愿意，在日记里写下你的体验。

柠檬的气味怎么样？它的颜色和质地怎么样？手中拿着柠檬是什么感觉？它是光滑的还是凹凸不平的？用手擦拭它是什么感觉？然后，在你咬下去时，是什么感觉？你能尝出它的味道吗？你是否感到自己的脸拧了起来？也许你唾液分泌得更多了，也许你甚至还轻微地颤抖了。无论你有什么体验，都把它们写下来。

分泌唾液和皱眉头都是由自主神经系统从中促成的。在现实生活中，你曾有过或可能有过很多次咬一口柠檬的经历，这些经历都产生了同样的反应。吃柠檬的意象就是为你创造了一个同样的场景。这个体验会让你初步了解意象影响身体的威力。

柠檬意象法只是意象可以影响自主神经系统和生理机能的一个例子，类似的例子还有很多。自主神经系统影响焦虑程度，控制心率、血压、排便、唾液分泌。它们都受到意象法的影响。已有很多研究表明，意象法对减轻癌症化疗中的恶心呕吐，降低血压心率，治疗过敏性肠综合征和其他肠道问题，以及对减少压力、痛苦和焦虑，都有所帮助。

意象法还可以影响免疫系统：再次提醒你，产生意象的中枢是与下丘脑紧密相连的，下丘脑则是免疫系统的中心交换站。有证据显示，意象法确实可以提高那些免疫功能减弱的严重病患者的免疫功能，如癌症患者，而且同样也可以提高健康人的免疫功能。

创造属于你自己的安全之地

接下来，我们将做"安全之地意象法"。不管对方是单独的个体还是一个小组，这通常都是我让病人做的第二个意象法。在你焦虑抑郁时，或仅仅只是压力太大时，安全之地意象法可以使你得到大大的放松和宽慰。另外，安全之地也是你与你的内心向导的会面之地。

在创造这个安全之地之前，先回想一下愉快的记忆，或想象痛苦已经结束，以创造一种平和平静的心境。在创造安全之地之时，运用想象力，把自己远远地带离于现在的痛苦和危险之外。此意象法使人放松，使精神和心理都得以休息，同时，它还表明，即使你身陷痛苦，感到焦虑、不快、无助，你还是可以创造属于自己的快乐、信心和安全感。

几乎所有我治疗过的人都很喜欢"安全之地意象法"（往往，儿童远远比成人更容易使用各种意象法），并从中获利。但是，有少数人在形成意象时会变得焦虑不安。如果你出现这种情况，就睁开双眼，不要强迫自己。要是此类情况不止一次发生，你应该咨询你的向导。你或许需要寻求一些帮助，以应对那些在你放松时浮现于脑海的记忆、思想和感情。对于有的人而言，安全感确实是遥不可及的，例如那些生活在暴虐环境下的人和生活在战火纷飞地区的人，甚至在起初阶段，他们会更偏向用"舒适""特别"这些词，而不是"安全"。假如你属于这种情况，那就尽情地使用任何你喜欢的词吧。

安全之地意象法

反复阅读下面的引导词，注意速度要慢，直到你感觉对材料已经十分熟悉了。如果你愿意，可以使用我的完整课程《最佳压力管理法》中（其中也包括了柠檬意象法，内心向导意象法）关于意象的那张 CD，来引导你完成，我已在"资源"部分的清单中将其列出。你也可以自己录制这个练习，配上我在"资源"部分中推荐的轻柔音乐，或是选择你喜欢的器乐曲，只要可以使你感到舒适即可。录音时，语速要慢，以便每个词都有激发意象的时间。句子之间要停顿，在适当的地方、词群之间、遇到逗号时，也要停顿。

只要你做好了自己的 CD，或有我的 CD，就可以开始了。

现在，开始深深地呼吸，用鼻吸气，用嘴呼气，让你的腹部变得柔软起来。感觉到自己与自己坐着的椅子相互接触，如果你是躺着的（要是你不是太困就可以躺下来），感觉自己与自己躺在的床或地板是相互联系的。深深地呼吸，放松，相信自己的想象力会完成它需要做的工作，相信它会带你到一个安全的地方，一个让你很舒服的地方去。深深地呼吸，放松，体会坐着的椅子或躺着的地板对自己的支撑。

让音乐和你的想象力，带你到一个使你感到安全、舒适的地方去。那个地方可能位于大自然之中，也可能是一个你特别钟爱的地点，还可能是室内某处你感到十分适合的地方。它可能是某个你很熟悉的地方，也可能是一个你从没见过的地方。让自己到那个地方去，在那里尽情地放松。

如果你发现自己不停地从一个地方换到另一个地方，那也没有关系，你也可以享受这个过程。一段时间过后，让自己在一个地方安定下来。

看看四周，周围是什么样的环境？此时此地，你感觉到了什么？闻到了什么味道？如果有声音，是什么声音？你周围有些什么东西？周围的景色或室内的环境是怎么样的？

不管自己身处何地——靠树而坐，舒服地坐在你喜爱的椅子上，欣赏迷人的风景——都要让自己十分的舒服。注意自己身上穿的什么衣服，脚上穿的什么鞋。你是一个人在那儿，还是有其他人相伴？

如果这个地方有任何你想去除的东西，比如一件惹人厌的家具，一个挡住你喜爱风景的遮挡物，请随心所欲地拿走吧！有没有你想带到这个地方的人或物？如果有的话，也请尽情地带来吧！这是属于你的地方，是你的特殊之地，是你的安全之地，舒适之地。只要你想，你可以把它变成任何样子。深深地呼吸，享受这个地方，享受身体放松的感觉，享受这个地方带给你的舒适和安全感。好好地享受一段时间，几分钟，或者更久，深深地呼吸，放松。

请记住，只要你愿意，你可以随时返回这个地方，得到放松，得到补充，得到安全感。

好了，你知道了自己可以任凭自己喜好，随时返回你的安全之地。现在，慢慢地把自己带回你开始冥想的这个房间里。开始逐渐感觉到自己坐在椅子上，或躺在地上或床上，深深地呼吸，感受自己与此空间的相连。再做一会儿深呼吸。缓慢地睁开双眼，回到房间里。

现在，花一点儿时间写下你的日志。下面有几个需要你思考的问题：在你去往安全之地的过程中，有没有遇到什么困难？你有没有从一个地方换到另一个地方？你去了哪儿？这个安全之地，或叫舒适之地、特殊之地，是什么样子的？你周围是什么样的？那里有没有声音？那里有什么感觉，有什么味道？那里还有没有其他人？你穿着什么衣服？你是坐着的，还是躺着的或站着的？你带来了或去除了什么？你在自己的安全之地尽情放松，是什么感觉？

在你写下上述答案时，要记住，你始终可以随时返回那里。那个地方，或者你找到的另一个安全之地，无论何时，只要你需要去，你想要去，都始终为你敞开大门。另外，也要知道，就算第一次使用这个意象法时遇到了困难，一般来讲，在第二次或第三次使用时，就能找到一个令人放心，使人平和的安全之地了。

当你焦虑不安，抑郁沮丧时，安全之地意象法可以使人放松，得到安抚。它提醒你，即使在濒临崩溃的处境下，你也可以获得平和，取得控制。除了对身陷不幸与抑郁的人以外，我还常常对受暴虐的人和避难者，甚至还有受到战火惊吓的儿童使用此意象法，并取得了良好的效果。

与你的内心向导见面

做了一些向导意象法的练习之后，你便准备好与你的内心向导见面了。待会儿你就可以看到，你的安全之地是你们见面的完美地点。

荣格认为，内心向导是集体无意识的一个侧面。土著医师相信，向导所说的话是来自上天的指示。一些人坚信，在他们与内心向导对话的时候，自己是在与"造物主"联系。而以我之见，内心向导是我们自己无意识的智慧和直觉的一个化身。

所有的这些想法，或其他的信念，都是完全可行的。要想联系你的内心向导，你需要做的便是用开放的胸怀，尝试去获得这种体验。接受任何听到的话，即使你不能立刻理解。如果没有听到什么特别的话，那也要接受。通常我们需要一段时间才能习惯、信任这种内在的交流与指导。

找到你的内心向导

跟进行安全之地意象法一样，请先阅读下面的引导词，直到你熟悉为止，然后配以合适的音乐，把它们录下来。最好在录完安全之地意象法后，继续录制内心向导意象法，以便你能轻易地从一个意象法进入到下一个意象法。

注意，灯光要柔和，关上门，以免被人打扰。如果需要，可以挂上"请勿打扰"的牌子。在一张舒适的椅子上放松地坐下，也可以躺下来。

现在，开始放你的录音或 CD。

从做安全之地意象法开始，按照安全之地意象法的引导词去做，用同样的方法去探索、体验你的安全之地。这次，你的安全之地可能与上次相同，也可能不同。找到、探索，并深入体验了你的安全之地之后（也许还做了些小小的改变），做一些深深的、缓慢的呼吸，为与你的内心向导见面做好准备。

下面是你需要录制的新的引导词：

出现在你安全之地的内心向导，可能是一位睿智的老妇人，一名女性，一个孩子，一个你认识的人，一个你读到过的人，或者是此刻才第一次见面的想象出来的人。这个向导可能是真实的人——一个朋友或家人，也可能是宗教书籍里的一个人物，一个神或女神。这个向导还可能是一个你从没见过的动物、神灵、东西。不管出现的是谁，是什么东西，就算看上去有点儿奇怪，都将是对你大有帮助的向导。

缓慢地做一两分钟的深呼吸，腹部要放松，然后请你的内心向导出现。欢迎出现的任何人、任何物，就算看上去有些独特奇怪。这个向导是你内心世界的一员，是知道你所需所知的那部分内心世界的化身。此向导的出现，是为了帮助你内心世界中尚无所知的那部分，帮助解决你的迷茫、恐惧、反常。让那个向导出现在你的想象之中。也许它是一只展翅飞翔的小鸟，也许是一个在你身边出现的人，也许是一个在耳边轻柔说话的声音。

向你的内心向导介绍自己，然后请向导进行自我介绍。等待你的内心向导与你交流，这个交流可能是通过言语，可能是通过肢体，也可能是通过表情来进行。

询问你的内心向导，你是否可以提出一个问题。如果向导同意，那就抓住这个机会。你可以问一个困扰你多时的问题，例如你在旅程中遇到的困难，一些痛苦郁闷的感觉和想法，或一个临时想到的问题。无论你问什么问题，都是允许的。这只是你与你内心向导关系的开始。

耐心等待答案。你得到的答案可能清晰有力，也可能语焉不详，奇特古怪，对你来说，至少在目前看来是无法理解的。无论是什么样的答案，都要接受。这仅仅是一个开始，一个你与自己内心智慧交流的开始，而你的内心智慧将逐渐成为你最可靠的向导。

如果你想得到更清晰的解释，尽管开口问。让你们的对话持续数分钟。

你得到需要的答案后，或感觉对话结束了，便感谢你的内心向导，跟向导道别。请记住，你可以返回此地，而你的这个内心向导或另一个内心向导，会在你想见的时候随时出现，会在你"经历抑郁并摆脱抑郁之旅"中需要帮助的时候随时出现。如果你们的交流令你迷惑不解，没有太多建设性，如果向导并没有给你答案，记住，此引导正如诸多其他事物一样，可以通过反复训练来获得提高。

现在，注意体会自身的存在，感觉到自己坐在椅子上，或躺在地上或床上，深深地用鼻吸气，再用嘴吐气。继续这样深深地、缓慢地呼吸。放松腹部，保持呼吸。感受你的背部靠在椅背上，你的臀部坐在椅垫上，你的双脚放在地板上。或是感受自己躺在地板上、沙发上，或你的床上，身体得到了它们的支撑。深深地呼吸，腹部放松。当你准备充分后，缓慢地睁开双眼，让自己回到此时此地。

花一点儿时间在日志中记录下你与你内心向导的交流经历。你做记录时，可以思考以下的问题：内心向导出现了吗？你是否看到、听到或感觉到你的内心向导？你的内心向导是什么样的？你第一次见到你的内心向导时，有什么反应？你感到惊讶、感恩、不安，还是有其他的感受？

从你无意识中产生并出现的第一个内心向导，是此时最适合你的向导。不过，也许你还不能固定住某个向导，这并无大碍。如果出现了超出一个的向导，你拒绝了哪个向导？接受了哪个向导？为什么？你内心向导的名字是什么？

写下你问内心向导的问题和答案，以及答案带给你的感受。尽量一字不漏地记下你的问题，向导的回答与评论，以及其他的反应。内心向导说话方式一向精准（我们的无意识似乎喜欢使用双关语），难以理解的答案也许不久后便清晰明了了。

记下你与你内心向导谈话带给你的感觉、思考、新想法，等等。例如："这个睿智的老妇人说我应该'在我的工作上做出改变'，起初，我以为她的意思是改变我现在所做工作的某个方面，之后，我明白了她的意思是，我需要考虑从一个工作转变到另一个工作。"

如果你遇到困难

在前几次的练习中,有时内心向导不会出现,有时,内心向导会离开。发生此种情况,通常说明你做这种训练时遇到了一些困难——怀疑、不适、生疏、不安。一般来讲,内心向导会出现在你下次练习的时候。内心向导沉默不语,拒绝回答,转身离开,实际上也是一种回答。他的"回答"可能意味着你已经知道了答案,可能意味着你需要先独立思考,再告诉你答案,也可能只是让你与你的问题再多等一会儿。

有时,我们会推开出现的内心向导。我的一个病人十分自得于自己的勇气、独立与离经叛道,所以当一只温柔的小鹿出现在她面前时,她惊呆了,甚至被激怒了。她抱怨道:"我想要的是一头母狮或一个睿智的老女巫,而不是小鹿斑比!"她把小鹿从她意象中赶走了。然而,再也没有出现其他的向导了。她对此"十分生气"。我认为,温柔、可爱、易受伤害的小鹿斑比可能就是她需要见、需要聆听、需要学习的那个向导。我建议她试着去信赖她的内心向导,抛弃她的成见与预设,听听小鹿斑比怎么说。

只要你感到迷惘困惑,情绪低迷,陷入困境时,就可以做这种练习,把安全之地意象法与内心向导意象法合二为一。起初阶段,你最好留出20~30分钟的时间出来。随着练习的增加,交流与有用的指导会出现得越来越容易,或许还会越来越迅速。过一段时间后,还可以在没有 CD 引导的情况下练习。记住,记下你得到的指导,留意它会怎样随着时间而改变。

小结

此次穿越抑郁、摆脱迷惘之旅，要求不停地在内在向导与外界向导之间来回穿梭。在刚开始时（同样也在后面的阶段），一个人类向导，或说是治疗师或导师，对于处于危机与迷惘时的你是价值非凡的。他用他充满同情的臂膀，为你圈起一个可靠的治疗港湾；他为你举起一面明镜，使你更全面宽容地看待自己、了解自己；他为你提供加深自我了解的方法——看问题的角度、技巧、练习、试验——来帮助你在他办公室，在你走的每一步，都能继续你自我发现的旅程。请花些时间，使用本章及后面的"自我诊断处方"里的观点和练习，来确认你选择的向导适合自己。

另外，还要记住，除了与向导见面，从向导那儿得到帮助外，你还可以从其他地方学到东西，得到支持，比如专业人士、朋友、认识的人、书籍、电影、音乐、艺术。他们可以针对你的生活提出实用性的建议，或提供一个更宏观的视角来看待你的生活，他们给出的建议或视角既清晰明了，又具有针对性，既让你感到同伴的温暖，又能获得鼓舞与灵感。

最后，运用柠檬意象法、安全之地意象法、内心向导意象法，来帮助自己增强内在信心，探索内在智慧，更好地控制自己的生理功能和心理情绪。在你学着去信任你的内心向导，相信它告诉你的话，信任你自己智慧的引导之时，你同时也可以去衡量，你从你的外界向导那儿学到了什么，你对外界向导有什么感觉，在你反抗内心涌现的意象和答案中，你又学到了什么，体会到了什么。你可以找到解决问题的答案，而那些问题以前看上去似乎是无法解决的。你可以找到改善心情的方法，而那些方法是被你遗忘或从未想过的。你坚持使用内心向导意象法，渐渐地，渐渐地，这种内在智慧会成为你所有向导中最可靠、最持久的一位，它会变得一天比一天更强大。

自我诊断处方：找到你的向导

下面有个方法可以整理并记录你寻找向导——治疗师或咨询师——的搜索过程。

有的时候，找向导相对来讲比较容易。有段时间，我拒绝召唤，拒绝帮助，但等我准备好时，我以前就见过的鲍勃·科尔斯就在眼前。我所要做的，不过是看清情况，向其靠近。同样，你可能也完全知道自己想见什么人，或感觉别人推荐给你的人十分适合自己。

然而，有时这个过程是相当复杂的，比如要花很长时间找到推荐人，要安排预约，要同好几个候选人竞争，要做出一些判断和决定，要考虑经济状况，要填写很多表格。要想找到一个合适的向导，先需要完成以上所有的事，而与此同时，你还处于焦虑与痛苦之中。这个处方便是为了方便你寻找和抉择而设计的。

在下面（或在你日志中）左边的一栏里，列出你在寻找的向导应该符合的理想标准，按照我在本章中所讲的内容和你知道的其他知识，来写出你的理想要求。然后在右边一栏里，写下对你而言无比重要的特质。比如说，找到一个谙熟我在上章中介绍的营养疗法的专家固然是十分理想的，但最重要的是找到一个你与之一起感到十分舒服的向导；也许找到女性治疗师是最理想的，但找到一个"了解并重视女性视角"的男性治疗师也未尝不可，诸如此类。

找到我的向导

在你的日志里，写下你理想中的向导所应具有的特质——职业、年龄、性别、价值观、治疗方法、你想接受何种治疗，等等。按照下面两栏的内容，把你写下的要求分为"理想特质"与"重要特质"。

理想特质	重要特质

与潜在向导谈话后，再次查阅这两栏内容，看这个潜在向导的符合程度如何。在下面题为"向导面面观"的空白处（或写在你的日志里），列出这个潜在向导实际拥有的特质。

向导面面观——此向导实际拥有的特质

现状分析

浏览上面三个清单，看看你的潜在向导是否具备其中所有的重要特质。如果你的潜在向导没有满足所有的重要特质，那他所具备的特质是否能弥补他可能缺少的特质？所有的那些你认为有必要具备的特质，是不是真的缺一不可，真的至关重要？还有没有什么地方，会让你觉得这个潜在向导特别有吸引力，或特别不能接受？在下面的空白处或你的日志里写下所有的这些答案，然后好好看看你写出的东西。

现在，留出一些时间，仔细想想你在考虑的这个向导。你可以跟你敬重的家人或朋友聊一聊。我建议你有了决定后，先至少让它"歇"上一天或几天。然后，再次查看你的清单。这个时候，你或许就会知道这个向导是否适合自己了。

如果你心中仍有疑虑，那就抽些时间，静静地坐下来，做"内心向导意象法"。当你的内心向导出现后，询问他你正在考虑的这个治疗师或顾问是否适合你。你也可以问其他任何想问的问题，还可以对他的观点、方法、性格以及你们之间的默契程度提出质疑。

如果内心向导对这个潜在向导的答案是一个清楚的肯定，那你就可以跟这个潜在向导正式建立合作关系了。如果得到的答案是否定的话，那你就需要继续你的寻找之旅。如果你得到的答案是一个不确定的"也许"，那你就需要再次与潜在向导交谈，然后再询问一次你的内心向导。这是一个至关重要的决定，不要着急，慢慢掂酌。

第三章

顺应改变

在历经抑郁并摆脱抑郁的旅程中，我们务必在行动和接纳之间找到一个平衡点。有时候，重点应放在能驱使你前进的行动上面——寻找并挑选一位外科医生或向导，准备并购买一些有助改善情绪的食物，列一张清单帮助你回应召唤。还有些时候，只有采取过行动才能获得放松和接纳。你必须得空出些时间沉思冥想，或者积极构想出影像来减轻你的压力，指导你做出正确的选择。然后，你需要放松融入你的经历当中，接纳来帮助你的向导。

在这一章中，我们将探讨"顺应"，看看如何放下你的控制欲，这个方法确实能推动你在此旅程中更进一步。"顺应"这个词不同于"服从"，服从意味着放弃，放弃改变你自身的缺点，即使这些缺点会令你止步不前、一蹶不振；"顺应"，指让你敞开自己的心扉，释放自我，融入目前生活的激流中去。顺应是一个持续做出改变的动态过程。这些改变会在你内心深处产生影响，你要做好准备去迎接这些深层的改变。有时候，你们其中的有些人，毫不费力地就能轻易顺应改变。然而，更多的人要付出巨大的努力才能更好地顺应改变。在你能自由享受你所发现的新自由之前，你得有意识地挣脱那些桎梏。

在这一章，你将学习如何运用动作和行动去打破那些抑郁中一成不变的模式，帮助你自己改掉令你止步不前、自我打败的习惯，令你融入、接纳并欢迎那些会令你的生活换新颜的变化。

从桎梏的沼泥到改变的长河

生活在 2 600 年之前的希腊哲学家赫拉克利特曾说过，人不能两次走进同一条河流。因为河流奔腾不息，始终在发生变化。事实上，我们甚至不能一次踏入一条相同的河流；当我们落下第二只脚时，我们踏入的已经不再是同一条河流。这条变化无穷的河流就是我们的生活。

我们遭遇过这样的时刻——抗拒河流的牵引力。当我们陷入抑郁时，这种抗拒力会增强，这种感觉有时就像深陷沼泥之中，不能自拔。我们能看到这条河流，但是我们几乎无法思考，不能吃饭，无法呼吸，更别提挪动身体到激流中去。

当我们渴望做出改变，距做出这些至关重要的改变（的决定）更进一步时，我们的阻力有时会变得更强。

你可能已经听到召唤而且已经找到一个向导，甚至已找到你的内心向导，并且已经开始注意食物的种类和进食方式。然而，你不能前进。可能你已经明白你很早之前就犯了大错——把并不适合自己的伴侣、爱人、事业、观点或者态度紧紧抓在手中，尽管那并非你真正想要的。自我防范、自怜自艾、自欺欺人或者自我辩解之类的意识令你有退无进。你已经强烈意识到这个问题，但你还是固执着不做改变，为你的这些言论、行为、态度和惰性找到合理的借口："我真的是一个受害者"或者"我毫无办法了"。

"事已至此，"你可能会这样告诉自己，或者你会为自己辩护，"我在尽最大努力了。"当然，骄傲自大和恐惧害怕把你困在无谓的争吵和伤害的怪圈之中，没有尽头。但是于我们而言，这些问题司空见惯，并无害处，还有正当的理由。即使桎梏之痛已不能忍受，或连生命都开始试图掰开你的手指，你却还是紧紧抓住不放。

你在担心，一旦你离开自己熟悉的港湾，你将会丧失所有希望，甚至是生命本身。你学不会放下，也就不能踏入你自己的生命激流中，更不会相信这条激流将会带领你到达你需要去的地方。因此，你继续得过且过，否定做出改变的必要性。因为你固执地抗拒运动，你的抑郁情绪随着时间推移进一步恶化。

现在你必须鼓起勇气来，摒弃那些你借以自卫的观念、信仰和行为，大胆去感受你所惧怕的东西，去信任你的内心及周围的生活。

米尔顿和老子

有那么些人，似乎很轻松地就能改掉固有的模式，以及自我挫败、自我防御和自我辩解的心理。甚至在抑郁阶段的中期他们就能顺从于这条河流的改变。他们就如偶像般予我以灵感源泉，让我始终铭记在心。米尔顿就属于此类人。米尔顿身为非洲裔美国人，前空军中士，现在是一名一丝不苟、技术高度纯熟的飞机修理工。他来见我的时候正值45岁，身体强壮，背板笔直。数月来，他不是显得极端易怒就是感到沮丧不堪。上班期间他火气冲天，回到家中又变得烦躁不安。他发现自己凌晨4点紧握着拳头踱来踱去，咽喉十分肿痛。长期为米尔顿效劳的一位神经外科医生注意到他越来越不耐烦，忧虑情绪日益明显，建议他打电话给我。

在我的办公室里，米尔顿措辞谨慎利落，两年前他的妻子带着儿子离开他搬到加利福尼亚州居住。从那以后，他就经常感到沮丧和愤怒。即使他的咽喉不再疼痛，他起床时仍会感到乏困易怒。以前钟爱的食物变得索然无味，连性生活也变得毫无趣味。他现在害怕周末的到来，因为以前每临周末他都会避开朋友，全心投注在儿子身上。有好几个月，他能够逃避这些苦闷，投身到工作的种种挑战中。可现在他觉得工作就如家务活般烦琐。最近，他还开始顶撞他的上司，最糟糕的是，他竟发现自己在生儿子的气，仿佛他如此深爱的小孩存心要离开他一样。当他去加利福尼亚探望儿子时，他会纠正儿子的讲话，告诫他走路和抛球的方式。（"他听起来跟他妈妈一个口吻。"米尔顿告诉我，声音中透着伤痛和愤恨。）

米尔顿坦承：他现在也为自己感到可怜，对自己的前妻耿耿于怀；他一边因想念儿子而倍感孤独，一边又对儿子不断责备。他认识到自己脾气过于暴躁，于是最近减少了跟儿子联系，这却令情况更加糟糕。可知道这种情况的糟糕性并无助于缓解他的抑郁和愤怒情绪。另一方面，心理医生为他开的百忧解也收效甚微，他告诉我："我服药后几天就感到全身麻木，甚至变得更加烦躁易怒，最糟糕的是，我还得继续吃那些该死的药。"

在长达一个多小时里，我认真倾听米尔顿的每一句话。他的双手一会儿握紧，一会儿松开。我可以感受到，他这种"清晰的"思路只会让谈话被紧紧地打上死结。最后，直到他自己无法继续往下讲，我都还能感觉到这种纠结。

当我们并坐在一起时，我问他是否愿意跟着我一起做深呼吸运动，这样可以让他的腹部感到柔软一些。他点头同意了，然后我们就一边做软腹操，一边聊天。

10分钟过后，他的拳头渐渐松开。我告诉他，以后每当自己感到焦虑，无法进食或怒气如鲠在喉的时候就试着做做软腹操。他同意尝试。

"还有一件事，"我补充道，"你读过老子写的《道德经》吗？作者是一位先于耶稣五百年出生的智者。"

米尔顿偏偏头，瞥了我一眼。我发觉他想掩饰他的无助，但是显然他毫不熟悉这本书，也不明白我为什么要推荐给他。

"这是本关于如何释怀的书。"我告诉他，希望这个能对他有所帮助。

我并不知道我所期盼的效果能否实现——我以前从未让病人读过老子

的书。我刚刚才萌生出这个想法。因为我知道米尔顿是一个认真尽责的人，所以我认为他通过阅读这本书和做深呼吸，会感到放松一些，或许还会对自己的过分担忧有进一步的认识。但是出乎我的意料，他仅在一周后便来到了我的办公室。

米尔顿看起来年轻了 10 岁。他进来时步履轻快，面带微笑，并且话语流畅，富有节奏感。

"嗯，"他开始说道，"我一离开办公室就去了书店买了《老子》。我从头到尾读了一遍，我就想，'这一切关于"无为"的奇妙矛盾体和"居于后置于前"等思想，简直像天书'。然而，因为我知道你是一个智慧的人，这本书里肯定有你想让我获取的东西，尽管我对此一头雾水，我还是重新读了一遍里面的每篇诗歌。"

"第二天是休假日，于是我再一次细细品读了《老子》。我一边阅读每章诗歌，一边做呼吸操，几个小时后，似乎每一篇诗歌都随着一呼一吸进入了我的身体，犹如在享受香甜可口的食物，虽然我仍不能断言我已经参透其中的道理，但是我可以细细品味这些诗歌。然后，我出门走了长长一段路——这是我数月以来第一次尝试着做这件事。"

米尔顿坐在公园里，再次（第四次）细细地逐字逐句地品读了这些诗歌。"这些良言字字击中了要害。"说到这儿，他背诵了几句：

"洼则盈，敝则新；

少则得，多则惑。"

"'见鬼了'我想，'这'正是我想要的了。然后我想起这个耶稣的登山宝训：野地里的百合花既不劳苦也不纺线，然而所罗门最繁华的时候所穿戴的，也比不上这一朵花。因此，我找到《圣经》阅读了这一篇，然后我又回到《老子》。"

"那正好是星期五，周末可以休息，于是我决定，'好吧，刚好是周末，这两年来我的生活一团糟'，也许不止两年，那么为什么我不将小长假全部交给老子呢，其实是真正交给我自己。这个只有三天，毕竟，我们谈论的是我的生活。于是我继续阅读《老子》，一会儿后，我想我所得的东西物超所值。"

"因此圣人治理天下，顺人情，依物势。

以自然无为而治，而去除一切极端过分的措施。"

"然后，我开始思索，我以前是如何地想要控制我的生活，我的妻子和我的小孩。因为生活没有按我的方式进行，我是如何的怒不可遏，每一次我试图让生活按我的方式运转，或者我因没达成所图而生气发怒，它就会偏出我的轨道。最后，当星期六晚上我坐在那该死的公寓里时，我感到挫败和不安，并且开始咆哮，诅咒每一个人，每一件事，然后我的脸变得僵硬，我开始哭起来，我都不记得有多久没掉过眼泪了。"

"然后，你就会对这件从未发生过的事信以为真，我就开始笑啊笑啊，像个十足的傻瓜。这样持续了几个小时，因为我一想到我快停下来了，我就会记起我跟我儿子谈话时的语气是多么的伤人啊，我又哭起来。接着，我就想为什么就因为被妻子拒之门外就对她如此恼羞成怒呢，我应该感谢她。然后我就笑起来。最后，我睡着了，当我醒来时，泪水盈眶，我开始不停地笑啊笑啊。"

"那就是周六早晨所发生的。我起床买了《老子》的更多种译本——我发现它的翻译版本数量之多堪比《圣经》——仅仅是为了弄清楚，有几篇诗歌，其他人是否能给出更好的见解。我读完它们并作比较。到下午时，我感到精力充沛，这种感觉在过去两年中从未有过。我不再诅咒前妻滚开，那晚我真的很渴望与我的小孩谈一谈。"

"我的前妻接到电话，我问她最近还好吗？她说'你今天着什么魔了？'我笑着告诉她我正在呼吸、散步、阅读。然后我开始与我的儿子讲电话，都谈些与平时一样的内容——他的家庭作业、足球，以及电视在演些什么——但是一切不同往常。我很感兴趣，是真的感兴趣，他把我的心抓得更紧了，我完全没有感到烦躁不安或者去纠正他，使他感到自己微不足道。我笑嘻嘻的像个傻瓜，同时又快哭起来了，我感到多么的欣喜啊。"

"所以我来了，医生，如果我以后还需要你的帮助的话，我肯定会打电话给你。可是在你、我、老子之间，我想我该是被治愈好了的。"

据我所知，15 年后，他精神依然良好。

从那以后，每当我感到心里别扭、彷徨、郁闷的时候，我就想起了米尔顿的奇迹。我自己常常会打开《老子》阅读，像米尔顿那样，随意挑选章节，一边阅读，一边呼吸，融入进去。我想象中的老子，微笑的"老叟"，正如 2 500 年前他同时代的人描述的那样：他仰面躺在一艘破舟上，河水流动，微笑着，当我陷入困难时，他摆摆手或直接伸出援助之手。他是一个极好的同伴，向导。我将他介绍给无数的人，他们都从中受益匪浅。

顺应之前的必备努力

米尔顿从阅读《老子》开始顺应改变，并通过阅读顺应了生活本身。我们中的大多数人，当感到郁闷沮丧、糟糕透顶时，或懒得处理、习以为常，或心存恐惧、置之不理，游走在老子所谓的"捷径"之上优雅地移动。所以对我们来说，尤其在旅程伊始，我们通常需要付出更多努力。为了顺应我们的意志，我们得像一张白纸般去相信这条"无形之路"，如老子所说的那样"栖息在无边无际的人生的中心"。另一方面，我们首先要锻炼我们的意志。在我们学会放下，进入这条流动的河水前，我们必须自己挣扎到河岸，潜入河水深处。精力、训练和勇气都是必不可少的。

若我们想完成自己的天命，我们常常需要其他人的支持。我发现千古留名的英雄对现实生活中的我们很具启发性，这点真实可信。向导给心理脆弱的英雄持续的鼓舞和安慰，使他们备受振奋。奥德修斯必须建起自己的木筏并启动；但丁的"胆怯"，始终紧紧跟着维吉尔，若他害怕会坠入地狱火海，就必须站起来，战胜自己的"怯弱"；德墨忒耳不得不忍受爱女失踪之痛，穿梭在世间，她必须将这份爱转移给另外一个孩子，去监督寺庙的修建，去指导这些修庙的人，即便她还没能感受到自己的完整性。

在我们顺应生活前，我们必须马上行动起来，跟其他人交流，保持联系，去感受我们的身体，活动我们的肢体，完全投入到生活中去。

多萝西采取了行动

要顺应改变，你先得悟出道理、行动起来并且加强交流。多萝西认为它一个持续的过程，在我们初次见面后的几个月中，多萝西看待世界的观点较之以前有了很大变化。我们见面后她就开始停止服用抗抑郁药物，她不再萌生自己生病了或随时会晕倒的念头。她也不再为她婚姻中的种种问题感到自责。每当她陷入无法离开托德的情绪中时，她想着想着，就清醒过来。"我明白了，"她自言自语道，"我明白了'我只不过是在等待孩子长大就可以死去了'。"

多萝西对自己的感觉更加了如指掌，开始与她的朋友和格丽丝阿姨逐步加强交流。她坚持着这个旅程，阅读和实践着她自己所列的项目。她已经开始尝试跟孩子们讨论她和托德之间的困境。

我建议多萝西加入"身·心疗法中心"的身心技法小组，她答应了。这种小组形式我们已操作了 15 年，一个小组一般由 8 个或 10 个人组成，有时小组成员有着类似的症状或问题，比如身患癌症或陷入抑郁。更多的时候小组成员是形形色色的。成员初来时有着各种各样的生理或心理方面的焦虑问题。他们的年龄从 18~80 多岁，来自社会上各种经济背景。小组帮助成员学会领悟和自我保健，促使他们行动起来，去顺应改变。这个处所充满安全感，每一个成员能做回原本的自己，接纳自己。她与其他人分享普通人的心得，并逐渐开始学会欣赏普通人的天性。现已证明，多种类型的团体支持可以改善心情，防止陷入抑郁。加入这种安全、实际、自我肯定的团体对舒缓情绪和痊愈大有裨益。

考虑加入一个身心技法团体

身心技法团体提供给你一个了解自己的和实践本书中所列技法的机会。这些技法都以本书里面的冥想教育法为基础。当成员的思想情感有任何变化时，他们会更了解自己，并会相互分享自己观察经历之所得。

在每周一次的团体辅导中，领导者会传授一种新的放松和了解自己的方法。为期 12 周的课程包括几种冥想法、导向意象治疗 [包括安全处所、内心向导意象法、生物反馈（通过控制战逃反应产生的压力来放松心情），涂涂画画，跳舞，瑜伽和通过家谱图或"家庭树"，一种冥想的视角看待家庭关系——哪些是拖你后腿的，哪些可以帮助支持你]。

初次见面时，每个人首先要做的便是说明来到这里的原因。在下一个团体中，他 / 她要再次互相报到。在互相报到这个阶段，每一个人都要讲述自己现在的感觉如何，自己如何使用在前一个团体中学到的技法，这些技法是怎样帮助自己的或者自己在运用这些技法遇到的困难。每一个人都有一次讲话的机会。不允许任何人打断或评论他人。其整个意图是感悟心中所想，慢慢见证所思所感，然后学会接纳自己的真实想法而不是去评判自己的感觉。如果你正在评判自己，那么你就要注意这个方面。我们的团队中的每个人，不要把自己当作需要治疗的病人，而是当作学生，了解自己并发现自身存在的可以帮助他人的力量。

在美国以及全世界其他地方的主要身心技法团体中心，1 200 个专业人员已经完成了我们的高级培训课程。现在他们中的很多人领导着国内外许多地方的团体，价格都很低廉。我们训练的这些专业人员已经治愈过上万个患有包括抑郁和创伤后应激障碍（PTSD）以及包括慢性疾病在内的各种其他病状在内的患者。我们培训过的医学院教师也领导着12所美国医学院中的团体——医学专业学生、居民和其他教职工。我们和他人开始发表研究成果（在注释部分提到过的论文），这项研究展示了这些团体在改善心情，减轻压力，提升职业满足感（针对医护人员），减轻创伤后应激障碍的症状，增强信心的效力。

对多萝西来说，这个团体——其中有三个人不同程度的有抑郁症或压力过大，两个人患有癌症，三个人患有不同的慢性疾病——真是"天作之合"。她第一次谈话时有所保留，只谈到自己身患癌症而掩盖了陷入抑郁症的实情，还故意隐瞒了她的姓氏；谈到过自己的丈夫却回避了他的参议员身份。到第三周的时候，她就放心自如地讲话了。她意识到，其他人原来跟自己是同病相怜。

团体中其他两个成员同样与各自的伴侣存在矛盾，而且几乎每一个人都害怕做出改变，喜欢维系外在的形象，惧怕悲伤会永无止境，或疾病会导致残废摧毁自己的一生。到第五次会面后，多萝西告诉我："我已经开始尝试放弃我这些特殊的念头，不再总觉得要照顾别人。当我帮助团队中其他人解决问题时，他们都会取笑我叫我多萝西博士。詹姆斯，一个人能轻松自在与他人相处，这种感觉太棒了。"

团队中其他成员鼓励着多萝西继续坚持训练软腹操。碰到迷惑的时候，她总是通过重读清单来解决问题。她反复向内在向导询问建议。她设定好离开参议员的时间——"就在下一场竞选后"。 尽管离开参议员的这个念头仍然令她感到恐惧，但是因为有一个离开的期限，这让她感到有盼头，对未来生活充满了希望。这是她人生中唯一一段时间为自己而活，不是为托德或是选民。

多萝西感觉好了许多，但是从我认识她到现在已长达 9 个月，那场夺走她乳房的手术和刚刚结束的化疗，仍然令她感到疲惫不堪。她的沮丧情绪反反复复发作。有时，她担忧自己的癌症复发了，或者她不能够完成离开托德的心愿，甚至坚持认为她或许再也无法令她回复以往的活力，重拾乐观情绪。她开始说道："我不确定这个想法是否有任何医学意义，但是我感到多年来不尽如人意的婚姻和跟着托德一起生活所浪费的精力，紧紧聚集成一个球融入了这个肿块。现在治疗摘除了它，也就掠走了我的一切其他东西。"

多萝西已经迈步走上她的排忧旅程，但是她持续不断的疲惫和那种因自己紧抓过去不放的疲惫——或者是疲惫紧抓住她不放——表明她现在必须得做些运动，提升能量，勇往直前，抛开众多的胡思乱想。

我问多萝西她现在正在做什么锻炼，然后她看着我好像我措辞甚为不妥。"詹姆斯·戈登，我现在累得半死，郁闷至极，是一个正在接受那可怕的化疗的 58 岁高龄癌症患者。我现在竭尽全力想离开我结婚 40 年的丈夫，他是那么强大并且坚定不移。每天清晨我几乎是拖着身子到的办公室，每天下午必须得趴在桌子上打个小盹。那照你看，我到哪去找多余的能量锻炼呢？"

我告诉她："我觉得动的时候你就会找到能量，这些能量来自一座蕴含巨大能源却有待开发的水库，而且将给我刚刚听到的这段充满气势和雄辩却毫不令人信服的抗议注入新的养分。"多萝西一边摇头一边笑。

我继续提醒多萝西，我们的所思所感都会在我们的身体和心灵烙下印记。持续不断的愤怒，特别是那种难以忍受却要压抑在心头，充满敌视的怒火，可能会导致心脏病，是得上慢性疼痛的因素之一。恐惧、压力和焦虑会降低我们的免疫力，使我们更容易感染传染病。与他人缺少交流让我们更易遭到疾病的伤害——当我们得病时，来自他人温暖的支持会帮助我们治愈疾病。

我提醒她，抑郁是一种固定的感知思考模式，本质存在的模式，依附在身体和心灵上，如影随形。如她亲身感悟的那样，抑郁的人会感到明显的生理和心理障碍，被超乎自身的力量所控制着。尽力打破这个生理或心理上的固定模式将令改变行之可能。事实上，让身体动起来是最强大、最直接、最可靠的方式去顺应改变，获得自由。

我坚信将抑郁视为一段旅程而不是一种疾病要好得多。我们的谈话从这个长远、积极向上的角度重新界定了多萝西进退两难的困境。她正在学习的放松技法正改变着引起她长期抑郁的焦虑、紧张的生理结构。列一份清单记录心情、指示方向和步骤，进而提供一个改变的范围，使之成为促成改变的催化剂。每当多萝西遇到恐惧、无助和孤立的时候，她可以从格丽丝阿姨、朋友、团体、我以及内心向导那里获得情感慰藉和支持。现在轮到她运用身体将自己从桎梏的地方解放出来，获得治愈。

动起来并不断向前

运动锻炼改变我们的大脑化学成分，继而影响心情。三四十分钟的日常锻炼——慢跑、骑自行车、游泳、举重，使用踏板机或跑步机，或者散步，有力地提高了血液中的血清素和肾上腺素，而这两种神经递质正是大多数抗抑郁药旨于提高的方面。运动锻炼可以提升内啡肽——一种具有镇痛和使人快乐作用的缩氨基酸。它还很可能提高海马（大脑中被认为是感情和记忆中心的部分）中神经元的数量和活跃性。海马对人保持良好情绪非常重要，在陷入抑郁时数量会减少。反复研究证明，运动（重点研究慢跑）会使抑郁指数降低一半，其成效可以媲美精神疗法或者含有化学成分的抗抑郁药。如果把运动视为一种有专利权并且可以收益的药丸的话，那么它将会出现在每一份美国报纸的头版，一周 7 天，每天 24 小时被电视网络拿来推广。

若你加入一个课程班，运动还会给予你情感方面的支持。许多人起初会觉得这些课程班令人生畏（令人吃惊的是我们当中有那么多人在担心：课程班上的其他人不仅比我们更适合、更有能力，而且他们还会对我们评头论足），但渐渐地爱上它。这个课程赋予原本空虚的光阴血与肉。拥有一个富有同情心的老师将给予你支持并且让你充满兴趣。其他同学努力自助的行为将鼓励和激发自己。

运动还有另外两个伟大而持久的益处。即使运动在起初阶段会令人感到困难陌生，然而运动过一段时间以后我们的身体就一直会感觉越来越好，并能轻松自如地与之相处。同样重要的一点是，如果我们锻炼身体，我们会明白这些改变是我们自己创造的，而非药丸。正如我反复重申的那样，这种精力充沛的感觉代表自我，是唯一最直接有效解决无助感觉的办法，而这种无助的感觉正是抑郁症的标记。

多萝西说："使用踏板机或跑步机或慢跑会让我生病。不过短时间、没那么消耗体力的散步，我或许还是可以做到。"

散步

我将在第四章深入讨论专注、静心的散步。这一章，我将给你们散步提一些建议，让散步变得更容易、更愉悦，成为你生活中的一部分。

关于散步

- 任何人只要超过一岁半，无须卧床、坐轮椅就能散步。这是显而易见的，不是吗？但是当我们像多萝西那样陷入抑郁时，却常常容易"忘记"。

- 你可以选择你喜欢的任何地点：公园、街道、球场周围或商场。当你非常想去散步的时候。

- 刚开始散步的时候，你或许该走得比平常慢一些，两膝略为弯曲，双脚轻轻地落在地面上。你的膝盖、臀部和后背以及身体其余部分会感到轻松自如，甚至富有音乐感。有趣的是，这也是许多土著人行走的方式。想一想米尔顿与老子相伴数月后的情景。

- 当你厌倦待在室内或脑子转个不停时，去散个步。这就是变化，正是这种变化可以改变软化抑郁症僵硬固定的模式。

- 你在上下班时散步。去乘公共交通车的路上或把车停在离你工作地点还有几个路口的不熟悉的地方以后。

- 你可以邀他人一起散步。这是一个与其他人交流的减压好方式，白天与同事一起，晚上或周末与家人朋友一起。

起初，对多萝西来说，与那甩不掉的惰性或者牢牢抓住她的特殊诱惑作斗争，简直太难了。但是，一旦她克服这些牵绊力，多萝西就开始觉得自己变得更加敏捷能干。她一顺手关上前门，更多能量就注入她体内。当她满意地在地面踩出步伐时，她承认自己内心充满了力量。

多萝西每天都会抽出 10~15 分钟来散步，随着她越来越喜欢这项运动，每天清晨时间会增加到 30~40 分钟。她开始欣赏新鲜的空气、投在路上的树荫、鸟儿的欢唱和回家路上的孩童。

"你知道吗？"多萝西几个月后告诉我，"它改变了我。我感到更强壮，更有活力。我得承认，我的心情变好了。我感觉到我仍然属于自己，或许你不能理解这一点，但是我从未像这样为自己花费时间，也未碰到过完全属于自己的挑战。以前每一件事都是围绕着别人——托德、小孩或者客户、朋友。即便是买衣服我都在为其他人提供参考意见。但是散步是为我自己，因为它令我心情良好。"

一天下午，多萝西找到我，她看起来苗条许多，显得没那么高傲，心情也变得更加开朗，她坐下来相当严肃地说道："詹姆斯·戈登，我有事要告诉你。我只想你安静地听就可以了，不要说话也别笑。"她深呼吸了一口："我雇了名私人教练，"她停下来，长久地等待我的反应。"嗯，他是位俊俏的研究生，一周来我家两次，为我制订了个人的锻炼计划，我得承认我喜欢这个计划。我还要告诉你我有多么喜欢它，当托德回家看着我时，他似乎以为我已经发疯了。"

在运动中放松

有时，我会让我的病人和学生参加一些异于日常生活方式的体育锻炼。

我很可能会建议像多萝西那样久坐不起的人去散步。针对那些对自己的身体很敏感的人，我也许会推荐他们站在镜子前跳舞。这种活动能帮助你打破固定模式，给你个机会去发现自己其他受压抑的方面，进而融入生活之流。

然而，大多数时候，我会根据他们已经从事的活动制订计划，帮助他们用一种更觉醒、放松、静心的方式将熟悉的活动转化为改变生活的行动。

阿普里尔找到我时正在学习瑜伽课程。她喜欢这些体位和"锻炼"以及运动完活力倍增的感觉。可是，当她谈到瑜伽时，有一点是显而易见的：本应该轻松愉快的事情却变成了余生的负担和苦工。她"不得不"练习瑜伽，就像"不得不"成为统计员工作那样。她谈到"需要投入更多时间到瑜伽室"，并且要做更多"高级"动作。

我告诉阿普里尔她的话令我听起来都累。有证据显示：练习多种多样的体位和不同体系的瑜伽可以改善心情，减轻压力。但瑜伽是关于"解放"以及改善心情的运动。我建议阿普里尔学习更少的体位，投入更多时间在自己家慢慢练习；用上一切自己希望用在这上面，而且是需要用的时间；伸展时带入呼吸，感觉每一个动作延伸扩展到身体。将感觉表现出来；让身体照它所想的那样去运动。

我向阿普里尔解释道：据我了解，古代人们在冥想的静定状态下自然而然地发现了瑜伽体位。现在我们正试图通过模仿这些体位来放松自我。事实上，如果她放松安定，她也许发现自己也能自然而然地完成这些动作。

一两个月后，当她保持一个标准的体位，比如眼镜蛇式或者武士式，伴随着缓慢的深长呼吸，阿普里尔开始照身体自己的方式摆动，这令阿普里尔感到惊奇。有时，她感觉身体好像融入这个体位里，自己甚至变成了所呈现的那个动物——感觉身怀眼镜蛇的特殊力量在优雅地摇摆身体；有时，当她心情松弛，配合呼吸保持一个体位时，多年来由于身心紧张而释放的眼泪从她的脸颊流淌了下来；有时，她发现自己的身体做出了她只在书本中瞧见，连想都不敢想会做到的体位。

"对我来说，这太神奇了。"她说道。在练习这些瑜伽动作的时空里，她感觉大自然好像来到了身边，注入了她的内心。阿普里尔第一次感到自己不是因为别人的期望或者自己的恐惧而练习，而是出于自己内心的某种东西，"力量"——她找不到一个更好的词了——它似乎可以自行更新。她不再强迫自己或者急于求成，渐渐开始明白自己身体所感到的安定放松的力量也许会让她往后的岁月充满活力——减轻让她产生自我挫败，孤立无援的思想行为的恐惧感，溶解她冰冻的情感。

如果你感到郁闷、紧张、焦虑，你可以照阿普里尔那样做一做。你可以从瑜伽初学者课程中的一些简单体位开始。以下内容是关于一些你在参加课程班以前就可以自己学习放松的技法。

在瑜伽中放松自己

据我所知，迄今为止，参加训练有素的老师指导的课程班是学习瑜伽不同体位或姿势效果最好的方法。在美国各地和大部分其他国家都可以报名参加。资源部分列出的网址可以帮助你找到离你最近的课程班。

我强烈建议你——像我告诉阿普里尔的那样——用一种缓慢的、静心的方式练习瑜伽，在体位中放松自己（我所熟知的最有助于放松的瑜伽形式为克利帕鲁瑜伽和整合瑜伽）。如果这个课程让你感到任何竞争力和压力——有许多新体位或耗体力的体位教得太快或持续时间太长——换另一个班或老师。有些实习学生会催促得很紧，这样会导致更多的压力和伤痛，这些都不是你需要的。当你慢慢熟悉这些动作后，你就能够持续得更久，并且可以融入其中。

以下是一些非常简单的动作，你在家里就能开始练习。这些动作可以打开胸腔、增强下半身力量、令脊背更加灵活、加深呼吸，同时可以减轻压力、给予活力，帮助你放松，顺应生活。

开始前，你需要一张易弯曲、不过于柔软或厚重的瑜伽垫或毛毯。另外，我会给初学者每一个动作需要重复和呼吸的次数提一些建议。选择次数的原则是让自己感到舒服，并根据自己的喜好而增加。

孩童式

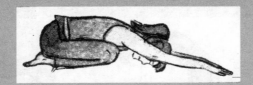

我建议你以孩童式开始，并以此结束每次练习。

屈膝跪立，坐于脚跟之上，身体往下前屈。（如果你的膝盖僵硬，别强迫自己坐在脚跟上。）伸长手臂置于头前，双臂平行，手掌朝下拂地，如图所示。

缓慢而深长地呼吸，感觉整个呼吸进入到整个身体，尤其是可以流动到你的下背。保持这个体位两三分钟，缓慢而深长地呼吸，感受一下这个臣服的体位。

武士式

你需要站立来完成这个动作。

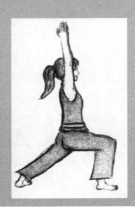

两脚并拢并保持平行。右腿前跨，左脚朝后，两脚保持 3 英尺（90 厘米）的距离。左（后）脚趾翻转 45°。转动髋部朝前。右膝向前成弓步，手臂向上举过头顶，手心相对。

现在稍稍屈下前膝，从而身体的大部分重量都置于前（右）脚。如图所示，此时右膝应在右脚的正上方。

缓慢呼吸，腿向后收起。

做几次缓慢的深呼吸。现在换左腿前跨，右腿朝后，重复以上相同的练习。这一次屈下左膝，右脚在后。再来一遍，缓慢地做十次深呼吸。

重新回到双脚站立的姿势。

这个姿势有助于增强下半身的力量，打开上半身。

猫狗式

完成这个姿势，你需要四肢撑地跪在地上。在预备阶段，缓慢地吸气、呼气。

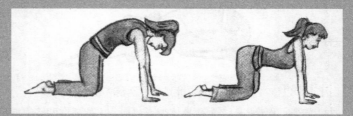

缓慢地深吸一口气，像猫咪一样向上弓起背脊（如图所示），眼朝地面。接着呼气，放低背脊，所以曲线的打开部分是正面朝上的，眼望前方。以上是狗式。再来一次，缓慢地做两次深呼吸，吸气、呼气。重复做这一套动作五到十遍。

这个动作可以增加脊椎的灵活性，集中注意力培养积极、灵敏的思维。

俯面狗伸展式

你可以从孩童式进入这个体位。两脚分开，保持臀部宽度；脚趾向下踮起，脚后跟上抬；吐气，收紧双腿，同时向手掌推力。如图所示，此时你应该是双脚斜立，掌心撑于地面，臀部悬于空中，整个身体呈三角形。做十次慢慢的深呼吸。双膝跪下，还原为孩童式。

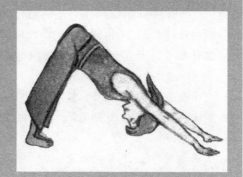

这是我教给大家最费体力的动作，俯面狗伸展式让人充满活力，增强稳定性。

扩胸式

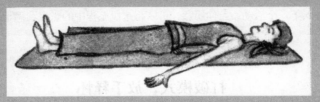

这是标准放松体位的一个变体动作。要完成这个动作，你需要一张可折叠的长毛毯便于仰卧在上面。

仰卧在毛毯上，这样你的脊椎就离地面有好几英尺高。如图所示，头躺在（地板）上面。双臂向两边伸展开来，掌心朝上。用鼻子深吸一口气，从嘴里吐出来，感觉到腹部变软了。重复做 10~20 遍。

这个体位会帮助你打开／扩展胸腔，放松后背肌肉。这是另外一个关于接纳和顺应的动作。

狮式

对上面做一个归纳总结。

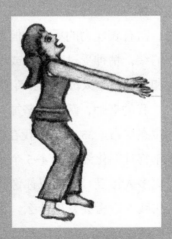

站立。两脚分开，与肩平行。两膝略为分开。两臂向前伸直，手心朝下，五指张开，在你的手臂，手掌和手指之间应存在着（一定的）紧张感。鼻子深吸一口气，然后通过嘴巴，从喉咙后部大声吐出——像狮子那样大声咆哮一声。咆哮时将舌头向下伸出，眼睛朝上看（看图例）。你应该听到了狮子的咆哮声并感到它处于你的喉咙后部。这个动作极具表现力并令人充满活力，重复做三次。

孩童式

再做一次用孩童式来结束这一套动作。

> 缓慢而深长地呼吸——鼻子吸气，嘴巴呼气，这样连续做 10~20 次，让自己融入这个顺应的体位里。
>
> 依次完成这一系列动作需要 15 分钟（一旦你掌握熟练以后），先休息一会再进入下一个活动。若你愿意，可以将这段旅程中的点点滴滴记录下来。

打破模式，放手释怀

对多萝西来说，悠闲的散步可以激励和解放人心，是一种改善身体状态和宣布独立的方式。对阿普里尔而言，瑜伽可以直接释放压抑情绪并将其深深发泄出去，是一个让她融入生命之流的工具。

我采用的是被传统治疗师使用了上千年的技法，这些技法特别适用于增加能量和打破固定的身心、情感模式，从而促进顺应。尽管其中许多技法在练习初期时确实很费力，还有些奇怪，比如我在第一章里已提到活跃的、富有表现力的冥想。但是，这些核心的技法曾帮助我治愈陷入抑郁焦虑情绪，精神受过创伤，或者得有慢性病的患者，以及被用于培训压力太大和责任重担太沉的医护专业人员以及医学院学生。

我的老师，萨兰·辛加博士是一位印度针灸医生，师从广受争议的领袖拉杰尼布。35 年前，我在他那学会了这种富有表现力的技法，并且历经多年将其简化缩短为 4~5 个阶段。我所创造的这种简短形式更加容易，利于更多人接受。我建议你像我一样把这些技法当作一种实验、一段冒险，去实践，看看会发生什么。也许初练时你会觉得拙手拙脚或者心存疑虑，我在这一章末尾会提供专门的计划来帮助你最安全有效地使用它们。

我通常最先推荐跳舞。多数案例证明，跳舞有助于改善心情。像特里萨一样无以计数的抑郁病患者曾经告诉我，他们虽热爱舞蹈，但现在都不再涉足。我所建议的舞蹈并不指任何特殊形式，它也可以很有趣。但是不管是狐步舞、桑巴舞还是滑步舞，诸如此类的舞步，与纯粹让你的身体随着音乐节奏舞动起来的那种舞蹈存在很大差异，你只需要关上门，找一首能让你动起来的曲子，然后随之舞动起来。

摆动和跳舞

第二个很有效的技法以摆动你的身体开始，以跳舞结束。摆动时你需要坚定信念——你可能会觉得摇摆会显露自己的焦虑和恐惧，令人厌恶，或者那样看起来很愚蠢。当你感到疲惫或觉得命运弄人、情绪低落时，这种感觉会更强烈。我建议你把所有假设置之一旁。接纳，至少暂时接受摇摆技法，即使它做起来很艰难，或者愚蠢，但它或许就能帮助你缓解长期以来使你变得压抑愤怒的紧张感。如果你敢于实践，如以往成千上万的人学习我这种冥想的效果一样，你很可能会发现，选择适合自己的舞步能使压抑的身体充满活力，减轻思想包袱，消除紧张感。只要你有规律地做下去，你的身体会变得轻松自如，融入生命的各个方面。

我采用的技法改编自拉杰尼布长达 5 个阶段的昆达利尼瑜伽。昆达利尼瑜伽的动作以 5~10 分钟的摇摆开始，接着是 5 分钟的跳舞。

摆动和跳舞

制作一张光盘（CD）或创建一个播放列表。如果你愿意，可以使用"最好的压力管理工具"（见资源部分）中训练呼吸和运动的那张光盘。你也许会发现我从磁带中流淌出来的声音非常鼓舞人心。

若你想制作你自己的光盘，记得在开始前留出几分钟静默的时间让自己放松，进入状态。至于摇摆部分，你可以使用列在资源部分的昆达利尼瑜伽光盘中的第一篇。或者你可以找类似的强劲、富有节奏感的音乐。以5~6分钟长度的音乐开始摆动。然后是1~2分钟的静默时间，接着加3~5分钟让你动起来的音乐。

有时我会建议在末尾阶段使用听不懂的非洲音乐——尤索·恩多或者奥利弗·恩戈马（包括这些在内的其他光盘列在资源部分）。这种音乐的节奏可以使你精力充沛、心情愉悦、促使你前进，帮助你驱散萦绕在心头的烦恼。另外，你也可以使用歌词含有特殊意义的音乐，会发现它对你大有神益。例如，如果你感到低落，滚石乐队的《你不能总是得偿所愿》。大多数时候，我喜欢积极向上、振奋人心的雷鬼乐，比如鲍勃·马利的《三只小鸟》（又名《一切都会好起来的》），或者吉米克利夫的《你真想的话就会成功》。无论如何，音乐最重要的功能是能让你动起来。跳了一会儿后，或者当你感到停滞不前或特别沮丧时，你或许会想要再跳一会——10~15分钟的摇摆和跳舞。

双脚分开，与肩同宽，双膝微屈，肩膀放松。闭上眼睛避免分神。缓慢而深长地呼吸1~2分钟。"感谢上天，像我的老师萨兰很久以前教导我的那样，感谢上天提供这次机会让自己前进，从桎梏的地方挣脱出来。"

富有节奏感的音乐一响起，就开始摆动你的整个身体。从脚开始向上晃动，经过膝盖、臀部、肩膀和胸腔。用你的能力尽情地强劲地摇动。放松你的肩膀，让它随着摇摆舞上下晃动。让头部随着摇摆晃动；让你承载太多紧张的下颚打开。如果你想喊出来，就喊吧。

即使你感到很愚蠢、厌烦或者疲惫，也要坚持下去，记得从脚底向上摇摆。让全身都动起来。坚持下去。如果你感到厌烦疲惫，就加快速度。坚持下去直到音乐结束。

现在，停下来。把精力集中到你的呼吸和生理感觉。深呼吸，放松，感受你的身体和呼吸。

现在音乐又响起了，跟着音乐动起来。不要持续唯一的模式或舞步。

只需让身体随着本身喜好自然放松地动起来。若你感到尴尬或者愚蠢，请注意……继续跳。你独自在一旁，没有人在观看或评论你。

当音乐停下来，放松一会儿，站立、坐着或者躺下都可。

清晨一起来或当你精神不振，心情沮丧时，做一下摇摆运动或跳舞是一件非常好的事情。午后或夜前，尽情摇摆掉一天的重负，会令人非常愉快。但是别在睡前做这个运动，它会使人非常兴奋。

当你压力太大时，摇摆和跳舞会马上起到作用。我医学系的学生告诉我，考试前感到紧张不安时，有时他们会走进浴室，关上门，摆动几分钟。为什么会这么做呢？他们回答道，"能更好地集中注意力"，"考试会变得更容易"，"让人感到更轻松"，"令人不用担心太多"，"会取得更好的成绩"。

动态静心

我经常建议病人摆动和跳舞，并且一直在讲习班和培训课传授这项技法。我较少推荐动态静心，因为它十分费力，甚至有些古怪。动态静心需要花费很大的体力，常常会引起很强烈的情绪。然而，接受这个训练技法可以使人精力非常充沛，身体放松，为顺应提供了一条清晰道路。我每日坚持练习达数月之久，还将它推荐给许多由于固定思维和痛苦回忆的原因变得思想压抑，身体僵硬，生命有所限制的人，并且他们都取得了良好的效果。

因为这些技法极富表现力，尤其是动态静心，也许还会引发强烈的情绪，所以我建议你找个人咨询，可以是向导、治疗师或冥想老师，他们都有丰富的经验可以轻松应对这种强烈的情绪。

我原本学习的动态静心形式长达 5 个阶段。它的指导说明以及伴奏乐都列在资源部分的"动态静心"光盘上。在"心灵的黑暗之夜"这一章，我会告诉你我运用这个技法帮助马德琳的方式和原因。现在，我将给大家描述我最常推荐的形式，这个形式只有两个阶段，要求更少，但是效果非常好。

快速、提神的深呼吸可能与你之前所做的十分不同。如果你有明显的高血压，心脏装有起搏器，心脏病史，癌转移或者肩膀、脖子和头部有明显的伤痛几种情形，你就不能做这个练习，如果你对这种练习方式有任何问题或疑虑，请在练习前咨询你的医师。否则，你就不能继续这项实验。

动态静心

当你练习动态静心时，跟摇摆和跳舞一样，你需要制作一张光盘或创建一个播放列表。同时，用 1~2 分钟的放松时间将训练隔成两个阶段。

第一个阶段是动态（或无秩序）呼吸，第二阶段是自由舞。我自己喜欢采用动态静心光盘中的第一段歌曲来快速地深度呼吸，而你则可以选用任何持续重复的富有节奏感的强劲音乐来促使你呼吸得更快更深度。第二个部分跳舞，与摇摆和跳舞一样，你可以选用富有活力，能激励人心的欢快乐曲。

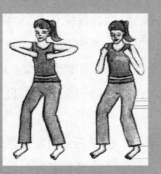

双脚打开，与肩同宽，膝盖微屈，再一次，闭上双眼。但是如果你平衡感不好，请睁开双眼。集中精力看着一面墙，避免无谓的分心。

接着，通过你的鼻腔吸气、呼气，并尽可能加快加深。这种方法用于激励人心，而非放松休息。呼吸时，千万不要通过你的口腔。如果你那样做，你很可能会呼吸不畅。

请将双手握成拳状，带到距离胸周围 6~8 英寸的地方。为了加深加强呼吸，吸气时，用肩膀抬起手肘，呼气时，迅速放下你的肘部到两侧。这种训练制造出类似风箱的效果，让呼吸变得更深、更强烈，并被带入肺部。此时，你看起来就像一只小鸡拍打着翅膀。

现在通过你的鼻腔呼入呼出，尽可能加快加深。吸气时，抬起你的肘部；呼气时，迅速放下到两侧。不要担心保持节奏。尽可能地加快加深呼吸。如果你感到想停下来……坚持下去。如果你不得不停下来休息一阵子，要尽快地重新开始动作。如果有人——不应该有其他旁观者出现——看见你做这些动作会觉得好笑。别担心，没人观看。继续做下去。

你应该可以坚持锻炼 5 分钟，即使初始阶段也该如此。如果你觉得时间有点长，可以在初始阶段坚持 2~3 分钟的练习。

在 1~2 分钟保持平静的时间里，呼吸会变得混乱，站立放松，留意恢复正常呼吸和身体状态。在放松时，放任你的思想天马行空。

舞曲再次响起时，尽情扭动你的身躯。

当你觉得做这项运动感到非常舒畅时，你可以延长呼吸和跳舞的时间。你可以将运用动态静心的经验记在日记本里。

这种技法比摆动和舞蹈更令人精力充沛。理想的锻炼时间是一天的上午——事实上，是清晨——以及饭前，不要在饭后练习。

从混沌到有序

多年以来，我认识到：身体是协助顺应改变这个持续过程的利器。在这一章，我已经详细说明了促进顺应的 5 种技法：简单标准的身体锻炼（散步、慢跑、游泳、有氧运动）；以一种放松静心的方式练习，优雅精致的瑜伽动作；自由舞；略显古怪但效果良好的摇摆静心。另外还有：太极和气功，以调节呼吸配以中国动作的静心方式，它能像瑜伽一样打开我们的身体情感结构；疾走、单脚跳跃、使劲击打枕头并大声叫喊（我会在下一章说明并讨论）。

所有的这些技法将能量输入受桎梏的系统，即抑郁症。通过努力，它们可以将我们从紧闭的地方解救出来。运动有助于我们感知自我存在，在这个过程中，我们试图通过运动来找到一种更富有创造性和欢庆的方式来调动我们的自愈能力。我们通过努力获得了安逸，从混乱的状态回归到秩序和简单，意志受到训练从而达到顺应。

一个重要的人体科学实验研究证明，身体锻炼对抑郁和焦虑人群大有益处。像我之前提到的其中一种形式——慢跑，已经被证实其作用相当于减轻抑郁症症状的药品。与这个实验一样，目前许多人正在研究瑜伽和跳舞在减轻焦虑、改善心情方面的有效作用。

到目前为止，还没有人研究"极具表现力"的运动，比如摇摆或动态静心，或者活跃的静心法带来的心理转换效力。

显而易见，运动除了可以提升神经递质和内啡肽，增强自我效能感受以外，也对其他的物质发挥着作用。

如我介绍的那样，生理和心理紧密相连——思想情感上经历过的每一件事都由身体记录并编码。这些活跃的技法——快速地深呼吸、自由摇摆、瑜伽或太极姿势——可以提升我们的能量，进而打破身体、思维和情感的固定模式，迎接其他生理和心理上的新变化。

这种说法也许令你感到陌生。但一个有趣的科学理论会有助于你理解这些可以集中能量，打破固定身心模式，迎接顺应的技法。诺贝尔化学奖得主伊利亚·普里戈金关于化学反应的"耗散结构理论"具有深远意义。普里戈金提出"远离平衡态"这个观点指出，"混乱"，即物理化学体系的涨落，会带来深度变革。混沌无秩序状态会产生出一种高度整合的新秩序。这是一个造就化学或物理系统不受约束的自然的进化过程，使系统和周围世界之间可以自由交流。

在我看来，这个类比显而易见。陷入抑郁时，生理和心理的自然增长进化过程会受到阻碍。我们的肌肉变得紧绷，呼吸变浅，思想感觉狭隘受限。我描述的这种极具表现力的身体活动会制造出一种"远离平衡态"，这种状态破坏了长久以来坚固的身体、思想和情绪结构。混乱既已到来，那么形成一种更开放的、具有创造力的新秩序便成为可能。

如果科学仍然让你心存疑虑，那我们人类关于这些方法的集体经验则称得上是丰富无穷——数万年间使用这些技法的自然经验以及数亿年的全球文化。这些古老的技法可以改变思想、扩展思维，将帮助我们从狭隘、恐惧、自我怀疑这些情绪中解救出来，使我们从限制、禁锢我们的信仰、思想和感觉的构造中以及我们生存的社会中得到解放。

这些技法都是西伯利亚萨满师以及世界上古老理疗师的传统治疗工具。杰尼布重新发现这些技法的几个世纪以前，印度的云游圣人（"精神追逐者"）和西藏的和尚就在运用快速的深度呼吸这个技法。摇摆在印度尼亚，跳舞在非洲、亚洲和美洲，疾走在中世纪的波斯教徒和土耳其，这些技法分别在这些地方受到了采用。精神发泄是现代西方心理学表达形式的核心，例如格式塔心理学和生物能量学，及它们后来的形式——各种各样的"身体为中心"的心理疗法。伊利亚德伟大的宗教历史学家则将其称之为"狂喜的古代技法"。

在实践中，我建议每个人仅练习一种充满活力和富有表现力的技法（散步、跳舞、瑜伽或者摇摆）即可，同时伴随一种安静的冥想法，例如软腹操。我也把同样的建议给你。

当你继续读下去，或许重读这一章，你会更清楚这里面哪些技法对你来说最有效。如果有一种技法听起来与自己的实际情况很接近，你可以采用它。或者有一个技法你感到既奇特而合适自己，这也是不错的选择；或者尽管看起来有点荒唐可笑（比如摇摆）但是吸引了你的注意力的技法。要是你愿意跟内心向导核实一下，而且得到的回答是"好"，就继续做下去。如果你没有确定其中的任何一种技法，那么就像多萝西那样，以散步或伴着节奏快的音乐跳舞开始。

让你的身体动起来，打破固定的模式，驱散代表抑郁症的惰性，或者重新顺应生命之流和生命本身，这些才是最重要的。

富有表现力的冥想的指导方针

如果你自己对更富活力的实验——富有表现力的冥想感兴趣，以下是你着手练习这些技法的十条指导方针。

1. 你需要通过提升自己的能量开始。动态呼吸——疯狂的小鸡——是一个很好的方式，摇摆 10~15 分钟，练习瑜伽或者播放快音乐跟着跳舞也不错。它们每一种都可以打破身心的固定模式和情感桎梏。每一种技法都需要以能量启动，然而伴着训练它会带给你更多的力量。所有这些技法都可以开启顺应之门。

2. 你需要找机会释放内心，让积聚的力量扰动内心的感觉和思想，将恐惧和痛苦释放出来。这也是你之所以能在跳舞，摇摆之后提升能量，释放一连串情感的原因。例如，你可以像阿普里尔那样持续哈达瑜伽体位几分钟，缓慢而深长地呼吸，感受体内的感觉，然后保持着这个体位，纯粹地迎接，而非强迫，内心情绪流露出来，身体犹如一条溪流流动一般。

3. 同时要认识到，即使你明显身有残疾，也可以动起来。医院里卧病在床的病人可以扭动自己的脚趾，有意识地缓慢握紧松开拳头，深呼吸直至腹部。

4. 根据自己的能力限制做相关运动。全力以赴是完全顺应最有效的前奏。但是千万别犯傻。请阅读动态静心的注意事项。不要练习过于激烈致伤的瑜伽体位。所有这些技法都十分有用，找到适合自己的、安全的那个。

5. 不管你选择了哪种技法，坚持每天练习。对你来说确实有些困难，以 5~10 分钟开始，随着时间推移慢慢增加时间量。一天练习 20 分钟或者更久一些比较理想。留一些时间热身，唤醒我们低沉受压抑的身体。

6. 不要在睡觉前练习活跃的富有表现力的技法，例如摇摆或者动态静心。这个方法相当令人兴奋。如果你想将活跃的和安静的技法结合起来，以活跃的技法开始，再慢慢放松到安静的那一种。

7. 你可能在初始阶段（也可能在后期）遇到一些阻力，抱怨技法过于枯燥，对建议你练习这个技法的人发怒，甚至认为自己是个大傻瓜。如有经验的训练者说的那样，这全都是整个过程的一部分。给自己一个机会去练习这些技法，给这次练习一个机会在你身上实施效力。

8. 这些富有表现力的技法强大有力。在它们将我们从桎梏大家的地方解救出来前，很可能会烦扰我们，引发出萦绕不散（潜伏）的回忆。如果你打算运用这些技法，特别是动态静心，我建议你找到，至少开始寻找，某些了解这些方法效力的人，比如向导或老师，他们可以帮助你处理可能出现的感觉。在身·心疗法中心我们已经为你训练了许多人。资源部分已列出能提供帮助的人。

9. 结束动态静心后，给自己留些放松的时间（这也是特里萨初次见我时我给她的建议）。利用这个机会，你可以感知自己所做的努力，令身体变得自由，思维变得清晰。尽情跳舞，接着做一次安静的技法，比如动态静心、散步或者只是躺下来。努力后的凝然不动与抑郁症的惰性完全不同。老子和机修工米尔顿或许观察到，运动创造了静止，而这种静止会变成焕然一新的真切运动。

10. 如果你的实践看起来有助于融入生命之流，坚持下去。如果一段时间过后，这种技法不再有助于你精力变得充沛，抛开禁锢自己的自我防卫或者不再令你感到自由，那就舍弃它。有一个佛教传说告诉我们，我们不该背船过河。

总结：关于顺应的说明

• 顺应可能随时发生。牢记米尔顿的例子。

• 顺应与放弃完全不同。"顺应"帮助我们融入生命之流。"放弃"致使我们沉到深底。

• 顺应通常需要付诸行动。我们投入了许多能量，然而由我们多次感知到的新能量使之恢复一新。

- 运动出自身体的渴求。选择适合自己的那一种形式。考虑加入一个课程班。
- 富有表现力的冥想是古老而强有力的方式，能帮助我们提升能量水平，迎接、促进顺应。
- 当我们运用富有表现力的技法将能量投入到我们受桎梏的身体时，旧有的模式开始瓦解。这个过程自然而健康。
- 随着旧有模式的瓦解，深藏的感觉流露出来，新的可能性产生了。通常，你会从一个不同的角度来看待以往熟悉的思想和行为，有时似乎有种首次遭遇的感觉。在经历这个阶段时，一旦你有需要，就咨询你的向导。

自我诊断处方

顺应改变：记录下你的经历

以下是一个帮助你记录打开顺应之门的点滴经历的简易草案，包括你正在运用的活跃的技法和发生在你身上的效果。记录的这些内容帮助你欣赏你所学到的内容和你正在发生的改变。

我建议你把这个分成四个阶段。

1. 你正在使用的技法的日期和你运用的时间长度。

2. 你选择这种技法的原因。

3. 之前、之中、之后发生的情况。

4. 任何有趣的经历以及／或者日后的收益。

这有一个例子：

帕姆是一个38岁的护士，衣着整洁。她曾经"生活处处沮丧……有时还会自杀"，从青少年就开始断断续续服用抗抑郁症的药物。她有过一段婚姻，她深爱自己的丈夫和儿子。她喜爱护士这个职业，但是她认为自己所工作的诊所管理过于粗糙，工作时间压力太大。在对待自己的工作，苛求的母亲，以及丈夫的小孩上面，她用"强迫性"这个词来描述自己。当她小小冒犯了父母、朋友、同事和丈夫时，她却认为自己是"十恶不赦"。她来找我的目的是帮助她治疗偏头痛和抑郁症。当我向她建议摇摆和跳舞时，她还在谈论抗抑郁症药物。

以下是帕姆的记录：

1. 日期和技法：2005 年 10 月 30 日；摇摆和跳舞，每一种 10 分钟。

2. 原因：这是你给我的建议，并且这个技法确实帮我改善了情绪，消除了我的焦虑感和偏头痛。它也使我紧绷的背部和肩部得以放松。

3. 今天发生了什么：在我开始练习这个技法以前，我常胡思乱想，情绪低落，向开办诊所的医生大发脾气，还患有头痛。这种感觉就像宿醉，但是我昨晚并没有喝很多酒。接着，我开始摇摆。几分钟后，我感到紧张感从我的身体消除，我的头脑变得清晰了一些。然后，我很开心，像个小孩，淹没在童年的记忆里以及跟父亲在户外度过的美好时光。然后，我感到自己充满力量，有些性冲动，那种感觉好极了。我把自己对母亲和上司的怒气通过跳舞统统宣泄出来。接着，我洗了个长长的舒服澡就去工作了。

4. 当天的经历：我能够清晰地看到我做的工作、我关爱的病人和开办这家诊所的掌权人之间的区别。每一次我看到我的上司时，我不再感到焦躁或生气，反而失声大笑。他简直就是一个混蛋！我意识到我得离开。尽管如此，我仍旧能轻松地和所有病人相处，并且真正享受和他们在一起的感觉。时间过得似乎很悠闲。整天都没有背痛、脖子痛或者头痛。我盼望今晚见到我的丈夫。

你可以将这种草案写进你的日记本，记录下自己关于练习这些极具表现力的技法的经历。

第四章

应对心魔

人类常常会有压抑、限制自我的想法、感觉和行为；我们会逃避困难，也会养成不能自拔、适得其反的习惯来加深这种逃避。借用一个佛教心理学的术语，这些模式被称之为"心魔"。它是人们长期缺乏满意度和幸福感的重要原因。即便你刚摆脱抑郁的阴影，自我的心魔还是会跳出来，凭借它让人痛苦和恐惧的力量来挑战人类。

在本章中，我将主要关注那些最容易干扰、影响人类的心魔，包括拖延、内疚、高傲、完美主义、孤独、倦怠以及愤恨。首先，我会举阿普里尔的例子，看她是如何成功克服从儿时起就恐吓、压抑她的心魔，如何利用那些可怕的力量，在人生旅途中更加顺利、自信地前行。接下来是本章的核心，将提供一些简单实际的策略和技巧，去应对困扰每个人的心魔，教大家从中学习，将它的力量吸收自用。最后，本章末尾会提供一些传统中医学的知识，包括针灸和草药疗法，来化解心魔的能量，恢复被心魔打乱的情绪和生理功能。

心魔与保护神

现代生物精神病学并不认为抑郁的模式和恐惧属于心魔，而只是一种疾病的症状，并且试图采用药物治疗来减弱、消除那些症状，达到减轻病人痛苦，消除恐惧、疑虑，转移注意力的目的。这种做法无可厚非，但治疗手段缺乏远见，有时适得其反，甚至带来毁灭性的后果。被驱逐的心魔随时可能反扑回来，而且以一种暴躁狂怒的姿态。如果我们一味的压抑驱逐它们，也会丧失它们本身具有的智慧。

这不光是我自己的见解，同时也是弗洛伊德和荣格创立的现代心理学的根本观点，是佛教的古老智慧——让人恐惧的心魔属于人的一部分，属于人的过去，属于人们恐惧、憎恨、否认的生活。为了治愈自我，回归整体，我们必须面对、承认、接受这些心魔，重新夺回被抢走的力量。如果我们愿意忍受遭遇心魔时的痛苦，我们会发现能揭示真我的保护神，让我们懂得应该如何生活。

将自我绑在警觉的桅杆上：从《奥德赛》中吸取的教训

我们必须学会应对必然遭遇的心魔，并从中学习，发现属于自己的保护神。奥德赛的向导之一，女巫柯克，提供给他很多建议，这些建议同时对我们也很有益。在奥德赛早期的归途中，她告诉奥德赛，他会遇见"美貌的海妖，海妖会唱歌迷惑路过的海员，让他们丧失意志，走向死亡的深渊"。她告诫奥德赛"堵住船员的耳朵"，但如果船员先把他绑在船的桅杆上，即使聆听到海妖的歌声，也可逃过一劫。

奥德赛注视着这些美丽诱人，让人不可抗拒的魔鬼，聆听着她们的歌声，将自身暴露在危险中，置身于奉承、安逸和永远不会实现的承诺中。同时，他也坚定自己的信念，坚信这艘船能带他到目的彼岸。

我们也可以选择聆听，但必须内心坚定；选择行动，但必须有所警觉，绝对不能随波逐流。这是一种最佳姿态，去面对、学习、汲取那些限制压抑自我的力量。这也是让我们的心魔服务于保护神的第一步。我们需要的武器，我们需要的绳索和桅杆，就是能提升注意力的冥想技巧，称之为警觉性。

警觉性冥想是南亚佛教传统中内观禅修法的标志。它也是藏传佛教和日本禅宗的一部分，被广泛应用于基督教的修道院、与宗教无关的隐居场所、研讨会、课堂上。它也越来越多地与一系列的心理治疗手段相结合，包括认知行为治疗，治疗抑郁。

接下来和大家分享一些可以立即实践的技巧。当然，你也可以在其他课堂上了解更多关于注意力和冥想的知识（在资源部分有相关信息），或者也可以通过阅读书籍获取。我自己喜欢的，包括一位越南佛教禅师释一行写的《正念的奇迹》，一位日本禅宗，铃木禅师写的《禅者的初心》。

接下来是两个提升注意力的技巧，一个是静坐冥想，一个是行走冥想。

警觉冥想

静坐冥想

舒适地坐在椅子上。将手放在椅背或者膝盖上。用鼻子进行呼吸。双眼可闭上或者微睁，目光柔和，视线放在白墙上或者不远的距离，不必聚焦。

缓慢呼吸，继续用鼻子吸气吐气，气流经过鼻孔时关注自己的呼吸。

将意识放到每一个出现的思绪、感觉、情绪上。让它们出现，让它们消失。记住，它们只是思绪、感觉、情绪而已。

通过训练集中注意力，你可以培养、壮大、增强内在的"观察者"，能逐渐摆脱这些思绪、感觉、情绪，尤其是一些压抑消极的东西，对你的控制。

渐渐的，你开始习惯已经出现的多样化的思维、感觉和情绪，不仅有那些让人困扰、迷惑、烦恼、尴尬的情绪，也有振奋、满意、有趣、积极的情绪。

刚开始练习的时候，一次可以持续 5~10 分钟，每天两次。逐渐可以持续到 20~30 分钟，如果喜欢的话。还可以使用计时器：这样的话，你可以少考虑一件事情。

建议你，在逐渐变得放松和警觉的过程中，更多地注意那些寻常但又让人困惑、矛盾的奇特想法。如果你和其他做这项练习的人交流，你会发现类似的经历。所以，放轻松。

行走冥想

行走冥想是静坐冥想很好的补充，或者替代的方式。你可以按以下方式操作。

花一段时间行走，开始的时候差不多20分钟。如果计时器不大，可以带上；不带的话，可以隔一段时间瞄一下手表。

不用带那些在家里和办公室不必要的东西，诸如手提包和公文包，或者多余的衣物。走到户外，慢慢走，差不多平常速度的1/3，保持安静（此时此刻闭眼可不是明智的选择）。

用鼻子吸气、吐气，气流经过鼻孔时关注自己的呼吸。继续缓慢的行走。

关注你看到、听到、闻到、感觉到的每一样事物，以及出现在大脑中的每一个想法。在心中给它们命名。你发现自己这样想："用右边鼻孔呼吸……左边眉毛有点痒……会持续多久呢？……看见树皮……手指感觉到粗糙……脸颊边有气流吹过……那位女士在盯着我看么？……太阳挂在那栋建筑的顶上……还会持续多久呢？"诸如此类。

你会发现行走冥想比静坐冥想更简单有趣，你可以很轻松的坚持更久。

行走冥想不仅仅是很好的锻炼注意力，关注自己有关想法、感觉和情绪的方式；它更能让人全面了解自己所处的环境。我和乔治城大学医学院学生进行这项练习的时候，他们惊奇地发现，自己从每天都穿过的校园看到了更多的东西，以前忽略了很多东西——他们问道："一周前那座雕塑在那儿么？"——从熟悉的行走中他们发现了更多的乐趣。

我们可以在任何环境中锻炼注意力，最开始的时候可以专门安排时间和场所，来练习静坐或者行走冥想。一段时间后，你会发现自己的注意力在日常活动中提高了。即便当你发现自己的心魔和那些会带来抑郁的烦人思绪隐约出现，甚至要吞噬自己时，你的注意力同样会提高。此时，直视自己的恐惧，从恐惧中学习，变得不再困难。

向既已出现的心魔学习

意识到并接受心魔激起的恐惧是必要的开始。每个人，即便是最伟大的英雄，也会有不同程度的恐惧。它在抑郁中会被放大。一味地否认恐惧的存在，实际是否认自我的一部分，让自己远离不愿承认或看到的现实。在与恐惧斗争的过程中，我们实际让它的力量变得永恒。

矛盾的是，摆脱自己害怕的心魔首先要了解它们，正如奥德赛一样：与它们同坐，与它们同缓慢呼吸，饶有兴趣地观察它们，它会揭示隐藏的保护神。然后才有可能利用它们的力量，超越它们。我们在讨论每个人都要面对的个体心魔时，你会发现这个过程发生在你身上。

以前我和拉姆·达斯讨论过，他是哈佛出身的心理学家与精神导师。有些人曾问到他的"神经症"。他说，自己现在还是有 35 年前同样的神经症，在数年的心理分析和治疗后，他开始练习冥想。现在，这些神经症有了变化。

心魔过去是巨大恐怖的吃人怪兽，现在它们就像是由创作出卡通形象 Li'1 Abner 的卡通师艾尔·凯普笔下的"什穆"，无害、快活，外形像鼓鼓的保龄球。拉姆·达斯没有一看到它们就立马逃跑，而是宛若老朋友般"邀请它们过来喝茶"。

和拉姆·达斯一样，我们应该知道，自身的问题、心魔可以成为我们的朋友、老师和向导。如果发现自己害怕孤独，就要找机会让自己独处，坐下来与对孤独的恐惧进行讨论，问问它为什么此刻会出现。同样的道理，如果我们总是拖延——推迟一个重要但是倍感压力的会议、决定或者任务——或者害怕可能出现的损失。关键是以对朋友的尊重来面对心魔，尝试与它沟通、交流。

阿普里尔的遭遇

尽管警觉将遭遇并接受心魔的过程，以及跟它的沟通变得简单，我们也还需要其他手段去发现隐藏在恐怖心魔下的保护神。接下来是阿普里尔的故事，关于她和我一起努力，驱逐心魔、重塑自我的过程。如你所见，我们利用心理意象将她对不充分性、变化、不确定性、失败的恐惧引入，帮助她放松，和自己恐惧的事物进行交流。这标志着她抑郁过程和人生道路上的转折点。故事结束后，我会给你提供一些切实可行的技巧，帮助你达成同样的目标。

一天晚上，阿普里尔，这个总是很热情地跟我打招呼的女人，迈着沉重的脚步走进了我的办公室。这距我第一次看到她已经一年。

在前两个月里，她一直在尝试摆脱一种关系，这段关系就算谈不上不适合，也算不尽如人意。她谈了一会儿她是如何依赖乔，乔又是如何的穷困潦倒，但我从她的话语中感受不到激情。我感到有其他事情困扰着她，令她更加恐惧。

一开始她因为我的怀疑而十分生气。接着她又笑了。是的，不是乔也不是其他的男人，这件事才是真正让她烦恼的。

尽管阿普里尔的工作收入颇丰又有保障，她仍然对其日益厌恶，但是一想到换成自己真正想做的工作时又感到担忧。当她允许自己畅想时，她能想到的就只是在高中教经济学或是回到大学深造学习，准备成为一名教授。然而，每次朋友和她一起分析这种可能性的时候，她就发现自己呼吸变得急促，汗如雨下。

此刻，阿普里尔双手交叉，滑坐在椅子上，绷着脸说："今天我不想说了，我不喜欢这样。"我们就这样静静地坐了一会，她从座位上弹了起来，情绪也好了很多。我正在想一些恰当的"治疗性"的问题。而所有的想法似乎都显得尴尬又毫不相干。我深吸了口气，放松，渐渐融入了阿普里尔的世界。

我问她："你多少岁了？"那时我好像不是在跟这个身着正装，若有所思的可爱女人讲话，倒像是在跟那个依然生活在她愤怒而失望的世界里的小女孩说话。

"我6岁了。"她说话时那种神情和音调像极了6岁的孩子。"这就是我要说的全部。"

"怎么了？"

"我不知道，你也不会想知道的。"

"能闭上眼睛用心看一看吗？"我问她，我想这些影像可以帮助她正视那些让她恐惧的东西。

阿普里尔闭上了眼睛，开始在坐位上蠕动，呼吸也变得急促。

"你看见了什么？"

"我妈妈，她非常生气。她站在我面前，像一幢房子那么大。"

阿普里尔看见自己是个小女孩，身穿黄色的雨衣，愤怒、孤独而无助地站在童年的家门前。

"我讨厌那件雨衣。"她说道，眼睛痛苦地挤在一起。然后又补充道："我最讨厌那件雨衣，因为我是那么想要另一件。"

"你想要什么样的衣服呢？"我问。

此刻她笑了，表情也舒展开来，"我想要的那件衣服是紫色的，它是那么漂亮，那么特别。"

阿普里尔向她妈妈要了这件衣服，而她妈妈"仿佛我有什么问题一样看着我。并说'不行'，'太贵了'"——阿普里尔咬牙切齿地说——"我不得不穿哥哥姐姐们穿过的衣服。"

她觉得妈妈从来不关心她想要什么或她是谁。在阿普里尔看来，妈妈想要的一切就是阿普里尔顺从她的安排，在她与爸爸离婚后，阿普里尔能照顾她。

阿普里尔闭上眼睛后看到一个一闪而过的影像，那影像"总是那么让人恐惧"。她看见，应该是想起一个只等来反对与失望的小女孩；朋友在体育场上绊倒了，她却羞于将其带回家，因为那个家充斥着难闻的气味，杂乱无章，还有一个消沉的妈妈。

现在阿普里尔看到自己在大学里，迷茫于选择一个什么专业。毕业那天，她的脑子里全是问号。她将如何养活自己？此时阿普里尔沉默了一会。

"你现在在哪儿？"

"又跟我妈妈在一起了，她离我如此近而又如此庞大。她的声音好大，好像在责备或是抱怨，'你不能要那件衣服。你以为你是谁？'"

阿普里尔开始哭泣起来，泪珠轻轻滑落。

"跟你妈妈谈谈，"我告诉她，"告诉妈妈你想要那件紫色的衣服，你喜欢它，会好好保管它的。"

"她还是不会买给我的。她说那件黄色的雨衣对我来说'已经足够好了'。"阿普里尔真的哭了起来。

"告诉她你已经长大了，你也给了她你能给的一切，现在该你拥有那件衣服了。请大声地说出来。"

阿普里尔坐直一些，流着泪轻轻地说了。

"大声点！"

她重复了一遍刚才的话，嗓音虽然有些沙哑但明显大声了很多。

"妈妈十分生气，我居然敢反驳她。"

"再说大声一点，"我催促她，我的声音也大了起来。"告诉她你只是在为自己辩护。当你六岁的时候，她可以告诉你买什么样的衣服，并让你穿上。现在，轮到你选择，由你做决定了。"

"这是我的选择，"阿普里尔说道，她说话更加深入，更加能够表达自我了。"我想要，"——她开始呼喊——"那件紫色的衣服！"

阿普里尔停了一会，难以置信地摇了摇脑袋。笑容在她脸上荡漾开来。"妈妈和我一样大小了，我穿上了紫色的衣服，而她穿的是黄色的雨衣。"阿普里尔笑了起来。"现在——更可笑的是——她变得越来越小，像《绿野仙踪》中邪恶的巫婆一样融化掉了。我现在一点也不怕她了，一点也不讨厌她了。"

"你感觉怎么样？"

"我觉得我穿上紫色衣服看上去十分漂亮，我对自己很满意。"

脑海中的影像让阿普里尔给了那些让她感到恐惧与羞愧，无助与没用的魔鬼有力的一击。这些东西曾经禁锢了她的童年，甚至影响了她成年的想法和感受。通过引导，阿普里尔脑海中的影像发生了改变。那个曾经压倒一切，总是反对自己，让她感到无力回击的妈妈渐渐变小，声音也渐渐消失。这个曾经恐惧而沉默的小女孩在为自己辩护。阿普里尔开始找到自我，她有权利决定自己的生活。

这不是阿普里尔与困扰她生活的敌人正面交锋，或者她与敌人共处的结果。但是，这却是改变她生活的有力一瞥。她想象中的经历让她看到自己有能力直面长久以来令她恐惧的事物。在直面对手的过程中，阿普里尔的能量渐长而对手渐渐消失：是的，她感到曾经给了对方的能量在重新回到自己手中。

阿普里尔开始做一些重大的、真实生活中的改变。每走一步，下一步就变得更加容易。她毫无恐惧或是自我防备地告诉乔，他们的关系结束了。然后，她问自己是想回到以前的学校学经济还是去当老师，当她等到的答案是"你在开玩笑吗"时，一开始她愣住了，继而豁然开朗。她意识到，她不能下决定一点也不奇怪。这两个选择都不是她想要的，都如那黄色的雨衣。阿普里尔释怀了一段时间，然后慌乱了。

这并不奇怪。尽管扰乱完美生活的"敌人"让我们恐惧，但是它们是我们熟悉的，有一定的架构，对我们生活的影响也非常有限。当我们渐渐认清它们并能轻松应对，从而找回自己交付出的能量时，这些"敌人"便开始消退，就像阿普里尔的妈妈。然而失去了这些"敌人"，我们可能会感到恐惧或若有所失。

小时候，阿普里尔极不情愿地让妈妈决定了她的选择。当她渐渐长大离开家上了大学后，她开始害怕做选择，也不知道该做什么。她放弃了很多选择的机会，也没能实现一些自己应尽的责任。毕业后她变得更加不安，精神愈加消沉。她把父亲对于她如何能养活自己的担忧与母亲对她能力与价值的偏见内化了，自己深受其影响。她抓住了第一份待遇优厚的工作，也为其工作职责而深受折磨。

现在，阿普里尔知道她必须辞去这份讨厌的工作。但她还没有理清思路该怎么做，怎样才可以维持生计。她焦虑的情绪又蹦了出来，我怎样才能保留我的公寓呢？难道要睡马路吗？她把自己想象成一个 20 多岁无家可归、披头散发的捡破烂的女人。

我建议阿普里尔，在她等待一份十分重要的工作的准备期间，可以暂时先做一份其他工作来赚钱，比如说服务员。阿普里尔看着我，一副好像我扇了她一耳光的样子。她不能做那份工作，她说："我是一名专业人士。那可是精英，可是——"她并没有真正弄清楚。

　　我想，她现在如此痛苦不堪，感觉手中的工作欺诈了她，还有如果辞职就担心会无家可归，难道做服务员会比这些感觉更糟糕吗？餐厅侍者是一份真正的工作。她完全可以靠它过上很好的生活。这对她来说也是一段休息时间，并不是一种职业，利用这段时间她可以好好想想她真正想做的事情。阿普里尔开始笑起来，先是笑我的谆谆善诱，接着开始笑自己。

　　成为一个服务生的想法将阿普里尔从进退维谷的挫败和痛苦中解救了出来。她做这个决定是因为这个决定符合"她自己"的需要。一旦她下定决心，并经历过自我主宰的时期，她可能会首次发现未来的其他可能性和她真正想做的事情。目前，仅仅让自己高兴就好。她被邀请去教瑜伽课程，她喜欢这份工作。在她看来，这个比教经济学"更中肯踏实，且兴趣盎然"。

　　她热爱画画，可从成年以后就再也没有画了。什么心理学，谁明白呢？她在成人之后的确花了很长时间思索自己的问题。

制造一次自己与心魔的谈话

　　我引导阿普里尔怎样处理那些自然浮现在她脑海里的影像。我从"你多大了？""还有谁在这里？"诸如此类的话开始慢慢引导她。其中一些话语"现在发生了什么？""告诉我现在你感觉到……""大声点！"指导她去探索心魔、与它邂逅并最终将其转变，从而发现保护神，激发自我价值感和使命感。然后，她已经准备好在摆脱抑郁之旅中推进自己的生活。

　　你也可以自己做一次探索，运用话语和影像在无意识中进入自己的智慧，去发现能推动你旅程的指导。我会运用行之有效的技巧和症状、问题和争端（SPI）进行一次对话。我喜欢这个技巧，我的病人、学生以及那些来我的身心医疗团体中心接受培训的人也非常喜爱它，并且我常常会运用到它。

以下为操作的步骤。

与一个 SPI 对话

想一想困扰你的某个症状、问题或者争端，或者你想深入了解的东西。它可能是你感知（无望、恐惧、寂寞或困惑的感觉）、生理症状（疼痛、没有动力、肠胃不适），或者一个问题，比如，对某样食物、酒精有着强烈欲望或者没有食欲。又或许是你生活中的某个争端——难以处理一段关系，无法启动一个项目，等等。

选择对你来说突出而中心的 SPI，要尽可能详细具体。那个充满愤怒出现在我办公室的阿普里尔也许选择了与"不想讲话"或"感觉像个小女孩"这个问题进行对话。多萝西可能挑选"乳腺癌"或者"离开托德的恐惧"。特里萨或许会与"无望""不能拥有一个家的恐惧"，抑或某天糟糕的早晨，"宿醉不醒"。而想象"对儿子发怒"对米尔顿来说则可能大有帮助。

写下一封信代表 SPI，同时也代表你自己。例如，我有一个病人下颚和颈部感到僵硬、疼痛，但他始终抗拒医生的诊断和治疗。他将这个问题称作"P"。他叫戴维，所以自己称之为"D"。

一旦你认清自己的 SPI 且准备开始，你就想象这个症状、问题或者冲突就坐在你对面的椅子上，你准备跟它谈话。闭上你的双眼深呼吸。睁开眼睛。你开始谈话并将它记录下来。

通常你会由一个问题开始，在戴维的案例里，由 D 提出问题。接着，他的疼痛和僵硬（P）发作了，这个对话进展得十分迅速。以下是戴维第一次对话的部分内容。

D：你在这儿做什么？

P：我到这儿来提醒你。

D：我知道，我不能忘记你。但是又能怎么样呢？

P：能令你僵硬。

随着你继续下去，心魔的轮廓会显得越来越清晰，你的感觉会变得越来越强烈。戴维发觉自己充满了压抑的怒火。

D：我想让这些疼痛消失。

P：你想怎么做？

D：也许，若我想这样张开嘴巴。不，我更加痛了。

P：你想说什么？

D：我不想说话。我想叫喊！但是我感到很尴尬。我不会叫喊的。

P：谁不会叫喊？

D：我。我是一个理智的人。我是一个商人，一个好市民，我父亲的好儿子。

P：哈哈！你想做一个颈子痛得难过的好市民，好孩子？还是一个稍微叫喊出来就好受许多的人？

D：我明白你的意思了。

P：那就去叫出来吧。

你的心魔会协助你发现自己的保护神。事实上，戴维的 SPI 提供了一个处方，帮助他挣脱愤怒，消除转变颈部的疼痛和压迫感，安排他联系保护神，他与生俱来的权利——自我表达、灵活性、运动、勇气和改变。

D：我现在要对我的父亲大喊大叫。我恨你！

P：对，对。继续。

D：你真是太吝啬了！为什么总要我闭嘴？我只是一个孩子！现在我偏要

叫喊，要吼得更多。

P：这种感觉怎么样？

D：好多了。我的脖子可以转动得更多一些。我现在也可以活动我的肩膀，可以挥动手臂前后来回转动它。现在该做什么？

P：你认为呢？

D：我也许每天都该这么做。我还可以一边喊叫，一边击打沙袋。

P：听起来像个好主意。

像戴维那样信任你的直觉和想象。让僧一行法师"第一念想往往是最好的"这个箴言作为你的指导。认识到，你的心魔也会表现得像一位十分勇敢的治疗师，即便有些拙劣和对抗性。不要注重自己的言行。尽快将对话写下来，休息 10 分钟或一直到自己自然而然地停下来为止。

如戴维那样，经过反复的几次对话，我们的 SPI 告诉我们，自己需要知晓心魔出现的原因，它在我们的生命中具备的功能。

更重要的是，我们的 SPI 会告诉我们应该采取哪些行动来应对它。换句话说，我们的心魔，即各样大大小小的 SPI，会指导我们寻找到保护神。

许多人起初会觉得这个训练耗人心力，然而最终发现收获了能量和理解。训练是个十分迅速、令人惊奇的过程，并且常常充满不敬的欢乐气氛。一周可以重复多次这样的训练，对象可以是相同或不同的 SPI。

如果你与 SPI 的对话不尽如人意，没像戴维那样获得明确的指导，这也没关系。有时，在你内心的智慧帮助你找到疼痛的目的以及发现被心魔隐藏起来的保护神之前，你得进行好几次对话。

日常心魔

当我们的生活秩序由突如其来的损失或者疾病，无法隐藏的疼痛或者即将来临的灾难所牵制时，我们的心魔就显现出来，令我们无法回避：特里萨的自我责备、米尔顿的怨恨、多萝西的拖延。

因为我们大多数人的痛苦处于低水平，这好似一团迷雾，让我们很难察觉到心魔之所在，就像阿普里尔那样不肯定自己心存恐惧。我们也许感到不安全、多疑、犹豫、易怒或懒散。但是我们会问自己，谁又不是这样呢？我们会为自己目前的处境和停滞生命前进的脚步找到好借口，告诉自己这是由于家庭不幸或命运弄人，或者将责任推给别人，推诿情形超出我们所能控制的范围。

这些日常的心魔无意识间控制、限制了我们的生活，令我们感到焦虑和抑郁。如果我们想从这些日常的心魔中解脱出来，首先我们必须承认他。然后，像阿普里尔和戴维一样，和它们进行创造性对话。

若我们将怨恨看得很清楚，例如，一种很容易受到忽视或者开脱的心魔，我们就能够找出它们出现的原因——由于长期压抑自己，渐渐引起怨恨，变得愤怒——倾听它们的教导。因为米尔顿了解并接受那滋生怨恨的愤怒不过是一种简单的来来去去的感觉，所以他开始看着怨恨的面具渐渐消融，发现富有同情心的保护神。

它也可以伴随我以下描述的日常生活中烦扰并威胁我们的心魔。如果你心存警觉，就可以开始了解并发现它们，与它们轻松相处，将它们看作是自己的一部分。用我下文中告知你的方式去看待和感受它们的力量，你可以从中学到经验。当你在它们那学到经验以后，你就会像阿普里尔和戴维那样吸收它们的力量，从而松开它们对你的控制。然后，警觉感，外加这一节教给你的有效策略能帮助你发现隐藏在心魔面具背后的保护神的漂亮面孔。

拖延

我将这个拖沓的心魔放在首位，其理由是显而易见的。

若拖延就是控制的话，每当我们需要打电话、清扫房屋或者说清正在回避的事情时，你极可能讨价还价、反抗以及辩护"我不必现在做，是吗？""或许它会离开的"。随着拖延的影响力扩张开来，每一个"我必须"都会碰到"我不能"。也许你清晨的第一个想到的就是拖延，在办公桌前工作时会想到它，夜晚蜷缩在沙发上也会想到它。它会在深夜惊醒你一身汗。许多患有抑郁症的人都认为拖延是所有症状中最让人束手无策，令人困扰。

拖延也许来源于担心被拒绝做 / 说出你想做或需要做的 / 说的，抑或源自对失败和成功的担忧。尽管理解拖延的根源会对你有所帮助，但是并不能驱散心魔。事实上，许多人想做想说是为了获取更多理解，但这时又会另外找个借口推迟他们需要做 / 说明的。

有一个方法很有用：问问自己从拖延中获得了什么又失去了什么，将答案分别记在两列里。

如果你是一个拖沓的人，你或许需要花些时间在你的日记里拟一下清单。从问自己目前推迟做了哪些本该完成的事情开始，像下面我给的例表那样分成两列。现在花几分钟时间做软腹操，然后睁开双眼列一份清单。

从拖沓或者回避自己需要做的事情中的收获与损失

收获	损失
1.	1.
2.	2.
3.	3.
4.	4.
5.	5.

结果显示，损失这一栏往往会更长一些，由拖延引起的疼痛累积起来远远比实施行动带来的痛苦要大得多。这个方法虽然不能解决问题，但是它会帮助你认清问题：谈话或者行动即便很困难，也很可能比长达数周的预想性担忧要省力得多，即使你已经受到心魔的控制。做这个训练时，你会记起，你原先认为很艰难的谈话现在看起来并不是那么困难，即使真的很困难，在你完成它们之后你的感觉也会更好一些。

记录下你的得失，你很可能会记起过去你拖延处理问题带来的损害。这会增加你的疼痛，但会加强促使你前进的压力。那不失为一件好事情：直到多萝西感到极度痛苦、沮丧，她才愿意行动起来。

推诿必要的面对面接触也是拖延的一种表现形式，几乎每一个抑郁病患者都会遭遇这种情况。推诿会扩大先前的许多苦恼。随着时间推移，你投入更多能量用于忽略、遗忘或者开脱你的躲避，于是直面敌人的焦虑感很可能会增加，愤怒在你内心熊熊燃起。你或许会更疏远跟你冲突的人。更糟糕的是，因为害怕你会感到更抑郁，对那个人以及自己都会更气愤。

如果你尽可能地保持清醒和放松，表达出你对他人行为的不悦，或者和他相处很痛苦，就会跨出你自己制造的障碍，行动起来，从而发现自信的安定力量以及隐藏在拖延背后的守护神。从所承载的负担和糟糕的感觉中解放出来，善于表达自己不但会帮助你走出僵局，而且会为你的对手树立起一个榜样。有时候，你的对手也想摆脱愤怒、恐惧和逃避，建立起一段更加坦诚、长久，乃至更加亲密的关系。

在最无能为力的时候开始行动

我听见你们当中有些人说道："如果你把几个电话，一个特殊项目，或是一次艰难的谈判拖延了一下，没什么大不了。但是若我的整个生活变成一团乱麻，拖沓的毛病变得很严重或到了有些强迫性的地步，又该怎么办呢。"玛利亚是一位 30 多岁的出纳员，已经失业好几个月，制作了许多份简历，但是她被自己是否有能力胜任和预想中雇主的反应的焦虑感所淹没，如果你像她这样，你还能将这封求职信寄出去吗？如果你像我的另外一个病人达拉那样，即使积累了成千上万页的研究报告，但都是些没有写完的论文，你的研究所的分数上会记录那些没有完成的吗？或者是否你发现自己待在单间公寓里的厨房，看着盘子堆积在水池里，覆盖在柜子前，水龙头的水溢出来，流到地板上却还是无动于衷？

对于那些因为拖延而感到无能为力的人来说，活跃的身体技巧——运动——常常可以作为一个起点。它们可以帮助你从桎梏的地方挣脱出来。坚持每天散步，你开始抛开限制你、令你无法动弹的焦虑感。有一种使命感，它与拖延相对立。散步和跑步、瑜伽或者武术一样，能减轻引起你压力和焦虑的生理和生化机制，改善你的情绪。经过长期艰难的数月时光与固化拖延的恐惧作斗争——断断续续地服用抗抑郁药和兴奋剂——玛利亚决定开始慢跑。一天 40 分钟的慢跑成了她的"救星"，她良好感觉和希望的主要来源，成为帮助她克服拖延的强大动力。

所有这些活跃的方法帮助你克服惰性和它带给你的罪恶感。你的身体上的运动为你生活中的运动提供了模式。达拉最终选择了摇摆和跳舞，这个方法特别有用。它打破了固定的模式，比如其中显著的一员拖延，给你提供了一个机会运用身体这个崭新奇特的方式来表达自己，进而减轻压力、提升能量。

想要达到最佳结果，要坚持每天都花些时间做运动，并且每次你都要感受自己在拖延那些你所知晓的需要做的事情。如果你能坚持运用这些技巧，并且根据自己的需要尽量重复训练，几天或几星期以后，你很可能感到很轻松，充满活力，采取下一步行动。

从某种程度上来说，我们必须得采取行动：径直走到水槽去解决这些盘子。也许刚开始你会感到有些颤抖甚至更恐惧，仿佛你快要被紧紧控制起来一样。但是，完成我们推迟做的事情会很快收到反馈将会带来非常显著的奖赏，会很快收到反馈。在你完成之后，你的胸腔会变得更开阔，手臂更舒展。可以随心所欲地赞赏自己，挥舞你的拳头，在镜子前跟自己击掌。以后，如果你拖延的老毛病发作了，回忆一下克服它给你带来的喜悦，这个方法将赋予你能量去完成那些你再次想抵制做的事情。

如果你不能完成你手中拖延的事情，无论怎样，你可以运用焦虑和绝望作为驱使自己前进的引擎。做一些有用或者跟手中所回避的类似事情。找一个你容易跟你谈话的朋友，而不是正在躲避的上司或者爱人。如果不能完成既定的论文，就在日记本里写点东西。尽管学术论文会推进自己的事业，但达拉不能促使自己完成它，于是整个夏天她离开研究所，参加了一个由团体中心举办的富有创造力的写作班。玛利亚坚持慢跑了几个星期，之后她获得了勇气向一位朋友寻求帮助。他们共同完成了她的简历，并将它投送了出去。惰性将你困在拖沓里无法动弹，行动则会融化惰性。而且一次行动会引起更多行动。

自我嘲解大有裨益。我告诉多萝西："我们正在等待孩子长大好去死。"这个故事是一个很好的例子。但是我们自己所能做出的评论和想到的景象太少了。我的一个病人把推迟处理下属的糟糕表现，想象成站在一块跳水板的末端。每当他拖延与员工的讨论他就看见自己在跳板上战栗到荒谬的地步，于是他明白了令人恐惧的颤抖远比跳下去或者必要的对峙更危险。

知道别人跟自己有相同的毛病，这一点很有帮助。了解有他人相伴可以减少我们因为拖沓造成的堆积如山的自我谴责。要是知道还有一些高尚的人也有这个毛病会特别令人欣慰。

我有种拖延写作论文、报告、信件和书的习惯。几年前，我听到的关于杜鲁门·卡波特的故事帮助我处理了这个问题。我非常喜欢这个故事，因为我一直以为写作对卡波特来说十分轻而易举，因为他自幼便开始了写作。

有一次访谈，恰逢他事业的高峰期。他被问到写作生涯中最困难的部分是什么。

"开端。"他说道。

"卡波特先生，你是说一本新书还是一个新故事？"

"不是，"卡波特回答道，"是每天伊始。"

现在，当我感到无法写作一篇文章或书籍时，我就只写写脑海中浮现的东西。半句话，有时是一句话都显得无从下手。但是，参与写作，即使只是些自我陶醉，模糊不清，不通顺的只言片语，也会给我一定的满足感。我正在做自己曾经感到害怕和回避的事情。即使是些丑陋或者愚蠢的话语也可以帮助你敞开门，及时迎接更有满足感的事情。

内疚与高傲

我花了很长时间才明白，内疚与高傲就像是两个牵手同行的心魔。它们简直是难以置信的一对。

内疚是精神抑郁十分显著深刻的因素，它在抑郁的人的思维与高傲的言论中显现得如此强大。相反，高傲似乎跟内疚的临床描述以及在抑郁的人的思维中的表现毫无关联。过了一些时间，我还发现，如果我帮助我的病人关注并接受自己的高傲，内疚的控制力和确定性将逐渐瓦解。

消沉的时候，你很难想到给自己一些肯定。不，你甚至会断言，我是个没用的人。我不好，也算不上阳光，是一个最差最消极的人。我说过也做过很多很糟糕的事情，伤害了我爱的人。你还会想，所有的书籍和医生都说我们精神抑郁的人很少有，没有自尊。

但是，我认为，当你陷入抑郁，在你的无助与绝望中，在你糟糕的行为与干过的具有破坏性的事情中，你常常有一种残酷满足感，或许可以叫作高傲。实际上，如果你认真反省一下你对自己的看法，你会发现你的内疚和表面的绝望也许隐藏不住你的万能之感。你认为你的每一个想法和行为都有无限威力，正在以巨大的威力进行着伤害他人的行为。"正是这件事，或者是那些话，让她从此反感我，摧毁了我们的婚姻。""那个糟糕的评价注定了我的职业生涯不会顺利。""我应该对所有降临到我身上的灾难负责。"

通常想要说服或引诱抑郁的人摆脱内疚很难做到。任何有逻辑的分析或是赞美或是更平和一些的观点都只能激起他们更强烈的负罪感和抗议。"你根本不明白，"他们会这样想或者是说，"我有多么地坏，我造成了多少伤害，这些伤害都是无法改变的。"

内疚的另一半，高傲，则更容易让人接近，尽管它也十分倔强和极有保护性。我不会直接谈及他的内疚，我会让他说说他对自己最坏的评价，做一个详细的自我控诉。我会让他们在镜子面前诉说，听听自己是什么样的人，或者是让他们看看日志中的自己是什么样的。

你自己也可以这样做。你的自我控诉会显得你简直像在夸大那些让你负罪的言行，并以此为豪，尤其是看上去很极端。

如果这样说出自己的想法后，满脑子里还是萦绕着自己是多么的坏的念头，你可以克服尴尬，鼓起勇气问问向导或是朋友，"我真的是你认识的人中最讨厌的一个吗？"大声地问出来，听听那些普通的答案，这也许会突出你的想法是多么地荒谬，并且可能会帮助你排减一些内疚和高傲带来的毒害。

经常反思就像通向意识桅杆的绳索，会让你在自我肯定与相伴而来的负罪感方面有新的看法。"我在这儿，"你会发现，"想想，再说一遍，我是最没用的，我经常干错事。"当你将这样的话听上十次，百次，这足以使你怀疑和惊讶，甚至会使你发笑。

审视我们的高傲

审视，在处理高傲以及其他"心魔"的时候十分重要。如果你深刻地进行反思，那么你就是在驱赶抑郁，这个伴随高傲错觉的乌云。

从某方面说，这是一种从认知方面入手的方法。但是这也需要情绪上的接受和一种精神上的努力。消沉时，我们的脑子里充满了这样的副词，如"最"，形容词——自私，没用，悲惨，这些足以使人精神衰竭。

如果你愿意去了解，你不仅仅是犯了错，而且是高傲的，你就会发现你陷入了一场自己编造的满载负罪感的悲剧。当你通过询问向导或朋友，对自己认知过程理性分析，进行相关的辅导，嘲解或是反思，从而改变了思考问题的方式，那么你就已经开始"修剪"你的高傲。当你承认你在"投资"内疚和自我控诉，你就在掘挖高傲的根基。

在更宽广的背景下，如家庭、社会、自然界，来观察和了解我们自己，这对审视我们的高傲显得非常珍贵。我们利用家族中四代的图谱将自己在家族中定位。画这样的图谱，我们也许会发现包括抑郁在内的家族，不同世代都存在的共性，我们会很想立即行动起来，摆脱这种家族通病。我们也可以通过对家族的反思，从行动和态度中认识到家族的力量——这些能够激励我们并帮助我们度过沮丧的日子。总的来说，从家族中我们意识到了我们的唯一性，找到了我们的位置，我们既不是孤独的也不是不幸的人。

到乡村或公园走走也能帮助你审视你的生活与不幸。你会发现，当你徜徉在自然界中，你仿佛成了她的一部分。当你感受到她的形态与韵律，看她如何滋养万物，如何繁荣，感受万物的生长，改变，以及周围的一切事物，你会发觉和曾经失去的东西仿佛又有了联系，觉得与比自己的烦恼更广大的某些东西紧密联系在一起。

帮助他人，治愈自己

服务他人——特别是帮助那些比我们更需要帮助，更不幸的人——能帮助我们消除高傲，减轻负罪感，改善我们的情绪。照顾一个孩子或是生病的朋友，你会发现自己生活的意义。志愿服务贫民区，你会发觉你不是"最不幸的"。当你帮助他人的时候，你也在驳倒认为自己无用的指责，这也能减轻负罪感。为自己做一些实事，比如洗洗盘子，修理一下桌子，买一些日常用品，对我们消除高傲十分有益。当然，有时候甚至这些行为本身也会激起你的极端自责："我怎么能如此愚蠢，如此粗心地让食物腐烂？""我怎么能让我的桌子埋在一堆垃圾下面？"但是做这些事情，尤其是慢慢地，有思考地进行时，你假设的自我责骂就逐渐瓦解了，自责的磨蚀将逐渐消逝。这些行动有时也会让你意识到，或将自己与那些也要清洗、打扫和购物的普通人联系在一起。

有时候当我们消沉的时候，我们甚至可以用我们对他人的关心来反驳自己。当一个人消沉的时候，最敏感且最频繁的高傲表现形式就是：你认为你的遭遇对自己来说很痛苦，但是跟别人比起来不算什么，不值得关注，甚至有可能是虚假的无病呻吟。这就意味着你倍加无用，一方面，你想取得同情和帮助；另一方面，为如此小事就这样脆弱。

审视在下面这些时候也显得十分有用。你的痛苦跟那些战争难民，无家可归的艾滋病患者或者是被遗弃的孩子比起来也许不算什么，但是也是真实的。我发现，简单、优雅地承认我们实实在在的经历以及痛苦也是十分有益的，令人放松的。我们有权感受我们正在遭受的。记得鲍伯·科尔十分绅士而幽默地提醒我，"你也有你的问题。"

有时，特别是一开始的时候，你需要别人，一个向导、家人或是朋友帮你拿起这面比较和接受的镜子。而最终，你需要自己瓦解高傲，将肯定自我的信息内化。

高傲的帮凶是自卑。自卑让你在内疚的自责和高傲的自满之间来回穿梭。确实，你可以简单地理解这些真实存在的评价：你是谁，你做了什么，而不是沉浸于自我构筑的无边痛苦不能自拔，你所在的这个世界跟你比起来太广大了。

完美主义

完美主义是高傲的近亲，是自我折磨的常见原因和持续来源。如果你把名誉，或更密切一点的自尊，看得完美至上，那么一切事情就变得很难办，也很容易令人失望。任何事情一旦开始，就要和许下的话或做过的事保持一致。

完美主义者用几何学者手中的圆规、统计学者的计算机来衡量那永恒变化的物象和情感生活，还把这些工具运用到家庭、社会、工作环境当中。毫不夸张地说，我们根本无法控制这些。同时，她始终带着苛刻的眼光看待自己难以避免的错误，并认为这是人性的缺陷。

完美主义者常会感到羞愧，并将对自己的负面评价归咎于他人。他们认为失去配偶、工作或是某个社会角色，会令其颜面扫地，他人也会因此将他们看作弱者或是无法接纳的人。他们也因此变得更加沮丧。这种羞愧和无用之感使之更加远离他人，孤独和抑郁的感觉也会由此加深。事实上，这种羞愧感正是加重抑郁患者偏执因素的主要原因。

完美主义者倒不一定意味着我们必须在外形、写字或说话方面整洁简练。但是它的确希望以高标准来处理问题。我们都极易察觉自己或他人的缺点，同样，完美主义者对自己远远不够完美而感到十分烦恼。

我发现完美主义者常常将我们推向抑郁的一边。我从叹息着"我一定要成为我们班的第一"的医学院学生身上发现了这个问题；还从将群体的和谐关系视为一己责任的女性中有所察觉；从那些希望自己的每句话都是真理，每个提示都合理，每场争论都有控制权的男男女女中有所体会。

如果你仔细观察，你会发现完美主义者将认知行为疗法移植到医治抑郁上。格罗克·马科斯曾讲过的一个老笑话，说他不想属于任何一个想接纳他作会员的俱乐部，这个笑话就是非常相关的案例。既然高傲和完美主义密切相关，那么这种视角大有裨益也不足称奇。我提醒心碎发狂的医学学生，那些没有进入前 10% 的学生也能找到很好的医生工作并拥有美好的职业生涯：P = MD（一个过级的分数意味着毕业，成为医生）就是学生们总结出来的速写方式。

自我审视虽有益，但其作用十分有限。我们应该明白，完美本身就是一种幻象。僧一行寺院的和尚们参透了一点。当他们修建幽静雅致的花园时，他们会故意弄一个不对称的瑕疵。这是在提醒他们完美是存在于自然中的，并非人力所可至。完美存在于轻松地，不加评价地欣赏生活及世界的本来面目的态度之中。瑕疵本来就属于世间万物和人类的一部分。

但是这并不意味着我们不能或不应该努力改造我们自己，改善我们正在做的，以及我们生存的这个世界。但我们必须改变我们对于做这些改善以及期望达到的效果的态度。

由神学者雷茵霍尔德·尼布尔创作，戒酒互助协会沿用的祷词就是很好的指导：

神啊，请赐予我平静

去接受我不能改变的；

有勇气改变我能改变的；

还请赐予我解开其中奥秘的智慧。

孤独感

孤独感是很可怕的心魔，有时我甚至认为列居令人恐怖之首。它与我们中的某些人如影随形。待到其他人发觉它时，那感觉仿佛孤独是从我们内心不曾察觉的某个角落冒出来似的，它只有当我们失去曾处在自己生活中心的那个人时才会遁形。失去另一半，就像曾经的特里萨一样，我们也失去了自我，变得漂泊无依。也许我们之前从未曾意识到这样的感觉。这也可能会唤起我们那深藏的失落而孤独的童年记忆。

有些人说从此他们身体变得脆弱虚幻。我的一个年轻朋友在丈夫去世之后，认为自己是"透明的"。这个曾经那么热爱一流公司，与公司高层穿梭于世界各国的人，如今拒绝接听电话，变得极度抑郁。

我们渐渐变得麻痹和寡言，认为自己不值得那些担心我们的人关注。当有人表达关心时，我们竟不知如何回应，仿佛已经失去了这种能力。我们尝试去接触他人也好像是被迫的，显得那么尴尬。而失败的尝试又可能会导致今后的却步。

除了配合能给予你支持，给予安慰，帮助你找回人类天性的人，我在这里推荐三条基本策略助你摆脱孤独：接受整件事，积聚能量，忘却过去的失望与不幸，再一次勇敢出击。

呆坐着感受孤独就是一件具有沉思性，将自己系与桅杆获得警觉的方法。深呼吸，彻底地感受孤独，感受它带给你的痛苦，孤独自身开始发生了变化。你的肌肉慢慢地开始放松。很久以来你第一次感受到事物的实质，感受到你自己本身。你开始哀悼现在或很久以前已经失去的东西。泪水随之而来，渐渐软化了你为保护自己免受抛弃或冷漠带来的痛苦而树立的坚强与自卫。泪水也能击溃你为远离他人而筑的围墙。我从特里萨、米尔顿、玛德琳（你下一章会遇到的人物）以及成百上千的主观上把童年和后来的失去严重化，导致他们无比孤独和空虚的人们身上看到了这个场面的发生。

佩玛·丘卓，一个藏族佛教大师，在她与孤独为伍的时候，用自己的经历写出了简单优美的文字《当生命陷落时》以及其他书籍。当我们接受并信奉孤独，我们能够更深切地感受它，也能从中得到一些慰藉。

当我们将自己的孤独感写下来，神奇的是这些文字将会陪伴我们。如之前提到过的，心理学家詹姆斯·帕尼贝克和他的同事做的研究表明，将自己的情绪写下来将极大减轻我们的心理压力。将自己的孤独感表达出来，也能将你和那些历史上或生活中与自己有相同感受的人联系起来。

音乐也能够帮助我们，尤其是那些能清楚地表达出完美的感受以及能增强我们共鸣的音乐。那些以失去爱人为题材的布鲁斯、乡村音乐、交响乐或歌剧，能让完美感受到一些超越自我的东西——节奏、韵律、含义——这些都让你感到舒心与鼓舞。

与我共事过的人都发现，电影，尤其那些具有批判性和追求至善至美的思维所不容许的伤感的电影，能帮助他们感受，理解孤独，从而走出孤寂的阴影。有趣的是，当人们临时在电视机前或是在飞机上看此类电影的时候，并不会引起大家的共鸣。

由于父母和子女不在彼此身边，或者由于阻碍、伤害、误解等原因造成双方不能共同生活的电影，通常接下来在辛苦争夺监护权时，父子双方会发现对方的重要性，这使我具有相同情形的病人感同身受。在《我是山姆》中，西恩·潘是一个迟钝的、无私奉献的、持之以恒的父亲，他为夺回自己心爱的女儿同命运与官僚斗争，反映出了他无力的渴望，也由此加深了他的失落和孤独感。这让他想起了童年的不幸与孤独，使得他这种感受变得更加沉重。但也让他明白他有可能会争取到自己所珍惜的深厚父女情谊。

那些鼓舞人心的关于他人经历孤独，学会改变从而走出逆境的故事也能帮助我们。有一部约翰·保曼的电影，《小子要自强》[1]，讲述了一个

---

[1] 中文名又叫《一的力量》《情系我心》《西部小英雄》。——译者注

在种族隔离制度下的南非男孩为爱与平等而奋起反抗的故事。这个故事帮助我身边的很多人认识到沉浸在自己的难过与无力中是没有用的，只有爱和勇气才能带来转机。

身体锻炼对我们摆脱孤独也是非常重要的。它们能缓和孤独带来的心绪不安，驱散使你胡思乱想的一些念头，斩断你的其他不良思绪。运动也能帮你重新补充能量，进而克服你拒绝联系的抗拒力。像散步、瑜伽这类运动本身就能与我们充满活力，具有感知的身体产生联系。

与人交往很显然是走出孤独的一剂良药，但是这种方法也常常令人失望，无疾而终。这也许是因为你的期望值太高。我所发现的最好也是最简单的方法就是求助于那些你信任的人，或者是那些名字、面孔或电话号码会不自觉出现在你梦里，导向意象或偶尔的幸福往事过程中的那些人。

联系是孤独的敌人。迎接来拜访的人。享受这种相处过程。不要因为期望值不同，让你们的见面或使前来的友人变得不愉快。有过一次接触，你会发现，只要自己愿意，还会有更多的可能。不管是多么微小的，或是貌似不可能的联系都可能是下一个的桥梁。

懒散

懒散是我们人生旅途中阻碍车轮向前的淤泥。它与拖延相似并且会加深孤独感。

当我们变得懒散，便感觉什么都不能做。曾经有意义的相处、活动等都失去了意义。好像不知道该怎么去做，也没有什么值得去做。这些感觉，有时伴随偏执，即是他们内心极度懒散和心境十分灰暗的体现。

　　懒散是十分让人烦扰的心魔。因为它威胁到我们的社会秩序，以及我们的自尊及安定感。

　　孤独虽然使人痛苦，我们却还是能与之为伴。完美主义虽然令人烦躁，但不会完全使我们丧失能力。拖延使正常运转的效率降低。懒散让我们袖手旁观。

　　托马斯·摩尔在他的《心灵地图》中精彩地阐述了关于懒散的问题。他说道，懒散的作用就是阻挡我们前进。他根据文艺复兴的传统，将这种时候称为土星时期。土星这个星球一直以来与行动困难和惰性联系在一起。托马斯建议，这是段迫使我们消极无为的时期，一切看起来似乎无路可走，别无选择，我们没有前进的方向，无法思考、行动，将我们变得消沉。

　　摩尔认为在这段时间应该给我们更多空间做深层次的自我转变。他用"炼金术"来形容这种转变和完善。他告诉我们转变一定要发生在遥不可及的地方，在黑夜或睡梦中，寂静而浩渺的环境中。

　　有时候，这种懒散的感觉如此强大而难以忍受，抗拒行动甚至拒绝进食，这种情况下，家人朋友以及心理医生应立刻引起重视。更多时候，这种懒散的程度与你对它的需求程度和你的适应程度是一致的。在我的经历中，生活失去活力使人无为的情况在需要养育孩子的母亲中是相对较少的。

　　懒散在面临退休的老年人中，在那些富裕的，能够"负担"得起碌碌无为的人中，那些如特里萨、多萝西一样被迫接受，逐渐不得不承认他们对人际交往、工作的热切渴望已经无法实现的人中十分常见。尤其是在那些面临诸如职业、伙伴等人生重大抉择的迷茫的年轻人中十分普遍。

　　心理分析师埃里克·埃里克森，将我们的整个人生周期描述得十分精彩，他把后青春期、前成人期的退缩不前描述为"心理延缓偿付期"。这个时候放下过去的懒散面对将来，可以由此获得重生，找到新方向，展开全新的人生旅途。现代的心理延缓偿付期与本土成人仪式很相似——孤立和黑暗的严酷考验通常预示这种转变，尤其是童年到成年的转变。心理延缓偿付期以及这种仪式也许就是为个人成为一名社会成年人的身份拉开序幕，同时也是发觉这种身份的必要插曲。这种情况并不只局限于年轻人中。

懒散的状态可能持续很久且使人衰弱。有些时候，这种状态可能几个小时或一会儿就过去了。不管是持续很久还是很快就过去，这种时候我们都需要结束目前的工作或是每周仅仅抽出一点工作时间出去走走，想想自己的生活，以免误入一段新关系，或是草草结束过去那段情谊。

我发现，如果能合理度过土星时期，即那些毫无生气情绪低落的清晨，效率低下的周末，甚至是你懒得行动的日子。在与自己独处的这些时间里，其实你可以朝着另一个新方向前行。

想想阿普里尔，在职业转变期，她积蓄力量，等待时机。这时候你可以做一些简单的事情，读书、思考、哭泣、冥想或只是躺着。找个人谈谈心也是不错的。

每到一天的某段时光或是某些周末，你的能量开始聚集时，你需要培养、巩固它。若你喜欢瑜伽，那么可以从在自己家练习瑜伽开始。就如多萝西一样，散步也很管用。别忘了还有音乐，打开音乐，随着它的节奏舞动，20 分钟，甚至仅仅 10 分钟、5 分钟之后，你就会有不同感受。

如果你重拾日常活动或是踏上新的旅程时，你又陷入忧思或懒散的习惯复发，那就停下来做些别的，看看报，喝喝咖啡，或者边喝边看也可以。不要去评价你"应不应该"这样。如果累了，就打个盹儿再开始。有时休息 5 分钟甚至也可以帮你恢复活力。

运动后，你可以开始做点实际的事情。从一些简单的开始，比如先完成一件事情的一小部分或是先着手一件很难的事情当中的某个突破点（与拖延一样）。开始写长篇报告之前先拟个提纲；想整理房间或是整修房子之前可以先修好一张桌子；去超市购买一周的东西之前先到附近的小店买些必需品。

从小事情做起，这让你的思想和身体都意识到行动和改变是可能的（即使你对此依然有所怀疑），抑郁只是一个阶段，不是永久的状态。

回忆也是极为有帮助的手段。想想昨天发生过的行动和改变，明天他们同样可能发生，今后也一样。牢记在这过程中要有点耐性。正确衡量你的努力与条件限制。

接受并勇敢面对消沉是解决问题的前提。如果你愿意与消沉合作，那么它也可能成为你的朋友，抑制你在做好准备之前贸然行事。这个时候它就像一粒种子，在静静的黑暗中悄悄滋长，等待你的自我蜕变。

怨恨

这种心魔弓着腰，张牙舞爪——愤怒、畸形、高度警惕。想一想莎士比亚笔下的理查三世，此人弯腰驼背，性格暴躁，喜欢诅咒和滥杀无辜。怨恨将我们孤立在恐惧和自我保护的情绪当中，降低了那些有助于我们恢复和重振精神的可能性。

愤怒来如一阵雷，去时留我们一身洁净。我们的种种理由助长了这种愤怒的情绪，米尔顿对他前妻的怨恨凝固了自己对儿子的喜爱，将这个男孩变成了他蔑视的对象。

怨恨往往起源于溺爱。回想一下米尔顿和他妻子；阿普里尔和她的妈妈；多萝西和托德；以及当你感到自己被钟爱的父母、配偶或者上司伤害、拒绝或者忽视的情形。

怨恨将我们与所憎恨的人束缚在一起，阿普里尔无法化解的怨恨，将自己陷入与母亲毫无意义的争斗之中。多萝西没有选择离开，而是默默地隐忍在托德身边。当你用手指着他人的时候，你的手同时也化成了一支枪的形状。俗话说："当你用一个手指着别人的时候，有三个手指是在指着你自己！"

当我们心怀怨恨，我们会深深认为旁人或命运对我们不公平，并且迫切地想寻找充足的理由来证明我们的观点。如圣经解读的那样，我们往往对别人吹毛求疵，对自己的错误缺点却不敢正视。

我们常常会揣测一些伤害，无中生有。如果我表现得好像你将要伤害或蔑视我，我就会变得多疑、自我保护、激怒好斗，或许会相应地制造出我所感到恐惧的反应。米尔顿——准备好与妻子战斗，纠正儿子——里面体现出的是深藏的反对、自我保护，是的，就是怨恨。

至少在此时此刻，我必须得清楚意识到你在做什么并且停止抱怨别人——"这是她做的"或者"这是体系导致的"。冥想有助于实现这一点。当你融入每一个时刻，你会感到解脱。米尔顿成为老子的学生，顿然在惊奇之间抛开，或是遗忘了，他久久不能释怀的东西。所以他高兴地向前妻问道："你最近怎么样？"

若你清楚意识到自己的愤怒情绪并承认它，你可以开始感受它的自我保护，使人堕落的效力，折磨带来的虚荣心引起的疼痛，使你扭曲变形、改变认知的方式。当你经历过它带给你的糟糕影响，当你已经厌倦这些时，你或许可以停止伸出你的指头了。

然后，你就可以清楚认识并接受自己的感觉，并对其负责。你不必为它们找借口。或许心中还存在着怨恨，但是它清晰明朗，针对某个实实在在的人，你曾经深爱过或现在仍然关心的人。你可以将它描绘成一幅画，或者记录下来，当成枕头使劲击打或大声喊叫。你不再戴着自己铸造的奇怪而又令人憎恶的面具，不再觉得你所憎恨的人是那么奇丑无比，就像阿普里尔对母亲的怨恨，你怨恨的对象会化解、消退，让你不再害怕去经历这场心魔的眷顾，也让旁人觉得恐惧。

宣泄激化怨恨的愤怒情绪——其他心魔

　　米尔顿一切的感受都紧紧系于肌肉的紧张状态和忧思之中，他无需通过锻炼来表达这些感受。他可以在老子的引导下将这些情绪抛开。但我们当中的大多数人，尤其是这些正在与怨恨作斗争的朋友，可以通过我们的身体、语言，将收藏的愤怒释放出来。

　　这种方法看起来似乎十分古怪，甚至有些可怕，因为你之前一直受教导不该去感受这些情绪，尤其是你最不耻的念想。若你来我的办公室见我，我则会鼓励你用言语、眼泪、运动、大声叫喊、捶打枕头这些方式将自己内心的情绪宣泄出来。如果你想尝试一下，觉得这个方法似乎很适合你，你就可以在家运用。以下为具体方法：

抛开滋长心魔的愤怒

　　放几个枕头（不拿睡觉用的）在地板上。跪在枕头前深呼吸，放松身体。现在举起手臂，置于脑袋上方，开始击打枕头（确保枕头足够厚，不会伤到手掌或手臂）。竭尽全力击打，身体向后仰，紧握拳头或张开手臂重重击落在枕头上。

或许那些你所怨恨的、令你失望，遗弃过你的人的形象会浮现在脑海。随着你继续做下去，你感到怒火的全部威力。若你愿意，击打5分钟或更长时间，直至停止。如果吵闹声不会激怒周围邻居，可以一边击打，一边将自己的伤痛大声喊出来。若你无法喊叫，就简单地呻吟咕哝。

你停下来之后，会感到相当累，汗流浃背，或许这一次还有些嘶哑。放松、安静地坐下或躺下，回想一下刚才发生的一切。

将你刚才的感受记录在日记本里。击打枕头的感觉如何？出现了哪些想法、话语和声音？哪一个或哪一些的图像呈现在你的脑海里？

如果你感到这个方法很有用，你可以坚持数周或数月。如果有需要，可以增加击打的时间，做这个训练的最佳时间是清晨，这样就可以在一天之初就摆脱所有的紧张、愤怒、怨恨和伤害情绪。

在第一或第五阶段以后，你或许会感到柔软、更伤心、更脆弱。你也可能会感到更轻松、更具活力，而不是怨气十足，怒气冲天。你甚至会如释重负，放声大笑。随着你一遍遍重复这个运动，你或许会发现，承认自己的伤痛以及那加深伤痛的愤怒，并将它表达出来可以将你从怨恨中解放出来。你可能会滋生同情，甚至是怜悯，这些被怨恨和所有抑郁症表现出的心魔隐藏起来的保护神。

在前面部分，我已经给了你一些转变威胁和几种具有代表性的心魔的指导建议。当然它们可能不是你正面临的心魔，也不是仅有的解决心魔的办法。我认为，尽管你可以采取任一种方式来应对这些令你不胜其烦的心魔。在这一章的最后一节，我会向你展示传统中医药是如何让你以更宏大的视角来认清心魔，为你更成功地应对它们提供实用的工具。

传统中医药：修复损伤，恢复平衡

身心集中

我们的心魔——那些限制和扭曲我们思维感觉的恐惧和忧思——看起来似乎既抽象又具体。然而，它们对我们的身体以及身体运作的方式有着密切联系，并对其产生着深刻的影响。反过来，我们的身体功能以及生理和生物化学过程又会直接影响我们的情感、思想生活以及扰乱生活的种种心魔。

这种身心联系会助长长期的敌对愤怒情绪，提高压力荷尔蒙皮质醇，升高血压，闭塞血管，导致血液凝块、心脏停止跳动。也正是因为这种身心有着紧密的联系，当我们茫然孤独地向往追逐一些不属于我们的东西时，我们的免疫力会降低，尤其是在我们心情抑郁的时候。当然，这种联系也证明是良好的治疗方法。这种紧密的联系也使我们正在运用的身心技巧——各种形式的冥想、导向意象、跳舞、瑜伽和情绪宣泄——在处理心魔，减轻抑郁和焦虑，治疗和预防慢性疾病方面能取得显著的成效。

在情绪状态对生理方面的重要性被记录在科学文献和拿来做定性分析前的上千年中，传统医疗世界体系就认识到身心联系的高度重要性，并且发展了处理生理、情感、思想、社会和精神等方面失衡的方法，总结了它们的结果和相互作用。在亚洲、非洲和美洲，人们认识到所有这些失衡状况都会引起抑郁症，想要有效地治疗抑郁症就应该从全方面着手。

我已经介绍过的许多技巧，包括食疗、呼吸、影像、运动、情感觉醒和释放以及对付心魔至关重要的构造在冥想视角上的方法，从古至今都是这些治愈综合系统中不可缺少的一部分。一些其他的方式也是如此，例如双手能量疗法和按摩，关节和骨骼推拿。所有这些方法都能加强我们的自愈能力，将被抑郁症扰乱的心理、生理、能量和精神状态恢复平衡。

在这一章，我将仔细讨论这一项综合方法——中国传统中医药（中医）。中医是我治疗每一位抑郁病人必不可少的一部分。目前，在美国、加拿大、欧洲、南美洲和起源地亚洲都可以获得这种治疗。我强烈建议你将其纳入护理计划。

中医所采取的方法与西医大相径庭，而且其中大部分原理至今未被西医参透。中医可以将刚才讨论到的多种情感症状和模式组成一幅完整的图像进行探讨，以及将疲惫、无助感这些抑郁症的标志，和困扰抑郁沮丧的人们那些明显与身体无关的表达方式结合起来。中医也给予我们综合、系统而且高效的方式解决失衡状态中复杂而神秘的结构。

在这一章的剩下部分，我将集中讨论中医是如何帮助我的一位病人——抑郁而焦虑的迈克尔，成功消除一系列生理和心理病症，这些病症曾经令他感到束手无策，使得他的内科医生和精神治疗医师无法提供最好的帮助。如你所见，中医帮助他更容易地处理、转变了自己的心魔，并且发现了自己的保护神。随后，我将讨论使用中医及其他药品形式的方法，以便你将其纳入治愈之旅中的一部分。最后，我将帮助你找到能为你提供机会获得治愈的娴熟针灸医师和中草药师（和其他形式的传统药）。

迈克尔的奇怪症状

迈克尔40岁，长得高大帅气，却有股孩子气。但如果你近点看，他肚子略凸，还有些伛腰曲背，似乎负着沉重而笨拙的重担，或是正在躲避殴打一样。我们初次会面时，他的金色头发垂落在前额，笑得十分腼腆。

迈克尔承认，在这个世界上，自己的工作和家庭都相当成功。他是一名广告撰稿员，自己很享受这份工作，因为广告宣传活动还会定期获得奖金、赞扬和提升。工作以外，他婚姻幸福，妻子深爱并支持着自己，还有两个聪明而快乐的十几岁大的儿子。

然而，在他令人艳羡的外表下，迈克尔心怀重重疑虑，有明显的抑郁症状，焦躁易怒，感情复杂，并且出现了一系列难以形容而又不好处理的生理症状。他对这些症状隐藏的意义十分惶恐。

迈克尔有时会质疑自己的工作能力，另一方面又担心目前这个工作能否为他提供充分发挥才能的空间。他发觉自己与同事相处时常常感到暴躁不安，尽管他从未显露出来。迈克尔喜欢自己的妻子，喜欢同她做爱，但有时她会令他感到很恼怒，连他自己也说不清是她的哪些方面。迈克尔想，尽管她嘴上说没事，自己是否真的能让她感到性满足呢？

迈克尔痛苦的来源有很多，也就是那些限制和扭曲生活的心魔。他随时追求完美，心头总是萦绕着对失败的恐惧以及对成功的担忧，这些使他没法将自己的才能充分运用于工作。他是一个行事拖沓的人，常常拖延制定重要的决策，之后又要质疑下过的决定。他有时会憎恨那些比自己自信果敢的人。虽然有些事物毫无威胁，迈克尔也会感到特别恐惧，惧怕坐飞机，过桥，在公共厕所小便。由于挥之不去的恐惧，迈克尔对每一项挑战和决定都感到摇摆不定。

有时候，迈克尔会工作到凌晨三四点钟，总觉得儿子和妻子会发生什么恐怖的事。在家里或在工作时，他感到不是背痛、脖子痛、膝盖痛，就是肠子隆隆响、小便困难。迈克尔很快变得惊慌失措：胸腔、颈部或左臂的疼痛是心脏病发作即将来临的一种可靠征兆。消化道和泌尿症状预示着癌症。

他第一次来见我时，迈克尔"确信地"告诉我，我的确患有"前列腺疾病"，脚踝肿胀，双膝疼痛，感染病时断时续。他还有些"消化障碍"，专家诊断为肠易激综合征，对之束手无策。他的胸腔、颈部和头感到间歇性疼痛，有时会抽筋，甚至有种诊断不出的"刀割般"痛感。他已经过度超重，却不能控制对甜食的欲望，于是他担心自己会得上糖尿病。

精神病学家已经在迈克尔身上诊断出六种不同症状，其中包括焦虑、恐慌障碍、精神抑郁症。最近，他再一次被诊断出"重度抑郁症"，被告知也患上了"躯体化障碍"——他将心理冲突转化成生理症状。

数年来，认知行为疗法已经帮助迈克尔认识到他破坏性的消极思维方式——"我会一直病下去"，"我再也不能靠自己站起来"，"我不可能会登上飞机"；让他看待问题既现实又乐观——"我虽然现在感觉不怎么好，但这种状况很快就会过去的"；帮助他开始处理一些情况，比如曾让他焦虑不安的飞行。心理疗法从探寻他的情绪史和家庭关系出发，已经探索出令他感到受困受限的思想行为模式的源头。

然而，尽管迈克尔和他的治疗师已经竭尽全力，焦虑仍令他感到困扰，精力不足，情绪低落和挥之不去的痛苦让他步履维艰。

与此同时，多年的全面检查、反复试验以及安慰的话语之后，迈克尔的内科医生已经是黔驴技穷。医师质疑病情检查的效果，不再对他所开的一大推药丸笃信不移，这些药品主要用来治疗疑似前列腺炎、减缓肠内活动、消除肌肉疼痛、降低高血压、减轻焦虑感，还有改善情绪的抗抑郁药。

内科医生的疑虑日益增长，对他持续不消的症状感到很不耐烦，尽管迈克尔喜爱并尊重他的医师，他也对此感到非常不悦。迈克尔了解自己的感受，但在任何课本都找不到相匹配的描述。令他担忧的是，他长期过度依赖的心理医师和他的认知行为治疗医师也像他一样毫无线索。迈克尔知道某些方面一定出了问题，自己仍需帮助，但他不想再吃药——尤其是抗抑郁药，因为抗抑郁药先前加重了他的前列腺疾病，会捣腾肠胃，减弱性欲。于是他找到我寻求治疗。

中医的观点

迈克尔的医生和治疗师把他的生理和心理症状看作是几种毫不相关的独立疾病。由于他们无法解释清楚，这些症状就无法得以治疗。在我以中西医为基础向迈克尔询问过以后，我弄懂了其中的缘由。

实际上，迈克尔的生理和心理症状都是处于更宏大模式的一部分，这是接受西医和西方心理训练的医师没有而且不能认识到的一点。我马上想到拿 50 年前的三维漫画作类比。若你没有戴着合适的粉红镜片透镜，这些漫画就是一串模糊不清的红红绿绿的横条。当你一戴上眼镜，一幅充满色彩和深度的清晰图像便出现了。中医就会为我们提供一副眼镜使我们从十分杂乱无章的生理和心理症状中看出清晰、真实的图像——用一种可以成功处理一切问题和症状所显露出的失衡状况的方式来看待它们。以下是一些中医观点的框架。

抑郁症的阴和阳

根据中医的观点，当我们身体健康时，我们依据道，即"方式"，来生活。道就像一条思想、感觉、哲学、态度和行为的河流，奔腾不息，日新月异。如老子所写，很难给它下定义："这种可以描述的道，并非所言之道"，如米尔顿领悟到的那样。阐释，或者是对此的尝试会将我们从这条河流中排除开。只有直面它才能打开自我，走进其中。

在日常生活中，我们通过两个基本性质来看待道，经历道，中国人称这两个基本性质为阴和阳。阴意味着"山的阴影面"。它是阴性、潮湿、黑暗、低深和迟缓的。阳，"阳光充足的那一面"，是阳性、干燥、明朗、轻快、敞露向上的。事实上，地球上的一切事物，整个宇宙——包括我们的身体器官、折磨我们的疾病和状况，我们看待世界的方式和我们持有的情绪——都可以认为是阴或阳。当阴阳平衡时，我们能保持健康。当其中一方面过盛或不足时，我们很可能会出现令人烦心的生理和心理症状。

当阳气过盛，抑郁症极可能表现为高度焦虑和烦躁不安，无法静坐或集中精神，就如米尔顿那样。这种情形或许伴有嗜吃、噩梦、恐惧和自杀思想等症状。阳气不足时，抑郁症（这个情况等同于阴气过盛）的特征为害怕、犹豫、萎靡、无助。特里萨和阿普里尔属于这种情况。

阴气过盛的情形通常出现长期症状，包括怕冷、拉肚子、呼吸浅、心跳缓慢。阴气过盛引起的抑郁症的特点多表现为特别疲倦、懒散和虚弱，对生活失去兴趣，过度嗜睡，丧失性欲，持续的罪恶感和忧伤。这也是多萝西初次见我时的感受。不管阴气过盛还是阳气过盛导致的抑郁症，都表现出紧张和焦躁不安。

三大珍宝

中国人告诉我们，人有三大珍宝——精（"思想或精神"）、气（"能量"）和神（"精髓"）。这三个都是生命的基本物质，而气被认为是其中最基本的元素。气是"人类的根基"。它是精炼的能量，推动身体、心灵和所有器官动态运行营养。它在人体四肢百骸持续不断地流窜，与内部器官相对应，即针灸点所在的经络。气同时也可以保护我们不受不良气候、微生物，尤其是我们承受的抑郁症和压力的侵害。

一个长期处于压力之下的人，比如多萝西，她在初次见我时显得阳气不足，阴气过盛。表现出的症状为疲倦，同时缺乏享受生活乐趣的能力。当气不能顺利通过经络时，就为"滞淤"。当强烈的感情，比如长期愤怒、持续焦虑、无法释怀的悲伤很长一段时间都得不到释放减轻时，这种滞淤就可能会出现。气郁结的特点常常表现为受挫、爆发愤怒、腹胀、迁移性疼痛、恐惧症和担忧身体状况。

除了精、气、神之外，中医还描述了其他两个重要物质，血和湿气（体液）。血滞经常伴随着气滞。可能与一系列的疼痛和功能障碍以及心理症状（如焦虑、急躁和易怒）存在着一定关系。

当神，即思想精神，被扰乱了，就会出现混乱感，懒散、疲惫、无价值感，以及思考困难、失眠和焦虑的症状，在抑郁症中通常表现的都是这样。

五大要素

身体的器官，心、肺、肝、肾、脾等，被认为是重要物质的源头和转换地点。我们只有在解剖尸体或打开解剖书时才会看到这些器官，但是传统中医认为它们都属于一个更大机体的一部分，这一点是西方解剖学和生理学所没认清的。身体器官、特殊情感、每日光阴、季节、颜色、味道、声音以及诸如此类的都被联系在一起。五个元素——金、木、水、火、土——每一个元素都有各自的说明。

传统中医医师认为肝属木，是抵抗压力和精神创伤的主要处所。因此，在抑郁症中，它是第一个受到侵害的。肝通过贮备和疏泄气血使身体、思想和精神和谐运行，并通过传送气来克服初期停滞。

肝气郁结也会影响身体的其他部分，其中有些会造成直接后果。肝经（循行部位起于足大趾和第二脚趾之间，沿大腿内侧向上，至小腹）停滞损害了身体器官功能传输这条线上的能量。这些郁结的能量停滞在骨盘、腹部、胸腔和喉咙，可能会造成生殖系统发炎（女性极易引起月经不调）；肠胃胀气等其他消化症状；胸疼和喉塞。另外，由于愤怒使气上升，可能会引起头部和颈部的疼痛。

依据每一个人的特殊构造和经历的不同，肝功能障碍也会影响其他身体器官和元素。例如，脾是糖分新陈代谢（中医认为脾包括胰脏），一些性功能方面以及同情的情感传输和转换的器官。如果因为遗传、耗损或饮食不良，脾受到损害，那么也会使肝功能受到更大损害。导致的这种结果被称为"脾虚湿滞"，伴随着一系列症状，如疲乏、肠胃胀气、小腿浮肿、嗜好甜食、体重增加和多度忧虑。

将相关研究结果结合起来：迈克尔的中医诊断和治疗

实际上，以上描述的这种肝气郁结、肝虚和脾虚湿滞是我从迈克尔身上发现的。在西医心理咨询师和内科医生看来，迈克尔所有的生理和心理症状似乎毫不相关。但实际上它们属于一个整体：对家庭的担忧、过度担心生理症状、焦躁不安、对生活方向缺乏安全感、长期的低度抑郁、恐惧、肠胃胀气和前列腺炎、胸痛、头痛、颈子痛和疲乏感。

中医看重病史，其核心是生理诊断。中医认为身体的每一个部分都是一个人的全息图和缩影。通过检查这个缩影，即身体的具体领域，中医医师可以诊断出全身的状况。一个训练有素的中医医师能诊断出我们身体器官的功能，气的运动和强弱，血的凝滞和神的伤损情况——我们的身体、思想、情绪和精神状态的大致和具体情况：查看舌头的颜色、轮廓和舌苔；按压腹部是否肿胀疼痛；尤其是精确地把脉，感受位于靠近拇指的手腕表层的动脉触觉。西医把这种脉搏看作单一的整体，而中医通常将脉搏分为

12种：每一个桡动脉都分为3种虚脉和3种实脉。

我让迈克尔躺在治疗台上，查看舌苔，检查腹部并替他把脉。之后，他一边缓慢地深呼吸，我一边找到具体的穴位替他做针灸治疗，目的是医治从他的病史中查出的症状，扶助气，刺激它运行，疏通淤积，驱除湿气。20分钟后，肠症的不适感减轻了。他感到自己的四肢、头部和颈部活动更加舒畅。他一走下治疗台就充满了"更多能量"，感到"更轻松""更快乐"。

单次的针灸治疗带来的强烈效果并不能持续太久，只有几个小时或几天，治疗工作需要一个积累过程。通过一系列为期10或12周期的治疗，比如恢复能量、消除思想和身体上的紧张感、改善情绪、提高睡眠质量、减弱生理症状，我们似乎渐渐感到更加平衡，压力小得多、更稳健，体态轻盈、头脑机敏。

迈克尔取得进步：希望、药草和幸福

在我开始对迈克尔实行针灸治疗不久后，我问他是否愿意服用中草药。我告诉他，我所选择的药草和配药方式建立在与针灸相同的历史经验、理学检查和视角之上。因为迈克尔每次针灸治疗后都有不同感受，随着时间推移感觉越来越好，因此信心满满，渴望大胆尝试中医的其他方面，将其纳入治疗计划。

我开了几副中药处方，其中包含了40种不同草药。这个药方传统上被用于治疗迈克尔表现出的具体症状和所涉及的器官：祛除肺部湿气，畅通血液，活气安神。其中一些草药具有协同作用，可以相互加强对方的功效。另外一些药草则能平衡潜在的副作用：将刺激性和舒缓性的草药配在一起使患者达到镇定却不失活力的状态，而不至于过度焦躁或懒散。如果草药

选择合适以及药性平衡，迈克尔的所有症状一定会渐渐地取得治愈。

几周以后，迈克尔的胀气症减轻了，另外，小便困难、膝盖痛和一些焦虑感也得到了改善。现在，他的症状不再令人生畏，不堪承受。这些症状都适用于相同的一幅图画，实际上我们一直在改变这幅图画。在内科医生的照料和监督之下，他开始减少服用过去开的药品。两个月内，他已经完全停药。

随着胸痛的减缓，他不再显得易怒、担忧，抑郁症状有所减少，充满了信心。他发现，五六周之后，他能自如地转动头部了。因为头部活动自如，他发现了一种"向四周看"生命中各种可能的新能力——将身心结合。在这之前，富有成效的改变看起来毫无可能：当迈克尔一想到对工作多尽一些职责、更自由地享受性生活或减肥时，他就感到肠内受缚，小便不畅。现在，他第一次发现自己居然在考虑原先相当棘手的事情：改善饮食、工作和婚姻。

在我的鼓励和监督之下，迈克尔开始减少碳水化合物和高脂肪食物的摄入。这一点他之前也尝试过却从未取得成功，也许是他整个身体处于失衡状态的原因。这一次，他开始减肥。他让妻子一起加入，夫妻协同治疗。几个月之后，他再次得到了晋升主管的机会，这一次他紧张却非常果断地向领导提出了申请。曾经限制他整个生活的恐惧已经慢慢消退，现在勇气正渐渐在迈克尔的内心里熊熊燃烧。

我治疗他后的那个月，迈克尔告诉我他不仅减肥成功，身体状况良好，而且已经摆脱掉沉甸甸的焦虑和忧思。他不再乱发脾气，大大减少了对未来的不祥预感。对身体状况的恐慌，也许是所有症状中最麻烦的，现在也消失得很快，不再来临。迈克尔顺利地更进一步，可以轻松处理工作中的挑战，跟妻子享有"激情性爱"。他感受到特别的惊喜和巨大的快乐。在他的记忆里，他第一次没有感到焦虑或抑郁，从此快乐地和妻子向前迈进。

获得的启发

我想梳理一下中医在治疗迈克尔的几个方面，将中医或者其他极具潜力的传统治疗体系作为你历经抑郁并摆脱抑郁旅程中的一个主要和重要的部分。

1. 当你陷入抑郁或感到疼痛、"能量减少"、身体不适时，传统中国医学可以使病情大为改观。我几乎已经将这个方法运用于所有病人，我也可以告诉你除迈克尔以外的更多故事。我有中医治疗实践的同事也可以。

   除我们以及数千年以来的行医者的临床观察之外，如果仍让你感到数量有限，那么还有越来越多的科学研究赞同针灸可以治疗抑郁、疼痛、反胃和呕吐。

2. 大多数研究获得的结果仅仅表明了针灸的效力和运用方法，只涉及从有限的列表中选择穴位的方法，并没有尝试吸取细微而复杂的传统中医的精髓：像我检查迈克尔那样基于病情和病史采取检查舌苔、腹部和脉搏（望闻问切）的方法，从而设计个体方案，约翰·埃伦和他亚利桑那大学的同事最近首次运用图解完成了一项实验，实验与这个方法相似，发现针灸具有与传统的抗抑郁药相同的效力。

3. 针灸不是庞大治疗体系的唯一部分。中医包括草药、中国内科医学的深度治疗——推动、平衡、维持气和身体所有物质和器官运动；呼吸法、运动、气功及其姐妹功法太极。这些方法对气产生直接作用，减轻压力、增强灵活性、加强我们的平衡感及自信心；中国按摩手艺——推拿、穴位指压和手掌及足底按摩。

4. 最后，中国的世界观长期以来赞同遵循而不是违反自然的变化，运用大自然的馈赠来帮助我们恢复自己内心的平衡。这种世界观为转变提供了智慧和指导方针（记得米尔顿的例子），以及具体的工具。

我相信中医有强大的能力来帮助我们将心魔转化为守护神，战胜抑郁症，只有当我们运用整个综合体系来解决我们自己所面临的独特的挑战和需要，才会接受真正的考验。

我得补充一点，我们只有将中医作为刚才描述的综合方法的一部分，才能发挥出中医的最大效力。若你陷入抑郁、焦虑，身体不适，能量降低，重要的方法当然是起作用的方法。如治疗迈克尔那样，将传统中医结合各种心理治疗以及这本书中提到的所有技巧结合起来。据我所知，这些众多治疗方法相互补充，互相加强效力，那么其中选择的那一种方法就是理想的。

总结

- 困扰你，使你陷入抑郁的心魔是你的老师。他们可以将你从抑郁中解放出来的守护神隐藏了起来。
- 冥想，抚平焦虑，将你捆绑在警觉的桅杆上，帮助你观察，最终与心魔放松下来，释放出自己的保护神。
- 如果你不能认清你的心魔，运用内心向导意象帮助你发现它们。
- 跟 SPI 对话来发现自己向心魔学习并将其转换的最佳方式。记住，心魔常常伪装成保护神。
- 音乐、书籍和电影好比是一面镜子，反映出你的心魔，让你全身心经历它，带给你更加震撼的冲击。

- 身体锻炼可以使你精力充沛，帮助你顺利跨过心魔招致的僵局和障碍。

- 你或许需要经历一段土星时期，从自己的日常活动中挣脱出来并且摆脱掉，也就是说，你需要一段心理延缓偿付期来为你的内部变化提供一些时间和空间。

- 表达出你长期压抑的情感，尤其是你的愤怒，这可以帮你从心魔中解放出来，发现保护神。

- 如果你的医生或者治疗师不能明白你的生理和心理症状。或者告诉你他们无法治疗困扰你的心魔，千万别感到沮丧。还有其他的方法认清你发生的一切并帮助你成功处理。

- 传统中医（以及其他传统治疗体系）给予你另外的角度来看待心魔，并且为你提供方法来解决你抑郁症中独特的复杂生理症状、思想、感觉和行为结构。

自我诊断处方：寻找中医医生

寻找合适的医生是自理的一项重要部分。这是个考验你毅力、知识和眼光的过程。在第一章中，我讨论过的整体医师或者综合内科医师。在第二章，我主要关注如何运用自己的智慧、研究技巧和直觉来帮助你找到旅途中的向导。在这里我将提供一个框架，并且运用这本书后面的参考部分来帮助你找到中医的医生。

在这个处方里，把注意力集中在寻找针灸和中草药的医生，另一方面，同样的原则可以帮助你找到其他医生——一位按摩师、印度草药师或者西方草药师。

我建议你按照以下详细步骤找到一位合格的医生。

1. 询问你主要的护理医师或者理疗师，看她能否向你推荐一位精通中医并且在治疗抑郁症方面经验丰富的医生。

2. 如果你找不到这样一位值得信任的被举荐人，就与合适的国家组织取得联系。这些团体会帮助你认清每一个专业人员教育、资历和执业范围（比如针灸以及同时具备针灸草药）。他们还会帮助你找到在你的区域内已获得正规许可证的专业人员。

3. 问一问是否你找到的医生在自己的承保以内。在一些地方州，由医学博士实施的针灸治疗比非医学博士更易获得保险。

4. 如果你不在保险范围以内，那么经费就是一个大问题，打电话问问这位医生，是否她愿意降低费用替你治疗。

5. 如果你不能从私营从业人员那里找到低价的服务，试一试经过认证的中医或针灸学院（或者有针灸师免费工作的诊所）。事实上，每一种这样的机构中都有实习生愿意提供低价或免费的服务。

6. 如果附近没有私人从业人员或学院，短途旅行找到最近的那一个也是值得的。虽然许多针灸师喜欢每周（或者更频繁一些）定期治疗病人，治疗次数频率低（之间通过电话和电子邮件监护），但这种方式也相当有效。

7. 牢记以下关于草药和草药师的最后的忠告。

• 中草药（以及其他物质，包括动物部位、矿物质和香料），要像针灸穴位那样，由专家根据每一位抑郁病患者的独特病情来对症下药。

• 每一味草药通常都是和 10 种、12 种或 24 种其他药草配在一起，达到增强药效，预防副作用的目的。这些配方还要根据患者病情的转变不断修改。

• 接受其他体系培训的草药师，例如印度、中国西藏、非洲、美洲印第安人和传统西欧，根据类似原则实施操作。对他们来说，这一个词"抑郁症"也包含了众多复杂的症状。

• 最后一件最为重要的考虑：你咨询的从业人员在使用草药时应该过滤掉杂质和有害物质。你应该向草药师询问清楚她获取草药和辨别纯度的途径。

第五章

心灵暗夜

　　在这段旅程的起初和随后的阶段，每一个人总会遇到这样一段时期：感觉自己被击垮了，垂头丧气，甚至感到绝望。这一章讲述的就是这样一段时期。本章内容将帮助你认识到你所感觉到的无望可能是你疗愈之旅中的一个阶段，而非你所害怕的那种永久性的状态。同时你也要明白，这种绝望实际上是一种更为急迫的"召唤"，它可以成为你人生的一个转折点，而不是终点。

　　一开始，我会让你承认自己怀有绝望情绪，还有因绝望而产生的自杀念头，我会谈到这样做的重要性。然后，我会鼓励你们当中每一个可能怀有这种感受的人朝"向导"伸出求援之手，向导可以在你经历这段艰难道路的时候，倾听发生在你身边的事，并且予以支持。

　　接着，我想要着重谈谈我们生命中那些最有可能隐约出现令人绝望的"黑暗之夜"，以及我的那些病人是如何从这个阶段中深刻地学习到一些道理，并且凭着勇气，优雅地度过了这个时期。此外，我要特别介绍我们开发出来的那些能够帮助你，又能够启发你的实用策略。

　　如果遭遇到"黑暗之夜"，大多数人会要求医生给自己开药，甚至是那些质疑服用抗抑郁药物是否明智的人。这点完全可以理解。所以，在疗愈之旅的这一阶段，我还会指引你们决定自己是否应该，并且何时应该求助于药理学抗抑郁药物。我还会给大家介绍一些在这种情况下（无论何时），我比较倾向于使用的一些保健药品。

我活不下去了

　　有时候，我们丧失希望或者绝望是因为发生的事情出人意料，而且具有明显的灾难性质：我们爱着的某个人突然死去，或者是自己被诊断出一种可怕的疾病，临近死亡。有时候，我们会觉得自己失去了用巨大痛苦换来的领地，向着下坡滑去。我们没有再一次试图去打破一种陈旧固执的习惯或模式，或者我们丢了一份可以帮助我们脱离贫困的工作。我们曾依赖着的伴侣、爱人、朋友或者"向导"已经令自己感到失望。

你可能会首先想到"我活不下去了"，或者"我死了也许会好些"。通常，这种念头只是一闪而过，就像是一个闪烁在我们视野边缘的标志。对于我们大多数人来说，这些是令人震惊且十分可怕的画面。我们有责任在肩，要让我们所关心的人过得更好，我们一直在设想一种更加美好的生活。

即使我们感觉十分不好，只要我们自己眨一眨眼睛，或是摇一摇头，这种迹象就会消退。几个星期或是几个月下来，在失望加剧的那些瞬间，或是极度寂寞的时候，这些想法又会重现。这样的画面也许会变得更加清晰，更为具体和生动。

艾丽斯是一个70岁的退休护士，她十分聪明、幽默、坚强，但是她的痛苦几年来几乎没有得到过缓解。她告诉我，"你一对别人说自己的这种感受，大家都会被吓坏，或是找来警察，这才是真正糟糕的地方。所以你只能什么都不说，进而感到更加的抑郁。"

不幸的是，很多医生和医学专家们都十分害怕谈论自杀。这些医生教导我们在首次拜访时就可以询问关于自杀的事情，但他们通常会给出隐晦（或者不易察觉的）信号，表示他们不愿意听到过多类似事情，不愿经常听到。当我们听到病人谈及他们的自杀念想时，我们要敞开胸怀，这样可以让病人们尽情倾诉。然而，很多医生都只是写张药方笺，而没有仔细倾听，耐心询问。

可以肯定的是，这些治疗和药物都是为了稳住病人，以降低那些会引起他们产生自杀念头的高度焦虑，从而将这些想法推回原处，压制下来，或者将它们赶出病人的脑海。但是，药物也会把这些念头，以及它们带给我们治疗者的令人困扰的挑战，通通推到医生的诊室门外。我想这是许多初级治疗师如此迅速，几乎是条件反射性地给病人们开抗抑郁药物的原因之一。一项重要调查指出，开一张药方平均只需 3 分钟。

说出自杀的念头

医生、治疗师和病人们，我们是时候该把这些绝望的黑暗瞬间，这些对死亡的可怕关注，从恐惧与羞愧中释放出来，将它们公布于众，与大家一起分享和讨论。就如艾丽斯很讽刺地观察到的那样，我们不必"非得把自杀看作一种社会方针"，但我们确实有必要将其视作一个可供探讨的正当话题，将它理解为，甚至尊其为人们已经做了的，或者有时候确实要做的一种选择，一种决定。

如果我们清楚地认识到我们的自杀想法和冲动，那么我们可能会发现它们是一种"召唤"，实际上，也是一种对改变的需求。只有当我们感觉自己已经无法控制事情的局面时，我们才会被推向自杀，比如，失去带来的空虚和寂寞，沉重的抑郁和忧愁，对当下生活的困扰和未来的无望感等。"我们对自己说，这一切必须有个了结！"并且，我们会想，至少这一次，死似乎是唯一可以改变的了。

萌生这样绝望的念头通常是由于我们见识浅薄，理解有限，我们观念和想象的范围极度狭窄。因为这种想法在抑郁过程中反复地出现，所以我们必须让这种驱使我们走向自我毁灭的煽动情绪平静下来，用全新的视角来看待它。

假如你可以运用你一直在学习的冥想技巧来应对这种绝望带来的可怕挑战，那么，你极可能发现：即使是最绝望的想法和压抑的感觉也与那些普通的想法和感觉没什么两样——它们也是会消退的。同样，如果你找到某个可以分享痛苦的人，那么他很可能也会帮助承受一些，跟你一起努力平复那种无法抑制的冲动和必然的感觉。

转折点而非终结点

古人知道，抑郁自然发展过程中会出现一个令人恐惧的绝望时期。希波克拉底派的医学家信奉"疗愈危机"说——一个人得了慢性疾病的时候处于这样一种境地：要么衰弱下去，走向死亡，要么成为一个转机，走向痊愈。现代的传统医学从业者，从美洲印第安的巫医到中国的中医，都很认同这一点。在"匿名戒酒互助社"中，在你开始起身反抗之前，必须"跌落谷底"，这是一种常见现象。用很流行的一句话说就是"黎明前的黑暗是最黑暗的"。中国有一句话叫做"危机既是一种机遇，也是一种危险"。

16世纪，一个西班牙的僧人——后被称为"十字约翰"，首次将这种危机描述为"心灵之黑夜"。这个词既精美又引起了共鸣，人们经历疗愈危机的时候遭遇到生理心理上的痛苦，这个词就给其增加了精神折磨和探索的严重性、尊贵感和神秘感。

正如我提到过的，疗愈之旅中"黑暗之夜"这个时期，跟第一阶段的"召唤"有类似特征。这两个阶段中，都有对压力和忧虑的迷惑和认可，让人感觉先前在理解和解决问题上所做的努力都非常失败。而且事实上，这样一种"黑暗之夜"也预示着疗愈之旅的开始，因此，这是一个不同的阶段，就如它的名字一样，它更为深刻，更为黑暗，而且充满着绝望。

但是，在"心灵之黑夜"这一阶段，仍然还深藏着一些希望。"黑暗之夜"在定义上受限，但它们是改变、进步的自然过程中的一部分，而且必然会带来更加光明的清晨。

实际上，许多原始社会——从太平洋印第安人到非洲的森林居民——都会有"黑暗之夜"，这样的经历成为其社会成员成长和疗愈的一部分。他们中的年轻人都会经历一个成人仪式，他们在一个仪式中会遇到部落里最为恐怖的事情：半夜，只身处于一个山洞中，一个地道中或是一个地下洞窟。有时候，就像处于古希腊的疗愈神庙一样，这样沉浸在黑暗中是治疗包括抑郁症在内的严重疾病过程中极为重要的一步。在许多社会中，预言师十分受关注，因为他们能够成功地在早年的生活中就预知到将来不可避免的"黑暗之夜"，危及生命的疾病，精神错乱，或是自杀性的绝望。

心理学家托马斯·摩尔指出，关于德墨忒尔和珀耳塞福涅的荷马史诗与这些"黑暗之夜"有特别的相关性。"黑暗之夜"的理想向导是赫卡特，她是一个女巫，巫医，也是月亮女神。只有赫卡特听到珀耳塞福涅的哭声，来到地狱找到她，还去寻找她母亲德墨忒尔，她正在天堂里心烦意乱地游荡着。赫卡特穿梭在绝望的女儿与焦急的母亲之间，传递消息，同时也在传达一种智慧：别离与孤独，黑暗与绝望都无法避免；只有当我们接受它们，并将它们当作生活的一部分，而不是与生活无关的东西，我们才能治愈自己，并且感到充实。

求助于向导和他人

我们中很少有人可以在没有指引的情况下，独自一人走出这些"黑暗之夜"。那些坚定、无畏、实事求是且忠诚的朋友可以帮上大忙，但我们还需要一位像赫卡特这样专业的"向导"，她备受尊敬，并且在这些黑暗中游刃有余。她的存在可以给我们安慰，让我们安心，给我们间歇的时间，还有我们迫切需要的建议。我们与她的联系，重新在我们与生活之间搭了一座桥梁，在这座桥上，她那时而温柔，时而尖锐，但总是很善解人意的话语和手势帮助我们走过这一段。

虽然求援的需求也许更为紧迫了，但处于绝望时，求援的基本原则还是跟我在"向导"这一章中讲述的一样。同样，选择对你有帮助的朋友和"向导"的方式也是一样。如果你处于绝望中，却没有"向导"，那么再看一遍第二章中的自我诊断处方，那里面我详细介绍并罗列了一个有潜力的向导的理想特征和必要特征。根据你的"内心向导"意象来帮助你做选择。如果你已经有了向导，那么现在是时候向他伸手求援了。

另外，还有一些组织和机构能够提供很大的帮助。它们不能作为一个专业"向导"或家人朋友的替代品，但是普遍来说，它们都容易找到，并且不收取任何费用。此外，一旦你陷入绝望，属于这些组织的人或者说它们的员工都是随时准备为你服务的。

另外，还有许多网络资源也大有帮助，特别是对于那些觉得电子邮件和即时信息用起来比较舒服的人，就像大部分年纪稍长的人会觉得用电话比较舒服。并且，在保密方面，网络资源比电话更为保密。

最后，对于那些绝望的青少年，以及他们同样绝望的父母，还有"逃跑小屋"。这些针对孩子的机构十分棒，我跟它们共事了很多年，它们不仅仅是收留那些无家可归的孩子和问题少年，它们擅长的是帮助家长和孩子解决掉那种持续的失望感，包括处理一些争吵。这种争吵可能会促使青少年产生自杀的退缩行为，或是直接离家出走。

从你的想象中得到协助

做好准备，向你的想象和直觉寻求指引。先做几次深呼吸，让你的腹部放松下来，在椅子上放松一会儿。现在想象自己正在寻求一种或多种让你觉得最舒服、最恰当的方法，打一个热心电话，坐在电脑前，或者是向某人征求建议。尽量让每个画面展开一两分钟。

在这个过程中，把你想到的东西记下来。比如，你看到自己在做什么，做每个动作时感觉如何？如果有一个动作能让你感觉很满足，感觉收获颇丰，即使它只是闪过了一下，你也要抓住这种指引，并照着做。如果你没法找到一个联系的画面，因而感到沮丧，那么过会儿再试，也可以第二天再试，或者在你觉得自己特别需要并且感觉自己放松的时候。

当然，此外，在你感觉需要联系的任何时候，不管你是否有一个指引的意象，你都可以用一种感觉适合自己的方法来帮助自己。肯定会有某个人，或是某些人是为你而存在的。

一生中的"黑暗之夜"

虽然"黑暗之夜"随时都会出现，似乎凶兆连连。但是我着重要讲的是我们人生当中三个十分普遍的阶段，另外，我还会主要地讲一些你可以用来安全明智地度过这些阶段的观点和策略。

- 青春期，荷尔蒙分泌旺盛的青少年局促不安，十分脆弱地处于父母的命令和同龄人的期待之间，处于对青春的极度渴望，青春期的理想主义和成人现实中那些可怕的不确定之间。
- 中年期，尤其是中年后期，我们会遇到事业和家庭上的瓶颈，而这两者曾经肯定了我们的存在，并一直支撑着我们。我们还会觉得自己没有希望成为我们曾经想要变成的那个人，那个样子。

•老年期，我们的生理机能和心理机能都在衰退，我们离死亡更近一步了，人生中最大损失的时刻近了，离那个我们好多人都相信的永无终结的夜晚更近了。

青春期：苏菲的选择

自杀像个幽灵般盘旋在现代美国青少年以及关心他们的家长和专家的周围。在过去的 50 年中，试图自杀和自杀成功的年轻人的数量以惊人的速度增长。不久前的一项权威调查显示，1/5 的高中生曾经认真地想过要自杀，1/10 的人曾经试图自杀。他们中越来越多的人最终自杀成功，无论是自己精心设计的，还是通过意外事故。现在，自杀已经成为 15~44 岁的人的首要死亡原因，并且是大学生的第二大死因。

因而，苏菲的妈妈，简，为什么会如此惊恐地打电话给我，也就不难明白了。苏菲当时 16 岁，在进行了第二次自杀行为（或试图自杀，这一点没人能十分肯定）之后，她被关进当地医院的精神病病房，那时她刚出院。几个月前，苏菲不断地割自己的手腕，虽然剃刀的刀伤没有危及她的生命，但伤口有血流出，而且比较严重。在简给我打电话的几天前，苏菲吃了很多药，足以危及生命，但她当时是在一个满是人的地方。苏菲的行为没有坚决到让自己非死不可，但她确确实实是在向所有关心她的人发出一种强大的讯号：她很绝望。

苏菲第一次来见我时，穿着一身装饰精美的长裙，身材高挑，十分迷人。

她一来就令人印象深刻，她很快就显得烦躁，似乎不想加入到这次会面中，也不愿意坐在椅子上。谈话一开始，她就用一种很挑衅的高傲宣布，她已经被诊断患有"重度抑郁症"和"双相情感障碍"（躁郁症）。医生开给她的抗抑郁药物多方面地使她感到"烦躁"，"不真实"并且"变笨了"。她之前简单地服用了一些抗狂躁药，一种用于治疗交替性狂躁和抑郁的标准药物，这种交替性狂躁和抑郁就是双相情感障碍。她说，这种药"让我觉得像液铅！"

在她总结完医生给她误开药之后，苏菲在我办公室安静地坐了下来。她摆出一副下定决心要跟我争论的姿态，因为她以为处理青少年问题的人，还有很多家长，都太自以为是。她的上半身保持不动，但她的膝盖上下抖动，显示出她内心的焦虑。她用简短的话语回答我的问题，仿佛她现在是被押上法庭，说的都是"是"或"否"。她说"几天前"她觉得自己"想要去死"，但她现在不这么想。

她的妈妈，简，十分细心周到，她说，苏菲在婴儿时期就很快达到了身心发育的标准线。两岁以后，她就在智力上显得很超群，富有创造力且十分聪明但也有点"倔强"。弟弟们出生后，她似乎变得有点好斗了。最近几年来，她好像变得不像是家中的成员。她大多数时候都自己吃饭，把她楼上的卧室当作她未建成的堡垒，房间里满是她成堆的脏衣服和书。

苏菲说话的时候很有生气，但很有保护性。她坚定地认为妈妈"看不起"她，"完全就是一个骗子"。她爸爸"很没希望"，弟弟们"很烦人"，但这些不是十分重要。她无法更进一步地解释，也不想解释，但她向我保证，这些都"非常显而易见"。

苏菲和简都认为，最近尝试的一种家庭治疗法具有"灾难性"。苏菲和弟弟们扯着嗓子争吵，直到弟弟们哭起来为止。苏菲的爸爸对每个人都发火，而简则缄默地痛苦着。

简说苏菲偶尔会在学业上取得优异的成绩，但通常都是一个"差生"。苏菲也承认，她有时会逃掉一些她认为"无聊"的课。她现有的心理治疗师"人很好，但不是十分有帮助"，她本该"明显"感觉到好一些的。

当我问她是否有我可以帮得上忙的地方时，她沉思了一会儿，我发现这个问题至关重要，它是找到治疗纽带和穿越"黑暗之夜"的道路的必要基础。过了一会儿，她说她想要做一些有关她"健康"的事，尤其是她的体重。我告诉她说，我会做一些治疗，冥想和针灸，而且我还会教她一些事情来帮助自己。她点点头。当她被问及时，她说她"愿意"下次来找我。

几天后，苏菲的妈妈坐在候诊室，苏菲独自来见我。她声称自己对家人和学校十分冷漠，并说对于有关"青少年情绪"之类的问题感到"厌烦"。只有在我们谈及政治、诗歌、老师自以为是的小心眼或是她的体重的时候，她才变得神采奕奕，但很短暂。

孩子的绝望有家庭因素

每当我试图从她那儿挖掘一些信息和感受时，我有好几次都在想，也许我跟她们母女俩一起聊聊会更有意义。仿佛有这么一个神秘的地方，那里满是纷争，还有千丝万缕的联结，了解了这些信息，也许就能挽救苏菲了。为什么苏菲会认定这样一个细心的妈妈完全是假装出来的？为什么她觉得妈妈恶心透了，觉得她受够了自己的生活，并两次试图自杀？

现如今，满是积极的诊断和生物解释，在这样一个时代里，越来越多的孩子孤立于家庭和他们的生活环境之外。这是大势所趋，我们应该理解他们并把他们治好。孩子表现出一些症状，那么他便有问题了。我们要定义这些问题，然后对症下药。这样就用一种狭义的医学形式概括了对个人治疗的精神分析偏见，而且忽略了很多来自于几十年家庭整体治疗的有用信息，还忽略了在量上大得多的人类学意义，这些意义告诉我们，家庭和家庭的文化观念塑造了孩子的性格，而且，家人的介入能够恢复孩子和家庭之间失去的平衡。

对我们三人进行谈话的提议，苏菲和她妈妈都表现得不是很热情，但她们不得不承认这个提议言之有理。在家里，她们俩之间的关系曾最为亲密，而现在则是冲突最多的。简很关心苏菲的生活保障和她的生存。苏菲也承认，如果敞开心扉，她妈妈可以成为她最好的盟友，带给她任何她所期望的改变。此外，我的提议似乎"并无坏处"，只是倾诉和倾听，没有任何分析或解说，也没有争吵。甚至，只是这样待在彼此身边，关注着彼此。也许，没有苏菲的爸爸和弟弟们在场，她们至少能够说说话。

我问简和苏菲，她们分别想要什么，并要求她们在对方说话的时候静静聆听。在我的帮助下——我的手就像交警那样举上举下，一会儿示意苏菲，一会儿示意简，她们确实开始聊天，也开始彼此倾听。

苏菲对很多事情都很清楚，她不想吃药，她不想被诊断为或被告知自己疯了或是得有抑郁症，她不想不断地和她爸爸争吵，她不想待在现在的学校继续念书。另外，她特别强调，她不想再在家里待下去了。她觉得自己困在了一个"令她抓狂"的家庭里。她变得有自杀倾向，似乎是因为她觉得自己实在是"没有别的地方可以去"。

简说，她想要苏菲感觉好一些，不要再伤害自己，不要再这么大吼大叫，可以发挥她在学业上的潜能。她想要苏菲知道，作为一个母亲，她感觉到很失望，因为她所说所做的好像都毫无作用。

这个疗程结束的时候，苏菲说的是完整而生动的句子，膝盖也消停了。

当我问苏菲怎么看这些变化时，她仍然十分吝惜地说，"假如"她觉得好一些了，那么都是因为这一次她妈妈在关注她，确确实实地在听她说话。

当年轻人遇到真诚和爱，他们的恢复力和原谅他人继续前进的能力就会十分强大，并且充满希望。我曾经每天都会看见这种惊人的转变，那是几年前，那时我接触的是离家出走的孩子和他们的家长，甚至只是父母短短几分钟的尊重与关注就能给面临绝望的青少年带来令人惊讶的安心和希望，让他们恢复平静，看起来头脑清楚。20世纪中期，我创办并指导了一个针对离家出走的孩子的项目，那时每年就有100万的青少年离家出走。他们出走的原因通常是，他们觉得在家的时候，无法做自己，没法很快变得独立。苏菲也因为如此，觉得无法离开家又待不下去，因而迫使自己选择了一条永久的出路。现在，妈妈对她的关怀让她产生新的真实（虽然仍不清晰）的可能和希望。

在我与苏菲和她妈妈见面之后的几个星期中，我用针灸给苏菲进行了治疗，并让她自己做一些治疗。对于满心狐疑的苏菲而言，每一次针灸治疗都"相当有趣"。她不得不承认"这的确让我放松下来"，并且"当你把针插进去之后，我会回忆起我的小狗的美好画面"。我药方笺里的每一条都是一项不错的挑战，如少吃含糖和咖啡因的食物；少喝酒；吃点补品；写下自己的治疗日记；长时间散步。这些简单的指令正好针对了她所关心的东西，她的肥胖和她的焦虑，给她提供了自我表达的机会，还鼓励她多去户外活动，过健康的生活。这些建议并没有以任何方式来隐射她有病或是有缺陷，并可以让她撇开自己和父母的冲突之后重新定义自己。

在我们的第四次三人谈话中，大大地出乎苏菲意料的是，简同意了苏菲的请求，她觉得女儿需要去寄宿学校上学。

在多年来毫无结果的争吵后，这种惊喜十分明显。但仍然存在着一些重要的实际问题和经济问题：苏菲的学业记录不是很好，如何才能被录取；如果她现在就去私立学校的话，她上大学的钱就没有那么多了，另外还要说服她爸爸。然而，这一切仍然还是有可能的。

她们第六次来的时候，简突然间变得十分困扰，就如苏菲自杀时那样，这样的她让苏菲和我都惊呆了，还有她的"自白"。她说："我从来都不认为你疯了，或是受到深深的烦扰。我也不认为你跟你爸爸之间的冲突中，大多数时候是你的错。"简告诉我们，她做出了一个"神志清醒的选择"，以此来维持她与丈夫间的和平。因此她曾不顾自己的真实想法和感受，决定和丈夫站在同一边，反对苏菲，她同意丈夫对苏菲的评价——性格存在缺陷，并患有严重的精神病，而且她将丈夫的指令当作自己的那样执行着。

苏菲十分生气，但同时也感觉到释怀。她大声谩骂了一会儿之后，身体就放松了下来，表情也变得柔和，仿佛整个世界就此温暖明亮。她就这么好好地待着。至少在这件最为关键的事情上，她的妈妈是个十足的骗子和伪君子。所以也难怪苏菲会如此的抓狂，感觉如此绝望。

接下来的几个星期里，苏菲和她妈妈一点一滴地积累着对彼此的好感，因而之前的委屈和相互间的不信任在慢慢减退。她们一起办理了退学手续，一起解决了财务表格的问题，一起与苏菲的爸爸谈话，就这样她们的关系焕然一新，感情也增进不少。虽然在钱的问题上还有过激烈的争吵，因为苏菲的爸爸不想从她的大学学费中拿出那么多钱来让她上高中，但是，简现在考虑的是女儿的需求，所以苏菲获得了胜利，并将她的进攻性和叛逆性转移到学习上。在入学面试中，苏菲一改平日备受打击的样子，表现得十分流畅，十分有魄力。

苏菲走之前的几个月里，他们一定也争吵过。但争吵的性质变得不一样，不再那么绝望，而只是普通的争论，比如，有关宵禁和喝酒的争论，要带多少衣服，具体带哪些衣服，要不要带一些生活必需品，要不要带一个宿舍用的冰箱等。简的坦诚搭了一座桥，让苏菲可以通过这座桥来靠近她，也成为她们俩之间互相协作和持续信任的基础。再也没有自杀念头的威胁，也就没必要继续冥想治疗法。

四个月后，苏菲离开家去寄宿学校就读，没有了跟爸妈无休止的争吵，她开始好好发挥她的聪明才智。她很喜欢学校的生活，也喜欢学业上的挑战。她交到一些朋友，感觉到一种充分的自力更生，而不是一种无能为力，愤怒的固执己见。当然，当苏菲遇到她的心魔时，挑战就蹦出来。她的完美主义使得她在做作业和考试的时候，动作缓慢，战战兢兢，仿佛这些都是凶猛的野兽，也让她极其怀疑自己的正直和诚实度。但是，她还是开朗许多，变得平易近人，专心地投入到她的生活和学习中，也许有时候会感到自己被打垮了，但绝没有绝望的感觉。无论在电话里还是在家里，苏菲都开始信赖妈妈。她越来越不会像以前那样，一旦和爸爸弟弟们发生争执就会犯病，或者因此而泄气。她已然走出了绝望的"黑暗之夜"。

苏菲和简的故事虽然不是与珀尔塞福涅和德墨忒耳完全一样，但是，苏菲曾长期地生活在顽固的沉默中，在一个地狱中，里面满是痛苦、剃刀、药片，将她拉向死亡。在还未揭开自己的骗局，也没能缓解女儿的压力的情况下，简曾经四处找寻方法都未果。因而我就成了赫卡特的替身，在苏菲发出歇斯底里的叫声时，她需要有人聆听，有人诠释，这时，我就是她和她妈妈之间的纽带。简必须去面对她对丈夫的惧怕，必须承认，而且要停止抱怨，还有那种懦弱的行为，正是这些导致了她与女儿间关系的恶化。另外，她们两个都要跨过认知上的无力感，穿越记忆中失去的种种和持续不断的痛苦，然后到达真理，这些真理给予了她们新生活，让她们更真诚、更完整、更明智地与彼此相处。

对如此之多的想要自杀或试图自杀的年轻人来说，情况亦是如此。大家都应该了解到，他们心情上的压抑灰暗，以及生活中的困扰都并非是永久性的。他们需要的是有人能让他们将痛苦表达出来，也正是这些痛苦将他们推向死亡。我们成年人需要背负并且尊重那种痛苦，也许还要像简那样坦白自己心中的恐惧，他们害怕我们的评论，害怕我们与他们保持距离，害怕我们强迫他们。

反过来，我们也应该动用家庭、社会、文化的力量来搞清楚这一点：这些接近成年的人真正需要的是改变和成长是一种终结，但不是生命的终结，而是终结那种极其折磨人，而且看起来显然是无药可救的桎梏。我们的任务就是要在这些年轻人经历黑暗、困惑、绝望的时候，给他们构建一条痛苦的道路，使之成形。然后，他们很可能会像苏菲那样，向疗愈之旅的其余步骤迈进，远离那种自杀性的绝望，走向光明。

为我们的孩子掌灯

我写下的这些注解都是给成人看的，因为成人关注这些的可能性较大，但如果你把这些东西，或是整本书都与你所关心的孩子分享的话，这将会是一个很棒的主意。实际上，当青少年在经历绝望的"黑暗之夜"的时候，让他们以合作者的身份参与其中，就会让事情变得容易得多，也显得十分尊重他们。我来详细解释一下。

1. 无论他们承认与否，年轻人想要让自己好受一些。我们应该让自己与这种希望和可能性联合起来。

2. 像苏菲这样的青少年也许会因为之前的经历就觉得无路可走。但他们仍然还是一直努力着，努力让自己以一种全新的，更为广阔的视角看待自己的情况，努力让自己不再用过去那种失败的观点和处理方式，而是另寻他法。

3. 寻求富有同情心并且公正无私的"外界"帮助十分有益。比如，找一个"向导"，他能够同时帮助孩子和她的家人，让他们持有更为广阔的视角，并且开发别的选择。

4. 一开始，必须要弄清楚孩子为什么会觉得如此无助和无望，可以通过仔细聆听她的观点来实现这一点。仅仅是急于禁止她的行为或者给她开药只会让她觉得自己被贬低了，并很容易引起孩子的焦虑，而且无论如何，这么做都不可能有效果。

5. 这项工作必须是合作性的，孩子自己也应该参与其中。我通常会把我的工作描述给他们听，爱惹事儿，狂爱甜食的多米尼克，脾气火暴，张皇失措的杰尼，还有苏菲亦是如此。这好比是一个实验，在这个实验中，他们是主要观察者，这样一来，就变得有趣多了，也富有挑战性。这么做的话就是对他们的自我帮助能力表示尊重，也让他们感觉到自己在掌控局面，此时他们也许已经感到无能为力，或是深受伤害。我不仅仅只与青少年这么做，跟四五岁的孩子也是如此。

6. 一般来说，比起成人，孩子拥有更强大的能力去使用我在此书中提及的方法，享受其中并从中获益。由于年轻的大脑所具备的学习和应变能力，以及他们无拘无束的想象力，大部分孩子都很容易就能有效运用精神和身体上的方法，如软腹操和指导性意象，会喜欢并学习那些对话和图画（后者将在后面进行讨论），能够自由地进行自我表达，并将他们躁动的精力用到运动、舞蹈、表达性冥想中去。

7. 就像简那样，父母和我们这些职业配合孩子治疗的人要去想一想，我们的观念和行为是怎样排除我们所在意的人的选择的。就如简所做的那样，一旦我们看到什么东西不顺"我们"的意，我们就会指正"他们"，并帮他们找到正确的方法。

8. 我们的目标不该是我们想象中的孩子行为上的一些改善，而该是能让他们从绝望的困境中脱身的一种行之有效、收获颇丰的方法。孩子的目标不该是达到成人的期望，而该是在他们自己的生活道路中继续往下走。

9. 这个过程很费时，也需要耐心。但从我的经验来看，这个时间比我们所害怕的要短得多，实际上，比专家预计的时间都要短得多。

中年后期：玛德琳最黑暗的时刻

如果步入中年后再一次陷入绝望，那么较之前几个年龄段我们也许会感觉更加沮丧。研究表明，这种现象也许只是一小部分，因为绝望的第二阶段和随后的阶段似乎来得更迅速一些，而且没有那么多诱因。还可能是因为在人生的后期阶段，我们也许会感觉到一种日积月累的脆弱。谈话疗法、自我保健、药物治疗、运动锻炼之类的策略之前都很管用，现在似乎只能起到暂时的修补作用。绝望也许会对我们构成威胁，而且有时候，自杀几乎开始显得是一种明智的做法。

精神分析学家埃里克·艾瑞克森（Erik H.Erikson）对生命周期的所有阶段进行了十分有说服力的描述，他说中年和中年后期的中心任务是在面临停滞的状态下保持生产力。生产力包括持续的创造力，并将我们自己以及我们在职业和技能中，在我们的生命期限中所学到的东西与更广阔的世界分享，特别是与那些年轻人，我们的和别人的孩子、孙子们分享。艾瑞克森还描述了"停滞"，它与桎梏极为相似，但更为黑暗，更为密集，也更加有韧性。

中年期，尤其是中年后期，我们会遭遇到，至少是察觉到生命的极限。我们也许会发现自己体力不支，对性不再狂热，也丧失掉青春期的希望和想象。父母和朋友去世或残疾，孩子走向了更为广阔的世界。这样的孤独和失去会在我们关注它们时像一个沙漠般伸展开来。新鲜的点子也许不再那么忠实如一地出现了。别人的名字也开始慢慢消散了。

比起很多人来，当玛德琳面临这个阶段的失落和挑战时，可求助资源要更少一些，希望也少一些。前十年的大多数时间里，我每隔一个月或两个月就见她一次。第一次来找我时，她患有腰痛、肠易激综合征，并且十分焦虑和绝望。她丈夫多年前就去世了，留下她一个人，而且没有孩子，她没能找到另一种长久而又令人愉悦的关系。虽然她是一个很棒的作家和语言学家，而且一直很喜欢旅行，但于她而言，全世界都曾变得沉闷无趣，生活成了一种折磨。她似乎总是不得不十分努力地去维护一种小范围的家庭支持，去交朋友，去从工作中获取利益。

不满和伤痛，担忧和痛苦，使她额头布满皱纹，身体器官也出现了问题。她因为腰和肠的问题在服用止痛药、消炎药和抗痉挛药，同时她服用抗抑郁药物也已经6个月了。第一种药曾让她几个星期里觉得"情绪有一点点好转"，但让她的肠的问题加剧了，还使她变得更焦虑了，而且失眠。第二种药会损伤她的肝。通过节食和锻炼、针灸疗法、中草药和冥想疗法，玛德琳的腰痛和肠易激综合征都好转了。她停止服用当时在服的SSRI类药物，别的药物也停用了。她试着放松，并且去关注她的人际关系，而不是为之束缚或被其压垮，这样的冥想治疗帮助她开始摆脱家庭的不幸。当玛德琳开始欣赏自己在与老板们的纷争中所担当的角色，还有她为他们工作时的技能时，她看起来更加实际了，而且感觉也没那么易怒了。玛德琳在新工作上的成功给了她满足感，同时让她重拾起社交生活。她一个人生活，常常觉得很孤独，她很有才华，但不能在工作上得以施展，她并不是真正的开心或满足，但就如她说的那样，她确信她"还可以"。

"我不能一直这样"

然后，随着她 60 岁生日的临近，她不那么信之凿凿。那个满满的杯子已经半空了。几年前的一天，她说："我的父母和兄弟姐妹都得了抑郁症，无论我在做什么，大部分时候我也是抑郁的。我有 99% 的时间是孤独的。我知道，在外人看来情况没那么糟糕，我绝对没那么不正常，而且意识清醒。但是，我仍然很困惑，还会自己阻碍到自己。我感觉到自己必须去做些什么才能得到回应。最关键的是，我觉得十分孤单，令人可怕的孤单。没有家人朋友的支持。"她总结道，"我要服药，无论它们是多么的糟糕。"她十分失望地要求道，就像是在挑战着什么。"或者，"她犹豫地接着说，"听一听一些教诲。我不能让自己日复一日、年复一年地一直这样下去了。"说出最后这句话时，玛德琳瘫坐在椅子上，她的下巴痛苦并且很具挑战性地抬着，屋子里满是她的需求和绝望。

我不得不说，情况看起来很糟糕。虽然玛德琳没那么依赖她的家人，但他们的冷漠仍强大到令她心寒失望。只要可以，她确实需要做一些有明显局限性并带有遗憾的事情。她是一个无法独立的女人，单身，60 岁，而且她的家族病史让她的未来一片阴暗。

我就这么和玛德琳坐着。当然没有教诲，甚至没说什么话，因为我感受得到她现在的处境有多难，她的孤独，她一辈子的伤痛，就像一把刀子慢慢地划过皮肤。我心中渐渐产生了怜悯、血缘、尊重之情。

我一边想着，我是不是逼得过紧，但我相信并能感觉出来，这么做是正确并且十分有必要的，同时我也显得很尊重她。我告诉她，感觉无法振奋精神时，其实已经进入一个更深层次的阶段，借此阶段我们可以释放自己，去发掘那些内心深处的想法和感受，正是这些想法将我们的心灵和思想与过去联结起来。我让她作全程的"动态静心"。几年前，我每天都做这个：先做 15 分钟快速的深呼吸，接着是 15 分钟的情绪宣泄（大声喊出自己的感受，让身体随着这些感受而动，猛拍枕头），再是 10 分钟的上下跳动，10 分钟的沉默，但仍要很专心，最后是 10 分钟的舞蹈。

等着玛德琳考虑我的建议的时候，我想象她正处于一群大草原印第安人中间，他们在旷野中不断探寻，终于慢慢认识到了自己思想和心灵的粗野。

"对于一个十分沮丧的人来说，"玛德琳停顿了一下，措辞十分谨慎，"这个并不简单。"

"是的。"我表示赞同地说道，"我们先看看效果。如果需要更多别的，比如，我们也会使用一些生物方法。"

两个星期之后，玛德琳回来了："我每天都做动态静心，简直痛苦至极。"隐忍了多年的情绪一起涌来，就像一锅浓稠又散发恶臭的汤。"在宣泄阶段，'愤怒''伤心''痛苦''孤独''没朋友''害怕''累'这些词不断出现。我受不了了！我的痛苦从未如此清晰，我每天跌跌撞撞，就像一头公牛在一家瓷器商店里那样。"

然而，玛德琳的确感到精力旺盛，稍稍地松懈了她惯有的那种愤怒、受害的姿态。"在我拍枕头和大喊的时候，我更清楚地看到了别人是什么样的，亲戚、老板、同事。并且，我还发现了做些什么会让自己惹上麻烦。"早上做完动态静心之后，她觉得"很想去散步，对别人也更感兴趣，甚至会打算给某人打电话"，但她仍然"不知道自己还能这样忍受多久"。失去爱人和孤独落寞的痛苦是如此之尖锐，向别人伸手求援是如此之难，当她尝试靠近别人却被忽视或拒绝时，她伤得如此之深。

"尊重是我应得的"

玛德琳过了一周后回到这里。这一次她说的话显得更加愤怒。这些话语态度明确，充满力量。她的伤痛变得更加明确，但对发生在她身上的事，她担负起了多得多的责任。人们不再是"残忍"的，他们现在已然"惹怒"了她。她告诉我，一个跟她年纪相仿的朋友也很孤单，并觉得"糟糕透顶"。令人惊讶的是，在玛德琳和我看来，这件事给赋予她希望。但也使她的感觉变得更糟，因为她无法处理好她的孤独感，她生活中缺少爱，还有她的未来等问题。"这个女人就跟她一样，独自一人，没有丈夫，60 岁了，而且并不富裕。"玛德琳开始意识到，她的观点是如何构成她的感受，她离自己想要成为的样子还有多远。她说她会继续做动态静心，但她坚持需要"一些别的，或是更多东西，一种生理学方法"。

玛德琳的要求显得很合理，她已经靠自己做了这么多，学了这么多，并打算继续下去，更深一步推进。何不看看补充剂能否给予她所要求的生理学方法，并帮助她更容易地走出这一段黑暗时光。我给她开了名为 SAMe 的抗抑郁药，这种补充剂能让我们的身体产生几种神经递质的量更多一些，其中包括血清素、多巴胺、去甲肾上腺素（稍后我会详细介绍 SAMe）。我建议的用量是早上 400 毫克，午饭时 200 毫克，这样的量很快就会让她精神振奋，并且不会产生不舒服的副作用。

一周后，玛德琳的生活状况还是一样，仍然会有绝望的感觉，但是她的态度有所转变。"我觉得自己不再那么反应过激，也不再那么失控。生理上，我觉得不那么难过了。我的意思是我的身体有了一些活力。我知道动态静心让我精力旺盛，我们所谈的这一切给了我更多的前景和希望，但我认为也有 SAMe 的作用，而且这些药没有任何副作用。就算只是某种安慰剂效应，我也打算继续服用。这么多年来你一直在谈论的冥想这个观念，我现在开始理解了。"

不久后的一个早晨，到动态静心的宣泄部分时，玛德琳发现自己喊出了一句令她惊讶的话——"尊重是我应得的。"然后，"那就意味着我应该尊重自己"。"这些让我很震惊。"玛德琳说，"这是所有自我帮助的书告诉你的那种事情，但不是来自某人的说教，它来自内心的我。"

玛德琳开始觉得自己好了许多，向他人求援也更为坦然。以前，她觉得她的生活中"没有人"能让她坦诚相对，现在，当她"进入到一个黑洞"时，她"稍稍抬起头"，就会发现有"四五个"女人，她们愿意倾听她，分享她们自己的经历，她们的失望和沮丧，还有她们的幽默和希望，她们可以在电话里，或通过电子邮件或在教堂里实现这一切。玛德琳觉得似乎她"正在重新回到人类中来"。

接下来的几个星期里，玛德琳在工作上说话更大声，毫无顾虑："当事情变得混乱到无计可施时，我拒绝承担过失。"她开始关注招聘广告，想要找一份让她觉得自己受欢迎的工作，让她更好地发挥自己的才能，尤其是能让她帮助那些需要技能的年轻人，将她的技能与他们分享。一个月后，在一个繁荣的房地产市场，她把公寓卖掉，然后恐慌也随之消失。"我也许从未像现在这样畅快过。"她急促地呼吸着，大喊着，手舞足蹈，然后平静下来。两周后，她就买了另外一处更为舒适但没那么贵的住处。

在玛德琳进一步摆脱家庭束缚之前，一次"可预见灾祸"的回家探亲让玛德琳的情绪糟糕了好几天。"这样，我就能更轻松地重新开始。"她说，要是前几年，这"也许会击垮我"。她很惊讶、很高兴地发现"我更会处理事情了。""很好！"我兴奋地说。玛德琳已经欣然坚定地走过了她最深的伤痛和最黑暗的恐惧，现在比起我认识她时，她显得没那么负担沉重，变得更宽宏大量、更满足，也更开心。她正在从毕生的受害和愤恨中走出来，对今后的生活提出要求，她用她的不屈不挠和勇气感动了我。现在，她将在面临今后生活中的困难时大踏步前进，她其实也是在提醒我和我们所有人要这么做。"大踏步前进"，这是一个向前行进的多么好的一个词啊。

老年期

老年期的绝望是一件很恐怖的事。我想到了李尔，背叛别人，被别人背叛，独自一人，孤单寂寥，看着老人们死去，悲叹着等待死亡降临。

会有这样一个时候，我们知道我们要死了，或者，意识到我们其实在往那个方向前进。悉达多·乔达摩王子在年轻时就碰到这个现实，他很及时地醒悟并且受到启发，然后他就被称为"佛祖"。

这不是说我们应该顺从于死亡或衰败。这是非常不好的，也是造成抑郁症和早死的主要原因。如果有什么话，老年期应该是一种信号，让我们感觉到一种更为紧迫的需求，更加有爱，用更多的坚持来关心自己的身体和心灵，更加完全地与别人分享自己。事实上，我在书中呈现的方法对老年人来说重要得多，也有效得多。比起年轻人，这些锻炼似乎能在老年人的健康和心情上产生更为强大的正面效应，如饮食规律，做一些精神活动，积极地与别人多多交流。这里说的"锻炼"大体上是指健身，对个别人来说是增强身体灵活性。

然而，随着老年期的到来，我们是时候该去接受那些不可避免的事情，并且要尽可能优雅地去接受。"优雅"这个词多么美好啊，它暗含着上帝的仁慈、安乐。这是一个机会，排除万难去感受那些出现在我们晚年生活中的所有一切的挑战、奇妙和神秘之处，甚至去迎接它们。老人感到绝望的原因有很多，他们有过太多的失去，太多的痛苦，最为突出的是，他们越来越确信自己正在衰败，越来越意识到"已经无望活着出去了"。

在我们能够充分处理好这些我们生命中的事实之前，我们有必要先承认它们。一味地抵抗它们只会给我们带来不必要的痛苦，让我们的痛苦夹杂着愤恨，让赋予我们的可能性受限，让我们现在的幸福生活变质。

大使

大使是一个英俊潇洒、彬彬有礼的人，他是我们国家的伟人之一，是个政治家。当他年近 80 时，他的生活满是悲伤，他失去了于他而言无与伦比的妻子，还发现自己的体力越来越不支，大脑也日渐萎缩（虽然还是健全的）。在服用针对心律失常和关节疼痛的药物的同时，他还老老实实地在服用医生开给他的各种抗抑郁药物。这些药对他并无益处，事实上，他也没有指望过它们会有效。

大使来找我是因为亲戚朋友的恳求，但他自己还是抱着一丝希望的。他妻子过世已经好几年了，但他不能，也不会让自己续弦。他的悲痛已然凝结成了抑郁。那些邀他出去的美丽而又心地善良的女人，跟他已故的妻子一比，就变得十分逊色。他伤心欲绝，他的痛苦让那些关心他的人担忧不已。他自我嘲讽地笑着说："我想要让他们安心。"

最近，大使已经拒绝出任政府的元老顾问一职，还辞去了世界 500 强企业董事会里的职务，以及致力于改善环境、减少全球危害的慈善机构董事会的职务。他还是会坚持参加名流的晚宴，看起来"更像是一座供入观赏的遗迹，而不是参与其中的一员"。

大使好像很喜欢跟我聊天。我努力地说服他，替他分析、思考，将他从恐惧中解救出来，他报以和蔼的微笑，还很关心地问起了我的家庭，以及我在海外帮助那些因战争而受到心灵创伤的人的事情。然而，我发觉他仅仅只是在持续他余下的生命，而不是在享受，就仿佛他认为我们每一个人的能量和卓越之处都是有限额的，而他自己的那份已经耗尽。他渐渐地不再对他的子孙们感兴趣，并在逐渐悄悄地退出他们的生活。

在亲朋好友的催促和我的鼓励下，大使的确再婚了，对方是一个智慧热情的魅力女人，而且很爱他。大使也很爱她，很喜欢她温柔相伴。然而，他还是在老去，似乎于他而言，生活不如从前那样有激情，那样优雅，那样有品位，他就没什么兴致了。他变得越来越消瘦，心跳也减弱，变得不规则了。大使最后放弃了，听天由命，大方得体地慢慢进入到生命的最后时刻，然后走向死亡。

考虑服用抗抑郁药物或其替代品

"黑暗之夜"，尤其是那些令人痛苦不断持续的黑暗时段，指的就是，即使是像我这种最多疑、最小气的医生都打算推荐服用抗抑郁药物的时候。我们眼前这个人受折磨的时间长度和强度，以及之前所用的疗法的不足，都使得用药的紧迫性加强了。

接下来的这部分，我将跟大家分享一下我的一些论证，关于何时该考虑服用抗抑郁药物。接着我会讨论一些物质，如氨基酸前体、草药。有时候，我会在让病人服用抗抑郁药物之前给他们开些这类药物。它们能够产生强有力的生化反应以及精神上的变化，其效用与抗抑郁药物相仿，但没那么多有害的副作用。最后，我会说一下，在什么情况下，我认为服用抗抑郁药物是合情合理的。

首先，我觉得没必要，也不想给小孩或青少年开抗抑郁药物，我认为他们不应该有什么不对劲就去服药，而且过量服用。因为用了我在这里介绍的方法，所以我就不需要让多米尼克、杰尼，或是要去自杀的苏菲去服药了，还有多年来我治疗过的许多其他年轻人。

我觉得，抗抑郁药物抑制了青少年必须去经历和表达的情绪。也许，在缓解日益增加的烦扰和压力方面，这些药物的短期效应很好，但也有可能会造成小孩、青少年和年轻成年人慢慢形成自杀的想法。它们对大脑发育的长期负面作用十分大，而且无论如何这些负面作用还不清楚。最后，也是非常重要的一点，它们会让孩子们普遍自然地产生错误的想法：认为自己有病，必须依赖药物来保持健康，保持头脑清醒。

但这并不意味着服用抗抑郁药物的孩子就不能用这本书里的方法，而只是说我们要尽可能快速、安全地帮助他们摆脱药物。

同时，我个人也不会让成年人服用抗抑郁药物，但是有时候，我确实会让他们去求助能熟练使用药物的保守医生，也就是说，这些医生开的药量少，而且服用时间只是一小段时期。只有当我尽力了，所有这本书中的方法和途径都用过无效之后，我才会让他们这么做。或者，如果有人不想用这些方法，明确要求我让他吃药。

然而，在我偶尔做出这些转诊之前，我很可能会先用一下跟抗抑郁药物一样直接作用于神经递质的三种非处方疗法：补充剂 S- 腺苷甲硫氨酸（SAMe）、色氨酸（及其衍生物 5-羟色氨酸，或 5HTP），还有草药小连翘。一些研究已经论证过，对大部分人来说，这三种补充剂就跟抗抑郁药物一样可以有效地缓解症状，而且它们带来的不舒适或毁灭性的副作用要少得多。

虽然，我见过这里面的每一个疗法中都能缓解一些具体症状，包括失眠、烦忧、悲观、拖沓和精疲力竭，但是我不会轻易给病人开这些药。它们也具有跟化学性抗抑郁药物一样的一些局限性，如它们能够平稳情绪上的起起伏伏，而这些也许对刺激一些变化而言是必要的；虽然它们的副作用没有抗抑郁药物那么严重和普遍，但还是会令人烦恼；会让一些服用它们的人产生一种依赖感，还会让人主观上觉得他们得了一种需要药物治疗的病；就小连翘来说，它会与其他药物发生十分严重的相互作用。

我只是很偶尔地使用这些补充剂。目前为止，我在这本书里谈到过的人当中，只有玛德琳、玛利亚和达拉（两个让人崩溃的拖沓者）服用过它们。

如果你在考虑这些疗法的话，我强烈建议你去找一个这方面知识丰富的人，精神病学家或医学博士，自然疗法医生，对营养学很有研究的按摩疗法医生，称职的营养学家或饮食学家，或者草药医生（如果是小连翘的话）。

不要（强调一下"不要"）在你还在服用其他抗抑郁药物的时候使用这些补充剂。记住，它们跟处方药物都是直接作用于相同的神经递质。你要去找一个专业人员，让他来帮助你停用一种，然后服用另一种，或者将两者以一个于你而言安全无害的方式结合起来服用。

其他"天然"抗抑郁药物

过去十年中，有许多别的物质被广泛用于治疗抑郁症，其中最为显著的是"红景天"这种草药（亚洲长久以来都有在使用），还有绿茶中含有的左旋茶氨酸。虽然，关于它们的效用的研究目前为止还没有那么深入，但两者似乎都可以减轻压力反应的强度。目前，我还没有在我的病人身上使用过它们。

假如你觉得自己的确需要抗抑郁药物

这本书里，我一直在讲述各种全面综合又具个人特色的方法，即使是逐步加重的抑郁和绝望也能用这种方法让情况得以改善，走向痊愈。从这个角度来说，即使是对那些绝望或有自杀念头的人而言，抗抑郁药物也只能是最后一招，而不能作为首选。但是，有时候，痛苦变得过于强烈，过于顽固，这时这些药物就显得合情合理，希波克拉底就曾说过："在极端的情况下就要用极端的疗法。"

如果你遭遇这样的时刻，在跟一个很好的"向导"配合治疗了几个月，并且使用了我在本书中介绍的这些方法（包括前提物质和小连翘）之后，如果你确信你需要别的东西，或更多东西，或者你觉得自己一直很崩溃，很绝望，不可救药，那么也许你确实会想要转诊去找一个在开具抗抑郁药物方面很专业的精神病学家或其他医生。

接下来是一些指南，有助于你决定自己是否想要，是否需要服药。还有一些是帮助你找到一个能够配合你的专业人士的信息，他们都技术很好，并且很亲切。

如何找到一个药理学医生

给你开药的医生必须是为你着想的，这一点至关重要。很明确的是，安慰剂效应对抑郁的威力是经过论证的，在这种情况下，就像其他所有治疗关系一样，医患间的关系，以及你对医生的信任都可以让治疗结果出现差异。

如果你正打算去找医生给你开抗抑郁药物，这儿有几条意见供你参考。你可以在你绝对要求或使用药物之前，先把这些问题问自己一遍，做一下这些步骤。然后，我提了一些关于如何去找一个合适的药理学医生的建议。

• 你是否公正看待你与向导所做的努力？

• 你是否与向导讨论过服药的可能性？讨论结果如何？

• 你有没有想过也许换一个向导你能做得更好？如果是这样，你是否找过别的向导？

• 你是否已经排除了第一章里讨论的那些造成抑郁的身体因素？你是否已经因为一些已发现的不安定而去一步步地寻求过帮助？

• 你是否积极运用了这本书里介绍的方法和自理处方？你对结果有多满意？于你而言，其局限性是什么？

• 你是否咨询过中药师？这些中药疗法有帮助吗？

• 有没有觉得你该做的还有很多？你愿意去做吗？

• 你是否咨询过关于 SAMe、色氨酸、5HTP 和小连翘的专业健康人士？如果你用过任何一种，持续过至少两周，它们有用吗？

• 你还在烦恼些什么？试一下内部向导意象或是与 SPI 聊聊，以此来帮助决定如何应对让你烦恼的事。

• 你现在还是觉得自己想要服用药物吗？

在这些问题之后，如果你觉得确实想要服药，那么跟你的向导或主治医生要求转诊，去找一个药理学治疗专家，也就是精神病药理学家，他们专门研究药物治疗，或者是其他对这些药物的使用很熟悉的医生。那个人应该是亲切仁慈的，并一心致力于心理学探索和心理疗法以及药物，而且理想情况是他支持，至少是接受本书中的方法。

如果你去咨询一个精神病药理学专家，一定要把你正在做的一切都告诉她，尤其是你服用的补充剂，还要确信，与这个人分享你的事情——你是谁，你在吃什么药——你感觉很自在。

记住，你的福利，什么对你是最好的，这些决定最终都要你自己来做。即使在服药的时候，你也要明白，药物只是在你疗愈之旅中起到辅助作用，而非这趟旅程的终结点。

小结：穿过"黑暗之夜"

• 在我们生命中的某些时候，总有人或所有人也许会失去希望。这种时候可以叫做"心灵之黑夜"。

• 记住，就算是"黑暗之夜"，也只是一种自然的变化过程中的一部分而已。黑夜过后就是明亮的清晨。

• 伴随着"黑暗之夜"而来的那些绝望，甚至是自杀的念头，实际上都是对改变的一种"召唤"。

• 现在是时候敞开自己，想想各种未曾想过的可能性，找一个有专业技能又会鼓舞人的"向导"来帮助你，去发现并实现那些可能性。

• 好好读一下苏菲、玛德琳和科学家的故事，让这些故事来启发你。让他们来告诉你，只要有人关怀和鼓励，无论绝望在什么时候来临，都会变成最深刻、最积极的改变。

• 绝望的时候，就是大多数人也许想要服用抗抑郁药物的时候。

• 这么做之前，你可以先问一下你的"向导"，并且找一个专业人士，看是否可以用一些天然非处方的、副作用小的前提物质和补充剂。

- 如果你确实决定要服用抗抑郁药物，那么一定要按照我建议的步骤一步步来，去找一个专业的并且富有同情心的医生。
- 要把药物看作疗愈之旅上的一种辅助，而不是灵丹妙药，或旅程的终结点。

自我诊断处方：想象另一种选择

你所需的就是一些蜡笔，更好的是记号笔，因为它们的颜色更明亮大胆一些，还要一些白纸（或许在你的旅程中只需三张）。你可以放点音乐，比如柔和的冥想旋律（参见"资源"部分），会对你的想象有所帮助。

这里有一些说明：

先做一会儿软腹操，做几分钟深呼吸，让腹部放松下来，就像之前做的那样，每呼一次气都是在放松，然后……

想象一下你现在的样子。

将这个画面展开，也许你会发现自己处于一个现实生活中的场景，或是一个从未经历过的场景；你一个人，也可能与他人一起；是在工作，或是在家里；在室内，在马路上，或处于大自然中。注意到这幅慢慢显现的画面，感受那种感觉，去倾听话语或是声音，花上几分钟完成这些。

现在，张开双眼，将你刚才所经历的那些画下来。这幅画可以是很抽象的那种，也可以是现实的；可以是铺满几乎整张纸的，也可以只是在纸的一部分上。如果你喜欢，也可以附上文字，用来全面描述、阐释你所呈现的画面。

也许你会很自觉。我们大多数人在孩提时代就忍受着自己的艺术作品的局限性，还有来自大人的批评，因而我们都很自觉，但是在这项实践中，不会打分，也没有人来评判。花5分钟左右的时间完成这幅画。现在把它放在一边。接下来……

想象一下你想变成什么样子。

再次用舒服的姿势坐好，深呼吸，做一下软腹操。这一次，想象一下你想变成什么样子。想几分钟，让这个场景打开，带着所有的画面、声音和感觉。

睁开眼睛，花5分钟把刚刚经历的一切画在第二张纸上。再把它放一边。最后……

想象一下你要怎样从"现在的样子"变成"你想成为的样子"。

现在你已经做好准备画第三幅画了。这一次，你舒适地坐着，想象一个画面，你要怎样从"现在的样子"变成"你想成为的样子"，从第一幅画中的样子变成第二幅画中的样子。你的思想也许会跟你的意图产生冲突。"我怎么做得到呢？""如果我做得到，就不会这么不顾一切地想要知道自己该做什么，如何去做。"让那些想法来了又走吧，并且坚持关注脑海中浮现的任何画面。在它们形成的时候也许你就已经明白它们的意义了。没关系，就让它们一一展现。

睁开眼睛，将之前经历的画面画到纸上。同样，你需要怎么表达就怎么表达，要注意到但不要去细想那些过程中的疑惑。第三幅画也只需5分钟左右的时间。

现在，依次看一下你的三幅画，在日记中写下你对以下问题的回答：

• 你在每幅画中看到了什么？

• 都是些什么形状、什么颜色、什么文字？

• 你现在看着每一幅画，分别想起了什么？

• 是不是跟你作画时候的想法不一样了呢？

现在，对比一下前两幅画：

• 两幅画在形式上、颜色上、事件和主旨上有什么差异？

• 关于"你现在是什么样子"和"你想要变成什么样子"，这些变化都说明了什么？

• 对于你想要成为的样子，你是怎么想的，感觉如何？

• 这幅未来的想象画面让你大吃了一惊呢，还是预料之中？

现在，再看一下第三幅画：

第一幅画是对你现在的状态的评价，反映了你现在的想法。第二幅画代表了一种可能性，说明了创造希望的能力和难度。第三幅画是直觉和想象的作用，也许像科学家那样，你会发现第三幅画十分令你惊奇，而且极有益处，很具鼓励性。也许你会发现，你其实是做得到的，你可以看到自己被抑制的希望，并且可以逾越现在这种受束缚的绝望境地。

你在第三幅画中看到了什么？你画的东西与你的现状和第二幅画的决心是如何联系起来的？这幅画表明了你在思想、感受和行动上要采取哪些步骤？看了第三幅画之后，科学家明白了，要多多关心自己长期以来都忽视了的精神生活。他"看到"了自己与祖母的亲密，"听到"了她对他说的话，这些的确帮助他做到了第二幅画所展现的那样：很放松，很舒展，与那些关心他的人分享他是怎样的人，以及当时发生的一切，他所学到的一切。

你愿意做这些吗？如果不愿意，那么为什么不愿意呢？你还在等什么？现在，活在不久之后，你能做些什么来达到这样的改变，来修复这样的现实呢？

把这些问题的答案和你想到的所有都记在你的日记里。

就像科学家那样，这些画也许会是对你的一种启示。你可以在感到绝望的时候看一看，把它们挂在墙上，时刻提醒自己，什么是有可能的。

每隔几天或几个星期，做一遍这种画图，将会十分有好处。就像科学家那样，你也可以在再一次做的时候发现自己改变了很多。将两次的画进行比较，你会发现自己在态度和观点上有所变化，你还会发现直觉的力量很强大。也许还会有新的画面出现，指引你去做一些必要的改变，让你与自己埋葬已久的奇迹和希望靠得更近一些。

第六章

灵性：福佑

　　几乎每一个经历过抑郁症疗愈之旅的人或早或晚都会产生这样的感受：自己与某种比自身更为强大的东西相联系在一起，它感动着生活，并且让生活发生了转变。这种联系以及那个更为强大的"物体"就是我们常说的"灵性"。

　　也许你对灵性这个概念有些生疏，换句话说就是一些人很难达到的。有些人可能会反驳，这个概念很边缘化或者很新潮，另一方面，也许有些人会把它与宗教混淆在一起。事实上，生命的灵性维度可以像物理维度和情绪维度那样真实、即时、可及。而且，并不是说你要体验它就一定要将其作为一种信仰，而且也没有什么教条给它下定义。

　　在世界上的很多种语言中（如希伯来语、希腊语、梵语和汉语），表示"灵性"的词就跟表示"呼吸"的词一样或相似。这种词汇上的联系让我们觉得灵性及其重要性都显得很自然。在这些语言博大精深的文化中，灵性就像呼吸一样，与生命的开始和结束紧密相连，同时也与生命的每一刻息息相关。就如呼吸一般，灵性每时每刻都将我们与一个超越我们身体和思想的更为宽广的世界联系起来。

　　虽然灵性相当真实，但我们与某种比自己强大的东西之间的这种联系却很难用言语表达，老子说："能够将之描述出来的方式不叫方式。"通常每当我们去尝试，就会觉得很模糊，或者似不可信，又或者兼有两者。

　　实际上，我们直接经历到的时候，就会很好地了解灵性的领域。至于体会这种经历的方法，历史比较悠久的包括一些专门用来超越我们经常活动的物质和精神领域的方法，就像我教给大家的那些使用呼吸的方法，还包括一些故事。

　　这一章的开头，我会把灵性当作历经并超越抑郁之旅的一个阶段来介绍。我会给你们讲一些现实生活中的灵性故事，这些人已经摆脱了抑郁，生活得很开心。随着我们一起慢慢走到疗愈之旅的尽头，我还会告诉你们一些实用方法和技巧：有助于你改变态度和信念的新观念，祈祷和宗教信仰的新方式，可以给你的生活带来宽容和爱，以及最强大的灵性福佑。

灵光一现

我们的灵性经历通常开始于灵光一现，米尔顿在读《老子》的时候出奇地心安；阿普里尔换下了她讨厌的黄色雨衣，穿上了喜爱的紫色外套；玛德琳自己说出了自我肯定的话。

我们很多人都在年幼时有过这样的灵光一现，这是让我们成为一个人的因素中很重要的一部分。也许你还记得，或者当你注视着一个孩子全神贯注地玩着窗子上的光影，观察一只小虫穿过草丛时，这些时刻又会重现。在这些童年时刻中，有很多值得欣赏的地方。比如，充满喜悦地感激我们所看到、听到和感受到的东西；一种不容置疑的安宁感，以及我们本性和自然之间的联系——快乐。

这些灵光一现的时刻也许来了又去，失而复得，周而复始。有时候，我们很多人的这种经历和认知也许会被某些东西所遮蔽，比如，成长给我们带来的困惑、失望和不信任感。

对于一些幸运的人来说，小时候的灵光一现这种经历成为一种引导幻象，校注了人生路上不可避免的偏差。尽管有时候，只有当我们经历了抑郁的最糟糕、最痛苦和最黑暗的时刻之后，当所有希望都泯灭的时候，这种幻象才会再次清晰坚定地出现。但丁摆脱了地狱最深层的冰冷和黑暗之后，来到了炼狱的清晨，从此感觉到希望。多萝西、苏菲、玛德琳和科学家也是在经历了深深的桎梏、最黑暗的时期之后，才最终得以继续前行，眼中满是希望的光芒。心灵的黑暗之夜过后的福佑阶段，是一个逐渐发展的过程。

特里萨再次打来电话

从我上次见到特里萨起，时间已经过去了两年多，她从华盛顿搬去了南部，到了一个离她成长的地方不远的城市教书。我从她的问候中感受到夏日般灿烂的笑容，并且想象着她此刻站在前廊，边上种满了花花草草。我问及她的生活时，她说道："我的生活得到了一系列神灵的眷顾。"

"跟我说说。"我说。

然后她开始回忆我们上次见面之后发生的事情，详细地介绍了这一切是如何发生的。

10 年前，我们并没有明确地说起过特里萨生命中的灵性维度，但是她很确信，我们之前的努力帮助她理解到这些。或许那时候，因为她自己也不确定，或是过于畏缩，没有谈论过这个话题。现在回想起来，这个问题当时就"如水晶般透彻"。

"我的抑郁和精神生活的可悲其实就是同一件事的两个方面，"现在她告诉我，"首先，我要从精神层面上来审视自己，我很抑郁，这些问题都是人们会遇到的普通问题，我并不是那种不道德的坏女人，放纵自己跟那些不爱我的人上床，或是喝酒买醉。我应该看到我所做的一切，以及我的悲伤和困惑，跟我的童年生活有什么关联，与那个满怀憧憬但又孤孤单单的小女孩有什么关联。我应该让我的生活走上一条对我有好处的轨道。"

"但是那时候，为了摆脱我的抑郁，我需要有精神方面的感受，而这种感受也不是说去听一个坐在云端的老人给我讲一些戒律。我的意思是，我要去寻求自己的心灵，灵魂或是神性。"

"我来找你时，我很困惑，很低落，感觉迷失了方向，几乎没有了自信心。我明白我不想去'治疗'。我一直在喝酒，试图以此来找寻某种平衡和谐调。"

最后，她发现我接近她的方式以及我给她提的建议让她感受到了自己的"精神层面"，还有她基本的心智。我的满怀希望，"抑郁是一个人生旅程而非疾病"这样的理解，对特里萨来说是十分关键的起点。我确信，药物治疗不是一种解决方式，而是她的问题的一部分，我鼓励她去找巴巴拉，去做瑜伽，练习软腹操，并且服用我开给她的草药，这一切都至关重要。所有的这一切都在告诉她，她没有得病，希望仍在，她可以做一些事，很多事，来帮助自己。

但是她还有更多的事情要让我知道，一些我都忘了的事情："你让我去看卡夫卡的小说《审判》（*The Trial*），这本书让我这样的读者受益匪浅。我在书中看到了自己，我对自己无穷无尽的指责，我面对要看到这个事实，并且认识到"——这里她作了强调——"我是在自己非难自己。"

"然后，过了一段时间，你让我放着音乐在镜子前面跳舞，这样我就能放开一切，让自己不再那么紧绷。这的确让我有了改善，也让我与自己的联系变得密切了。我不用得到外界的赞许和鼓舞，是我自己在感受着，行动着。"

经过跟我的配合治疗，做了冥想和心理疗法之后，特里萨开始形成"某种情绪雷达……它可以感觉到我的焦虑、悲伤和愤怒，感觉到我不对劲了，失常了。并且我学会了"——我想就跟奥德修斯被绑在船桅上时那样——

"不要去反抗。我意识到，自己感觉痛苦是正常的，这只是我的一种感受而已。"

"我在你那儿学到的一切似乎是一种精神上和心理上的双重教导，就像是我在 Unity[1] 做主日礼拜的时候听到的东西一样。""因此，那一切都对我很有用，让我开启了自己的力量，感到自己不仅仅是没什么问题，我大体上很好，我是一个上帝的孩子。"现在，特里萨认为所有这些经历的共同作用驱使她展开一次朝圣之旅，去了印度现代伟大圣人之一——拉马纳·马哈希的庙宇。

1896 年，拉马纳 70 岁，他离开家，过上了一种静思冥想的隐士生活。他没有老师或古鲁（印度教宗师）的指引，自己就有一种基本的灵性顿悟，他觉得他和神明（婆罗门或上帝）是一样的，身体会死去，但意识是不朽的。他说："我真真切切地感受到了一个活着的真理。"

拉马纳隐退到了印度南边一座叫做阿鲁纳恰尔的山上，几十年间不断地重复问着一个问题："我是谁？"随着岁月的流逝，他并没有做什么便吸引了全世界的探索者、哲人和学生到他的山上去。

几年前，当特里萨，一个公民权利活动分子，女权主义者和基督教徒，告诉我她要去阿鲁纳恰尔的时候，我很是惊讶。当时我问她为什么，她也不确定，也许是因为拉马纳的问题，也许是因为觉得那里能带给她希望。她觉得，去那儿不是权衡了利弊才去的，更多的是由于她对直觉的信任，而她一直培养这种直觉，也是由于一种"心灵的指引"。

在拉马纳去世大约 50 年之后，在印度南部那座山上的山洞里，在拉马纳给他的母亲建造的庙宇里，特里萨找到了一种令人意想不到的完全的

---

[1] Unity 是一个"新思想派"的教堂，就如通过玛丽·贝克·艾迪的基督教科学派，强调我们心中与上帝的联系，以及我们的信念创造现实的方式。

平静。"我走遍了那里，并一直思考着拉马纳的问题'我是谁'，这一切都很美好。但是那座让我产生共鸣的庙宇尤其让我感动。我能感受到那种爱，那种来自母亲的养育的能量，这些我从未在自己母亲身上感受到过。"特里萨心中充满了这种感受，而且在告诉我这些的时候，我觉得她现在依然持续怀有这种感受，并且溢于言表。

"我知道，我可以选择大发雷霆或担起责任，选择痛苦或是幸福。我选择了担起责任，现在我觉得，感觉到痛苦也没什么。它就这么存在着，只是我的一种感受而已，感受不会置我于死地。事实上，痛苦地坐在那儿已经不会让我变得更苛刻，而是变得更坚强。"——我在她的声音中听出了喜悦。

"你记得我的治疗师吧，他和我的内科医生都让我服用抗抑郁药物。他还告诉我，我是他所见过的患有最严重抑郁症的病人之一。在你这儿治疗了之后，我准备离开华盛顿，当时他很高兴，也很惊奇，我很好，而且并没有服用药物。现在，我变得更好了。跟着你所做的努力，去教堂，以及我在印度的那些时光，这一切都仍然是个过程。我每天醒来，做一会儿冥想，以此来开始我一天的生活，我真的很开心，比我一生中的任何时候都开心。"

然后，特里萨给我讲了一个关于她侄子的故事，她侄子有严重的毒瘾，她是如何试着去帮助他以及其他人，这一次她没有像曾经那样牺牲自己或给自己增加负担。"我的目标是去帮助他，告诉他如何用一种对我们俩都有利的方式来帮助他自己。经过这些年，我明白了，唯一能帮我的人只有我自己。人们可以引导我、安慰我、支持我，但没有人能替我承受我的烦恼。对他而言，亦是如此。

"我爱他，我能帮助他，但我依旧放任他，并相信在我身上发挥作用的灵性，同样也能在他身上发挥作用。"

"我再也不会觉得自己得不到自己想要的东西。我'拥有'"——她强调了那个现在时的词，与她之前那些标志着她抑郁的失去、渴望之类的词大大的不同了。——"我想要的东西。我现在感觉自己很完整、很幸福。如果我找到了我'重要的另一半'……就仅仅是加强了这种感觉。"

"有一天我想到了你，"在我们的电话谈话接近尾声时，她说，"每一个人都应该受到别人的启发，就像你启发了我那样。你教给我的那些方法很管用。一个人在抑郁的时候，要知道自己不是一个人。另外，我们所有人都应该敞开心扉，让自己与某种比自己更为强大的东西联系起来。"

我在电话里对特里萨道谢，并且默默地感谢她跟我分享什么是可能的。弗洛伊德描写过如何将精神病患者转变为一般的不高兴。精神药理学家推崇的是"病前人格"的复原。特里萨向我展示了，也告诉了大家，从长期可怕的抑郁到每天感觉到幸福，这意味着什么。

重新联结灵性

有时候，我们会在正式的宗教框架之外体会到灵性，比如，拉马纳是在他的山上，诗人华兹华斯是在看那些"天堂的光辉"的时候，特里萨是在为拉马纳的母亲而建的庙宇里。通常情况下，一直特定的宗教传统及其活动为这些经历搭建了舞台，使之得以形成，比如，当你向耶稣的母亲祷告，或看着她的雕像或肖像画的时候，你就会感受到她的仁慈。然而，在这种经历中，总会有一条轨迹，带着我们超越宗教活动本身（如特里萨），深入到这种传统的奥秘中去，到达某种比自己更为强大的层次，或某个比自己更为强大的人——婆罗门、上帝、神主、自然、永无止境的"道"。这种超越自己的经历还会让我们感觉到自己更加完满了。

这样一个灵性觉悟的过程扩大并丰富了我们生活中的方方面面。在我们开始意识到超越自己的神灵时，我们就会在自己内心看到、感觉到。如果我们在内心体会到灵性，我们就能在别人身上处处看到并感觉到它的存在，我们会很欣赏它，甚至爱上它。抑郁这种恐怖，期望下降，忧郁的阴沉周期就会变成一种充满愉悦、希望、满足和自立的循环。

我们可以把抑郁看作一种与灵性的脱节，与安逸、光明和爱的脱节。回顾一下那些人，我们已经熟知他们的故事：奥德修斯对回家的渴望，以及他回家之旅的艰辛；但丁一个人一动不动地待在黑暗的丛林中，十分害怕；珀耳塞福涅和德墨忒耳，两个人相隔两界，没有了目标感和地域感，几近抓狂；特里萨、阿普里尔、多萝西和迈克尔，因为心存恐惧，他们无法对具有明显缺陷的生活感到心满意足，没法触碰到自己真实的本质。

那么，除了不同形式的分离之外，我们的心魔还有什么呢？在孤独的时候，我们会觉得自己不完整，感觉自己被分裂了，然后会向往我们之外的那些失去的人或物。在愤怒和怨恨的时候也是一样，就像米尔顿，他的愤怒和怨恨让他没能去爱他的儿子，而这种爱可以治好他们两个。完美主义、傲慢和拖沓让我们远离日常生活中的欢乐，将我们与生命的交互和流逝隔开，把我们桎梏住。

因此，当我听特里萨说灵性体验在她的心理疗愈中起到主要作用时，我十分同意。实际上，我这种经历并摆脱抑郁的方法就是一种灵性方法，无论我是否这样称呼过它。

我跟大家分享的这些方法是用来应对压力，改善心情的，让你放松下来，且变得更有觉悟。如果你一直跟随着我走在这段旅程上，那么你已经学会了如何用你的直觉和想象、身体和心灵来疗愈自己，并且已经让抑郁的恶魔屈服于你的守护神。我希望，你所做的努力已然让你意识到了你与你的基本生活节奏之间的联系，并且帮助你建立起或重新建立起这种联系，还让你发掘了那些桎梏你的恐惧和伤痛。我还希望，这些经历可以让你有机会去实现你的愿望——你要安下心来，联系生活，带着爱一直往下走。

我们之前一起做过的那些都很实用，是千百年来在很多病例中应用过才形成的，是以科学为基础和支撑的。此外，我们所做的一切，我们经历的疗愈之旅，同样又是精神层面的。

冥想：指着月亮的手指

我们日常生活中的每一天，每一刻，都是以冥想作为奇迹的开端。我认为冥想的时候，通常就是我们最有可能体会到灵性的时候。一位禅师的话很好地说明了这一点："启迪就是这么简单——我走路的时候就走路，我吃饭的时候就吃饭，我睡觉的时候就睡觉。"

我跟特里萨使用的方法，实际上是这本书里的所有的方法，都可以看做具有冥想性。从软腹操到内心向导，从更加警觉的饮食到舞蹈，它们都是用来让我们能够活得轻松一些，每一刻都意识清醒。

这就是目标，那些技法都是途径。另一位禅师曾经给过一个学生这样一条劝告：不要去关注那根指着月亮的手指，你该关注的是那根手指指着的月亮。所有这些方法和技巧都只是手指，我们的目标是月亮，是每时每刻都过得很轻松，不断发现美好，对生活充满兴趣，带着奇思妙想快乐地生活。

你要明白，任何形式的冥想都会起作用，这一点很重要。《韦格严·拜拉瓦·谭崔》是印度 1 000 多年前的一篇文章，它就给这些可能性提供了线索。文中描述了 112 种冥想——吸气、呼气和呼吸间隙的冥想；行进间的冥想和静坐时的冥想；还有在性爱时用各种各样的方式进行冥想。"谭崔"这个词现在已经被等同于神秘的性行为，其实它是一个梵语词，意思是"方法"。谭崔可以指性方面的，因为性可以作为进入到冥想状态的很多种方法中的一种，而不是因为谭崔仅限于性方面。韦格严·拜拉瓦告诉我们，生活中的任何一个方面都可以成为或者提供我们冥想的机会，我最喜欢的一种是："坐在牛车上摇摇晃晃的时候，就在摇晃间进入冥想。"

对于我们中很多抑郁，或只是感觉桎梏的人来说，积极的冥想方式通常是最容易，也最有效的方法，它可以让你有灵性体验，还可以改善心情，缓解焦虑。很久以前，我的老师山亚姆在介绍动态静心的时候向我解释说："你无法运用你思想，让其超越自己。"对于特里萨而言，答案就是跳舞，至少是在每天早上的某些时刻，她会意识到，"这就是我，这是我的身体，它还活着。我与我的抑郁不一样，并且比它强大。"有时候，她会感觉到一股让她一直继续，她原本以为早就会感到疲倦了。即使某一次，这种精力充沛的放松状态不见了，特里萨也知道，它会在第二天或第三天的时候再次被唤醒。

宽容

宽容在每一种宗教和每一种我所知的灵性传统中，都受到了大力提倡和广为推崇。宽容可以应对抑郁中的内疚和自责这些顽固不化的部分，也可以应对那些让抑郁的人的世界观变得阴暗的一筹莫展、吹毛求疵的观点。宽容的时候，我们向曾经排斥的人敞开心胸，并将自己自责过的方面纠正过来。最近有研究显示，宽容有益于我们的身体健康（尤其是心血管健康），有利于改善心情，并能让人变得乐观。就恢复我们的完整性，以及体会到灵性的福佑而言，宽容至关重要。

然而，宽容实践起来有些困难。经文和布道中都力劝宽容，但羞怯和社会约束通常让我们无法迈出第一步：承认并且处理好我们那些明确的"非灵性"过错，以及会带来严重后果的感受，尤其是怨恨，这些感受让宽容显得如此必要。

冥想就是一种很好的方式，它可以让宽容成为可能，甚至让其发挥效用。每时每刻的意识和赞同让我们可以承认那些妨碍宽容的因素——骄傲、完美主义、怨恨，然后到它们慢慢松开我们的时候，我们就轻松了。走路的时候只管走路，同样，谈论宽容的时候就谈论着宽容，冥想让这一切都变得如此简单。米尔顿在冥想老子的话语的时候，释怀了自己长期以来对前妻的敌意和怨恨，并原谅了她。

宽容可以如此的简单，但是，当然，通常不是这样的。我们太多的人都是通过以下这些来定义自己的：我们哪儿做得不对了，谁与我们作对，我们与谁作对，甚至是我们也许做错了什么，或是谁也许会伤害我们，或对我们不利。一般情况下，要让我们摆脱这种拘束的、具有破坏性的、不宽恕的状态，是一件很费时费力的事，同样也需要冥想。

有时候，我们的恐惧、伤痛和负面评价，以及它们带来的怨恨，都是十分具体的。这些感受可能是针对我们自己的某一方面，或是针对一个人——那个人对我不好，他所做的是不可宽恕的，又或者是针对某一个特殊群体——黑人、白人、巴勒斯坦人、以色列人。当我们发现自己在发怒时，我们坚持认为自己会有这种感受一定有充分无疑的理由。我们坚持认为，我们不会对自己的一切心怀怨恨，也不会怨恨这么多其他的人。我们也许会争论说，我们"常常"都很和善，甚至很大方。我们桎梏住的地方，就像一只大脚上的一根小刺，依旧还是会对我们生活中的其他方面产生微妙的影响。在我们指责自己或非难他人的时候，总有一种自我防护性，一种慢慢渗入我们所有评价中的评判性。就如我们心理健康方面的专业人士所说的那样，我们也许还会"设想"，认为我们正在评判的那些人，那些我们不会宽恕的人，也正在评判着我们，甚至想要伤害我们。耶稣很明智地告诫过我们："不要去评判别人，那样别人就不会评判你。"

我们不必感到惊讶，一根小小的刺，如果不拔掉，就会引起十分严重的系统感染，让我们变得软弱无力，举步维艰。如果我们意识到了这一点，我们就能想象到这些后果，感觉自己紧抓着过去的伤痛不放，对周围的一切持有偏见，甚至满腔的怒火和怨恨。放松下来，把那根刺拔掉，我们就能轻松迈步，敞开心胸，将我们的委屈释放出来，我们的不开心就可以渐渐枯竭。现在，我们就可以带着同情和喜悦去看待他人和自己了。我们现在正在作好准备，去看看宽容不仅仅只是一次性的，而是一种生活方式。

朱迪，我们出发

在我写关于宽容这一部分的时候，我想到了三个我认识的六十几岁的女人，她们三个很相似，来找我时都很抑郁，三个人都患了癌症，而且已经大范围扩散并转移了。久而久之，我发现，她们都由于压抑的愤怒和怨恨，由于无法原谅那些曾伤害过她们的人，或无法原谅自己曾让那些伤害发生，而变得伤痕累累。

　　超乎她们的肿瘤医生的预料，她们三个都活得好好的。但有两个人永远无法原谅，或是永远不会原谅那些让她感觉到背叛的人，一个是她的丈夫经常性出轨，而且懦弱，另一个是她那刻薄的姐姐。这两个女人心中的伤痛使得她们撇开了生活的潮流，让她最后的年头过得不快乐。"我一直觉得很委屈。"她们对自己也对我说，"无论我看起来多么坚强，多么有爱，骨子里我还是一个可怜的受害者。即使是在我生命的最后几年或几天里，我都不会放过那个混蛋。"从她们的话语、手势，以及所做的事情上来看，她们很坚定。但是，就我而言，可以说，比起那些她们要折磨的人，她们远远不能放过的是她们自己。我感觉到她们临终时都还有未完成的事。

　　第三个女人叫朱迪，她是一个企业家和社会活动分子，她是一个不信宗教的犹太人，非常有主见，信念十分坚定。她跟之前两位同龄，患有相同的危及生命的疾病，同样被诊断为抑郁症患者，也有与其他两个一样的倾向：非难、怨恨、报复。她不会原谅也无法原谅的是她的妹妹——伊莱恩。伊莱恩小时候吵着要站在舞台中央，青少年时老抢朱迪的男朋友，后来又在她们合作做生意的时候出卖了她。

　　我第一次见到朱迪的时候，她经常跟伊莱恩的儿子乔舒亚在一起，他已经9年没跟他母亲说过话了。一天，跟我一起努力了好多个月之后，她意识性越来越强，在我们的身心技能小组活动中，当时还有一个瑜伽老师，她的癌症第二次复发之后，当时的朱迪大发雷霆。她大声抱怨着自己的病，它也许很快就会将她从丈夫、孩子和孙子孙女们身边带走，抱怨她所有的其他失望和沮丧，尤其是她妹妹的背叛。突然，她停了下来，仿佛自己也是第一次听到自己这么说："你觉得我该原谅她吗？"

　　我们安静地坐在那儿，我让这个问题悬在空中，必须这样。最后，她长长地舒了一口气："我要原谅她。"然后，这个瘦弱但坚定的女人大声笑起来，就如同溃堤洪水一般。当她可以再次说话时，她用很夸张的天真无邪的表情看着我说："你觉得我要告诉她吗？"这一下，我们俩都捧腹大笑。

几天后，朱迪给伊莱恩打电话，简单地说她想要冰释前嫌，没有一点儿沾沾自喜。也许是意料之中的事，伊莱恩表现得"仿佛以前没发生什么大不了的事"，然而这些对朱迪而言都无关紧要了。她知道她已经做了自己该做的事。打完电话之后，她告诉我说，她的确感觉到好像"我是一个更强大的人了，好像我可以呼吸得更畅快了"。她发现自己常对别人笑，也可以自己说说笑笑了。

几个月之后，在另一轮化疗的收尾阶段，朱迪去参加了乔舒亚的婚礼。

她回忆说："在婚礼的前几天，我得了腹泻，我想是化疗的缘故吧，我什么都做不了，只能喝点儿姜汤，吃点儿饼干。我亲爱的乔舒亚的新娘来自一个宗教家庭，因此有很多好吃的，常人都无法想象。我们家的每个人都在，所有的外甥和外甥女，我的哥哥和嫂子，当然还有我妹妹，乔舒亚的母亲伊莱恩，请原谅我说话尖刻，她还是那么健忘，好像认为我的宽容是她应得的一样。"

"乔舒亚要我致祝酒词，我在不能吃东西，也不能离厕所太远的那几天里想着这件事。然后我想到了之前读到过的一篇文章，讲的是'假面'——也就是我们戴着给别人看的面具——和'本身'，也就是真正的自己，这两者之间的差别。虽然，对于我的癌症，我感到无能为力、担惊受怕，但是自从我释怀了自己的怨恨之后，我感觉到自己变了好多，少了很多'假面'的时候，更多地表现出'本身'。我发现，我只是对我的生活心存感激，感谢我的好丈夫以及孩子们，还有我英俊的外甥。"

"我到婚礼现场的时候，在那里看到了未来，那些孩子们，以及他们今后的孩子。但最重要的是，我看到了美好的现在，乔舒亚是那么的开心，他的新娘也是，甚至还有我那可怜憔悴的妹妹，她也很高兴。我感到自己向在场的每一个人敞开了心扉。"

"当我听到我妹妹带着那种她特有的傲慢和抱怨神态，贬低别人，宣扬自己价值的时候，我就在想，'多么可悲啊，可是那不是我，我不再是那个群体的一员了，我不需要用这些来取悦自己'。"

她问我："你会不会认为，几个月前，我打电话给她，原谅了她，然后更重要的是，上吐下泻，清除了一切卡在我体内的东西，因此才会发生这一切？"

"我搞不明白，而且我真的没必要去搞懂。但我知道这就是我，我的心是如此的热情，如此宽宏大量。"

让我们的生活充满宽容

我们愤怒或者心怀怨恨时，不可避免地就会评断自己还有他人，让我们与他人有所隔阂。有些人，我们认为他们伤害了我们，我们给予他们宽容，就像朱迪那样，会让自己与他们以及别人之间建立起一种新的关系。宽容的同时，我们也与世界上所有宗教和灵性传统最深刻的智慧保持着一致——在宽恕他人的时候，我们在自己身上证明并发掘了神灵（上帝，大自然，神明）带给我们的怜悯之心。我们原谅别人的时候，还能感觉到对自己的怜悯之心，那些刺耳的自我谴责的声音减弱了，也不再那么坚持了，而正是这种自我责难造成了抑郁和孤立。

几年前，我学到了一个让我原谅自己和他人的实用方法，是我的朋友琼·哈利法克斯教给我的。他是一个人类学家，美国禅师，还是一家静修院的住持，他接触的人有行将就木的，也有一些死囚。我经常用这个方法，也会让很多像朱迪那样的人使用，因为他们觉得很难去原谅别人。事实上，我现在一直在用它来帮助我的病人、学生和同事们——在美国这边，在海外的战争和战后形势下——让他们承认并且释放那些针对他人和自己的伤害和嫉妒，指责和怨恨。我把它介绍给大家，因为它如此简单而又直接，可以把宽容渗入到生活的方方面面，其中还能直接体验到灵性。

宽容冥想

这种冥想也是一种指导性意念疗法，其中包含了四个步骤。在冥想的时候，你可以听一段柔和的旋律，也可以安安静静地做。

用一种舒服的姿势坐好，闭上眼睛，用鼻子吸气，用嘴巴呼气，让你的腹部放松下来。缓慢地深呼吸，去感受此时此刻此地的你，每次呼吸都让自己在椅子上放松下来。吸气，呼气。

在脑海中形成一个意象，有关某个愤怒或怨恨的对象。现在让自己看着那个人，仿佛她就在你对面的椅子上坐着。你可以随便选一个人，不一定要是那个伤你最深的人，仅仅是一个让你怀恨在心的人。

看着那个人，然后对她说："我原谅你了。无论你做过什么伤害我的事，也不管你是有意的还是无意的，我都原谅你。"对那个人柔和一点儿，想象她现在正走向你的心里。吸气，让她在你心中停留一会儿，吸气，呼气，和她待在一起，放轻松，去感受你对她的宽容，再呼吸，就这样继续保持一两分钟，然后让她走，告诉她："我原谅你了。"

让自己清醒过来，用鼻子吸气，用嘴巴呼气，腹部放松，缓缓地深呼吸，去感受此时此刻此地的你，每次呼吸都让自己在椅子上放松下来。吸气，呼气。

现在，想象一下，某个你曾在某种程度上伤害过的人，想象他现在就坐在你对面的椅子上。你可以选择任何一个人，不一定要是那个你伤得最深的人，仅仅是一个你曾伤害过的人。去想他的名字，他的相貌。看着那个人，然后对他说："请原谅我，我做了一些伤害你的事，有意的或者无意的，都请你原谅我。"

向那个人敞开心扉，然后想象他也在向你敞开心扉。吸气，呼气，想象你们的心融合在一起。让他在你的脑海中和心中停留一会儿，吸气，呼气，保持温和、放松，感受他对你的宽容，感受两人的心融合在一起。再深呼吸几分钟，然后现在，让他走，感谢他给你的宽容，让自己去感受那份来自他的宽容，感受你们两个之间的这种联系。

缓缓地深呼吸，去感受此时此刻此地的你，每次呼吸都让自己在椅子上放松下来。吸气，呼气。

现在，想象一个你自己的意象，想象自己坐在你的对面。看着对面的你，然后对你自己说："我原谅你了，无论你做过什么伤害自己的事，也不管你让自己感到过多么沮丧，我都原谅你。"感受一下那种对自己敞开心胸的感觉，感受那种你跟坐在对面椅子上的那个意象的你之间的联系，两个心灵间的联系。把这种舒畅、温和的感觉传给你的意象，然后又传回来，与你结合在一起。吸气，呼气，保持温和，放松，感受那种宽容，就这样再持续几分钟。

现在，这种宽容的感觉从你身上，从你心间传播给世界上所有那些需要宽容的人，让这种感觉慢慢延伸扩大，再吸气，呼气，放松，持续几分钟，然后让那个意象消散。

现在，坐在椅子上，背靠在椅背上，双脚着地，深呼吸，放轻松，好好地感受一下现在的自己。

作好准备的时候，睁开眼睛，让自己的注意力再次回到现实中。

现在，如果你觉得喜欢这种经历，就把它写到日志中。

宗教和灵性

灵性和宗教之间存在重要差异。灵性始终与"呼吸"有关，这就表明，灵性与生命本身和即时即刻的意识密切相关。灵性经历——看到了亚伯拉罕、耶稣、穆罕默德和佛祖，听到了他们的话语，感受到了他们的行为——是赋予宗教生命的开端。

只要宗教存在着，它就是灵性的。它结合了一些习俗和信条之后就变成另一种东西了，一种鼓励性的机构，一种令人尊敬的价值观的来源，或是一种顺从和控制的力量，又或是一种习惯。但是，即便是那些在某些人看来死气沉沉的宗教，仍然还包含着灵性的那种活生生的心跳，只是有待发现，或是有待再次发现。

科学文献中，很多研究都表明，宗教活动有益于我们的总体健康和心情。定期去基督教堂、犹太教堂，或清真教堂的人不太容易得慢性疾病，或是遭受抑郁症折磨。如果他们得病了或是抑郁了，也似乎很可能会恢复得快一些。

当然，产生这种效应的原因是一种社会支持，人们觉得宗教可以给人一种归属感和宽慰感，即使不信教，我们也知道这些感觉对健康有好处。还有一部分原因是常规信教的人会有一些较好的习惯，比如，很少抽烟喝酒或是不抽烟喝酒，作息更为规律，还有一些宗教教条劝诫的好行为。

然而，貌似还有别的因素，一些整合在宗教中，并且可以增加幸福感，减少焦虑，振奋心情的东西。在《新约》里，基督教使徒保罗列出了其中两种——信念和希望。信念就是对一些感官无法触及的东西的信仰，相信神灵的存在，相信祈祷和其他形式的宗教活动都会灵验。希望包含了一种期待，期待得到帮助，因为有些事情靠我们自身的力量无法将其实现，同时在我们脆弱或受伤的时候给我们支持。

信念，希望，宽慰剂

医学文献中，信念和希望是用一种非宗教的概念"安慰剂效应"来表述的，"安慰剂"这个词来自拉丁语，意思是"我要变高兴"。有时候，安慰剂被称作是"治疗过程中非特定因素的总和"，其中就包括了这样一种作用：我们希望，同时也相信任何一种能够起效的治疗都会给我们带来益处。

几千年来，医生们了解到，只要病人相信某些惰性物质（如安慰剂）有活性，那么它就可以产生好的疗效。他们将这种知识运用到实际中，给病人开糖衣药片让他们"开心一点"，然而药片中是没有可以帮助他们的活性物质的，能否起效就有赖于病人对其疗效的信仰，从而调动起自己内在的治疗力量。

如今，药物检测开始严格起来，待检药物必须经过仔细的"安慰剂对照"研究，它们在外观、味道等方面是难以区分的。待检药物与安慰剂在疗效上的差异就代表了这种药物的疗效活性。

在第二次世界大战的战场上，由于缺乏合适的止痛药，亨利·比彻（之后成为哈佛大学的麻醉学教授）很是苦恼，但是他用了惰性盐水注射这一方法之后，对它缓解伤口疼痛的效果大为满意，同时也颇感兴趣。因此，20世纪50年代，他不研究药物了，而是开始系统地进行诸如生理注射盐水之类的安慰剂的研究，研究它们是如何起作用的。查阅了当时可查阅的医学文献之后，他发现，平均起来，安慰剂的疗效大约相当于已知有效的药物疗效的35%，前提是"不计那些正在检测的药物，也不计医疗条件"。

我是比彻的学生，当我了解到以下事实时，感到极为惊讶：即使将安慰剂用于心脏病发和动脉瘤膨胀着撕裂主动脉壁那种疼痛时，它们的止痛效果相当于吗啡的 30%~40%，要知道，吗啡可是我们最强有力的止痛药。

后来的研究表明，安慰剂的疗效甚至可以更强。一项对几宗病例（哮喘手术、胃溃疡手术和单纯性疱疹病毒的三种不同疗法）的综述表明，虽然最终治疗无效，但对于超过 70% 的首次使用安慰剂的病人而言"效果十分好"。再新一点的研究表明，多年以来，被认为是抗抑郁药物的那些物质，其安慰剂效应确实越来越大。

超越强大的安慰剂

但是，我仍相信，在我们体验到灵性经历的时候，有一种超越安慰剂的东西可以被激发出来，而且确实在被激发着。虽然我们可以观察到它的效果，但其本性是主观上的，要描述它或是定义它都不是简单的事。它取决于我们对习俗和信仰（也就是我们所说的灵性）的投入，还有我们与灵性的交流，以及我们与神圣领域的交流，正是这个神圣领域赋予了这些习俗和信仰力量和意义。有一位法国人类学家叫做克劳德·李维·施特劳斯，他在描写土著人和这种灵性联系时，将之称为"奥秘参与"。它不是简单地改善我们的身体状况，而是会让我们变得不再是自己。

我相信，对于那些处于垂死边缘，或是想要放弃自己生命的人，或是几乎就要对自己放弃希望的人来说，这一点尤为重要。在医学文献中，这些事情被称为安慰剂效应的"奇闻"，或是病情"自发缓解"的范例。在基督教传统中，这种事情也许会被用来当作"重生"的证据，标志着有些人在最深层、最黑暗的绝望时刻，排除万难，受到了希望的启发，并找到了信念。这种效应和重生代表的不仅仅是我们思维方式上的转变，而且是思想上的转变。

有时，信念和希望可以让我们用一种新的方式去体会灵性，然后我们会由于它而变得无比强大。特里萨就是如此，在她让自己在冥想意识中平静下来的时候，在她带动身躯的时候，在她学习一个新教的教义的时候，在她体会到一个印度灵性大师和她母亲的虔诚的时候，她感受到了灵性，并因其而变得强大。

祈祷

祈祷是大多数西方人最了解的灵性活动。这个词起源于古法语，"谦恭、诚挚地请求"，要求态度要恰当。真诚就是要摒弃愤世嫉俗和防御性，这两者或许会将自己困于抑郁之中。谦逊或恭顺，更进一步要求我们不能强硬，不能狂妄自大。谦恭可以消除我们心中的恐惧，让我们不再与别人划清界限，让我们有成长的空间，这样我们才能从别人那里获取到什么，同时发现我们自己未被发掘的内在天赋。恭顺就是要我们对高于我们的神灵敞开心胸，并迎接他们的到来。

我们经历抑郁的过程中，信念和希望可以让我们做好准备，听到行动和改变的召唤，可以在我们想要放弃的时候稳住我们，可以在绝望中肯定我们，还可以给我们的斗争和生活提供一个更大的背景，给予我们更多的光亮。祈祷更进一步地集中信念和希望，久而久之就会让它们成为我们永恒的伴侣。我在很多地方见识过祈祷的力量，在我的办公室里，在训练中，在与世界上各个年龄段、宗教和政治派别的人配合治疗的过程中。

为我的生命祈祷

我来说一下自己的经历吧。虽然，我像特里萨和玛德琳一样，认为自己大部分时候是一个探索者，甚至是一个充满灵性的人。但是，如同她们一样，我也会对《旧约》里的上帝有片面的看法，他于我而言显得很遥远，令人难以亲近，而且总在惩罚别人；我也会对《新约》里的救世主耶稣有意见，他似乎要求我们要绝对地忠诚。

我喜欢在饭前做祷告，在犹太教堂里歌颂"以色列上主"，喜欢读《圣经》，在我高中的礼拜堂里诵读《主祷文》。然而，我知道，在这些我所熟悉的基督教和犹太教的仪式中，一些东西已经失去了原来的面貌，我越来越有这样的感觉，我正在失去与上帝之间的那种能真切感受到的联系，那个我所读到过的、所感激的、所赞颂的上帝。

很多年以前，我改变了这种看法，那时的我正在攀登加州大索尔海岸附近的一座悬崖。我和一个朋友沿着小路往下走到了海岸边，坐在海浪拍打着的岩石上，游一会儿泳，在岸边寻找玉石。之后，我决定沿着崖面爬上去，大约有 80 英尺高，而且十分峻峭。我不止一点点的恐高，而且几乎完全没有攀岩的经验和技巧，但是我感觉好像一定要这么做，这是一种挑战，抑或某种考验。

朋友沿着我们来时的路往上走，而我开始攀岩。我感觉这座悬崖几乎是垂直的，但是我不屈不挠，脚尖踩在小小的崖壁突出物上保持平衡，手指紧抓着不断粉碎的岩石，手掌、手臂、膝盖都刮伤了。

我继续前进……然后我无法前进。我找不到一块可以抓住的岩石，石块在我手指间渐渐风化流逝，从我脚下消散。我走投无路了。

我的朋友现在已经到达悬顶，我朝她大喊，但是她没有绳子，帮不上忙。我转过身，背靠着悬崖往下看，感到头晕目眩，当时我就想象着自己从 60 英尺高的地方摔下去，掉到下面的巨石堆中，没有任何生还的可能。我狂乱地四处张望，找不到另外一条可以下去的路。我慌了神，我无法逃生，我需要帮助。

这时，我看到沙滩上有一个男人带着一个孩子。我朝他大喊，实际上是尖叫，我无法保持冷静。他抬头往上看了看，然后向我走来。我是如此感激他。同时，我清楚地知道，无论他多么好心，多么勇敢，攀岩技术多么高超，都帮不了我。

接着，生平第一次，我真的诚挚地祈祷了。"上帝啊！"我说，连我自己都觉得很震惊，我竟会这么说，"求你了，我这一生中还有很多很多事情要做，请你帮帮我。"那一刻，我放弃了，我自己的能力完全不足以自救，别人的好心也只能起到安慰作用，而不能扭转这个局面。而且，我认为我当时也已经绝望了。

然后，当我开始在悬崖上挪动时，出现了片刻的停顿，一种空气的凝结。太阳光在我下面的岩石上投射出点点闪光，我看不到也听不到我朋友在上面说什么，沙滩上的男人和他儿子正牵着手往上看。

接下来，我的右脚找到了一块坚实的地方，然后左脚也踩到了，我不知道这些地方是从哪儿、怎样冒出来的，因为我确信刚才我没有看到，也没有感觉到。然后，我跌跌撞撞地回到悬崖底下，心里很清楚这是因为我请求了上帝，我可以说是获得了重生。

然而，我还是没有轻易地就祈祷，但是我的确有再次祈祷过两回，带着几乎同等的热诚：一次是为一个女孩子，她遭遇了车祸，而所有的医疗措施都没法救活她；另一次是为我的朋友艾丽斯，她得了一场大病，昏迷了好几个星期。我两次的祈祷都灵验了，那个女孩子和艾丽斯都活了下来。

我没法证明祈祷与这些几乎不会发生的事情，与这些奇迹有关联。尽管我心存疑虑，但骨子里我很清楚，就像那一次，我十分无能为力，想要屈服于另一种力量时，祈祷可以扭转局势，无论它是如何做到的。

每天的福佑

我相信，在我们为自己和他人的祈祷中，有一种能量，一种屈服，一种与被祈祷的人或事之间的联系，它们超越了宗教类别，将能量赋予给我们，以及我们所祈祷的人或事，就像某种放大了的电流。

多年以来，我还很赞许另一种舒缓的祈祷，这是我的一个大学教授威廉姆·阿尔弗雷德向我建议的。比尔信奉爱尔兰天主教，是一位住在布鲁克林的工薪阶层。他是一个剧作家，也是一位盎格鲁－萨克逊学者。他的脸很长，很面善，而且有点傻里傻气。50 年前，在我第一次见到他时，他还是一个哈佛的大学生，他就已经有点显老了，而且有点秃头。晚年时候，马萨诸塞州的冬日里，他穿着他的旧大衣，戴着一顶破呢帽，看起来弱不禁风，弯腰驼背。他就是那种罗马人口中的哈佛广场上的"天才"。比尔白天一整天都在工作，写作、教书，晚上就熬夜，跟那些向他寻求慰藉和指引的朋友和陌生人一起，然后他便遭遇到了清晨的混乱。

没几年以前，在比尔的生命即将接近尾声的一天，他在给我们做羊肉的时候，抬起了头，扬了扬眉毛，然后浅浅地笑道："如果我们不是在为自己或他人祈祷或请求什么，而只是有时候，对上帝说一句：'谢谢您赐予我美好的一天。'你们觉得这是不是一个很好的想法呢？"

我时常会回想起这些话，有时候，我会像比尔说的那样去做，因为我窗外的树，或透射在树间的阳光，或是我与朋友和病人相处的时刻，或是我爱的人的一个电话，我都会感谢上帝。我为上帝给予我的一切而心存感激。当我觉得 "忧郁"（比尔会这么说）或是受挫时，我就会想起他的那些话，就会看到他的笑容，即使是我感到在压力最大的时候，我都能感觉到自己的笑容和幸福。

虽然我只是尝试着这样去做（我对这种事很谨慎），但我已经开始建议别人去做比尔的这种祈祷，包括那些信奉某种宗教的人，以及那些不信奉任何宗教的人。这是一种简单而又含蓄的祈祷，任何人都可以每天做。在静静地冥想的时候，跟别人分享食物或感受的时候，走在街上的时候，深呼吸的时候，我们都有机会做一次祈祷。我建议大家也这么做，任何时候： "上帝，感谢您给了我美好的一天。"

我们也许会把祈祷当作黑夜中的一丝光明，但是，它可以成为一座梯子，沿着梯子往上爬，我们就可以走出绝望；它也可以成为一根栖木，坐在上头我们会为自己所看到的一切而感到高兴。

爱

爱能打破抑郁施加给我们的咒语。身陷抑郁的时候，我们当中许多人都相信如果我们所仰慕的人能投给我们些许赞赏的目光，那么就能融化我们心中的冰冷，他们的轻轻一吻或简单一个拥抱都会使我们重获新生。爱确实奇妙，拥有奇迹的力量。就像黑夜之中突然照射进了阳光，我们可以看得更清晰，感受到更多温暖，并能更加自由地前行。爱确实十分有用，正如爱解救了睡美人和被毒死的白雪公主，但是快乐和幸福并不是从此就永伴身侧。

别人的爱不能永远地支撑着我们，若我们不能改变使我们抑郁的事物，如内心黑暗造成的扭曲与失衡以及那些未能满足的欲望与需求，那么我们最终将耗尽他人爱的治愈能力，并扭曲这种爱来迎合自己残损的心灵。总而言之，若我们不能改变使我们抑郁的事物，我们最终还是会落得一个抑郁结果。不满仍旧会袭来，失落依在，沮丧犹存，我们的孤独在重复的沮丧中会更为严重。

爱治愈我们，让我们学会爱与被爱，这种爱是与众不同的。

这种爱是充满诗情的、亲密的、精神的，同时又是要求回报的、实际的。它要求每天——甚至于每分每秒——都表现出来。很多画作里描绘了一些女牛仔围绕俊美的印度神克里须那神跳舞的画面，这是他们的灵魂渴求神圣、膜拜神圣的表现，是他们对爱全身心虔诚信奉的象征——梵语里称之为"bhakti"（宗教虔诚）。我们在所罗门之歌里听过它，在圣法兰西斯的祈祷里，在罗马的苏菲派诗歌里，在耶稣和佛陀教诲的故事里都感受过它。

我从特里萨那里得到了这种爱的暗示，她落落大方与我分享了她获得的东西和正在经历的事情，告诉了我她是如何工作、如何照顾家庭、照顾自己以及她爱惹祸的侄子的。不再因为没有男人而沮丧失落，她接受了生命中没有男人的事实，而且她享受，事实上是热爱这种没有男人的生活。她的爱没有值得炫耀之处，却填满了她的整个生活。这种被基督徒保罗称为"博爱"的爱是来自精神历练深处的最显而易见的印记，也是证明我们不仅治愈了抑郁，更摆脱了抑郁的最有力证据。

冥想可以打开爱的大门，因为它能够平静我们的神经系统并使我们更为平静地面对自己内心的黑暗。放松自己，去感觉并接受我们所经历的事物——无论有趣的想法还是"愚蠢的"，无论是好的感觉还是不好的，无论是害怕还是不安全感，无论是傲慢还是友好。这是一种爱自己本我的方式，即使我们自身有许多不完美。

积极的冥想能帮助清理那些折磨我们的黑暗思想，并给我们一些空间和能量去转变这种思想。

所有的这些冥想能帮助我们意识到自己是有选择的——选择打开心灵去拥抱我们的经历而不是抛弃它们来保护自己。所以说抑郁的罪恶之源很多表现为自我保护。完美主义迫使我们不能犯错、不能拖沓、不能失败或受到伤害从而不能摆脱抑郁继续前行。嫉妒与怨恨将我们与自己怀恨的人分开，而感觉孤单则证明了我们的孤立。当我们终于允许自己欣赏那些原本我们抵制的东西，我们也就走进了真正的生活，感知到了生活的辽阔，这非常像爱。

事实上，爱是人际交往的最初动力。我们所有的研究和实践都证明，是爱让孩子茁壮成长。爱是我们施予同情怜悯的关键治愈性因素，我们可以称之为"感同身受"。爱能团结我们的家庭、宗族和国家，也能让我们超越家庭、宗族和国家。爱还能化解仇恨的藩篱，让万世之敌和解。

爱也携带恩典而来，哪怕有时我们只是怀着微小的希望——伴随着一场我们期待已久的爱恋、一份友情，或者由孩子带给成人。拥有一个孩子能够将我们的心灵打开得更为宽广，甚至超乎我们的想象；能够支撑我们就像生命线穿越最黑暗的夜晚；也能够以一种我们自己都觉得不可思议的方式改变我们。

我已经一次又一次见证了这个原理——通过特里萨向她的侄子敞开心扉，通过玛德琳处理她一团乱的青春期，通过我其他的病人和朋友，通过我在美国教的这些人，通过我在海外共事的那些战时失去家人而绝望的人们，也通过我自己。爱能够在我们前行时将我们生活中的灰白描成金黄，有时通过不可能的方法，摆脱了抑郁变得快乐。

多萝西感受到了爱

对多萝西而言，她先是失去了爱，再是找回了爱，如此反复，令人出乎意料的高兴与悲伤，最终，她感受到了从未感受过的喜悦。

多萝西离开了托德，他们分居但没有离婚，虽然没有在华盛顿政界引起轩然大波，但事实已然显而易见。托德对外宣称说自己有一点惊讶，但他向同事们吐露心声说："多萝西需要自己的空间。"就如她曾担心的一样，她的儿子们很不赞成她离开。她的大儿子亚瑟，跟他父亲一样，听到时后退了一大步，冷冷地表示反对。小儿子杰克心肠很软，他站在父亲一边，愤怒而又绝望地说："他需要你。没有了你，他会迷失自己的。你怎么可以这么自私？"

多萝西离开托德之后的几个月里，她打电话给格丽丝阿姨，看望亚瑟的双胞胎，期望杰克可以原谅她，并十分努力地工作，以此来充实自己的生活。她告诉我说，她知道自己的离开是"绝对正确的"，她对自己的决定感到很满意，很平静。但是有时候，她仍然会觉得"非常难受，极度孤单"。

"我看着属于我自己的这间小小的公寓，做几次深呼吸，然后就会觉得这间屋子十分适合我，我喜欢我布置的起居室，卧室的颜色，我可以随意地伸展双臂，并随时都可以跳起舞来。但是有时候，我会觉得自己像一条离开了水的鱼那样，呼吸困难，我甚至不知道自己是谁。"

一天晚上，在她参加的为数不多的派对里，她遇到了一个人，或者更确切地说，是偶遇了一个她很久前便认识，但从未忘记的人。他跟托德一样，是一个公众人物，但他不仅仅是聪明，而且在生活上十分体贴人，并十分真诚友善，而托德仅仅是相敬如宾而已。他对多萝西的工作表示赞赏，喜欢她的故事，并且直视着她的眼睛。但是他是一个有妇之夫。

　　好几个月下来，这都没什么影响，至少没有让他们两个分离。他们会在多萝西的公寓里缠绵半天之后，再去优雅的饭店享用美食。他们一起在一些已然过时的地方度过不同寻常的周末，海边、乡间，边走边聊，充满激情。"詹姆斯，我不得不说，我爱上他了。我知道他结婚了，而且无论他妻子多么疯狂，当然，她确实很疯狂，他永远都不会离开她的。我知道很快我又会回到孤单中去，这让我非常痛苦。但跟他在一起真的很开心。他会问我怎么看他的那些演讲，我们互相给对方念诗，性生活也很和谐。我们就像还在上学的孩子。他已经70岁了。"说到这儿时，她脸红了，"我得掐自己一下，告诉自己，这不是某个浪漫的爱情小说。"

　　一年后，多萝西的情人的确离开了她，他退出她的生命时，给自己找了借口，也给了她很多礼物。

　　多萝西"身心交瘁，完全被毁掉了，但她一点儿也不觉得遗憾。我们无法继续走下去了，我很难过，但我真的是为他感到难过，而不是觉得受伤害，或是愤怒。詹姆斯·戈登，有时候我是哭着睡着的。但那个时候，我想着他，想着我们，如果我们没有在一起过，我会错过什么，想到这些，我的心情开朗了起来。"

　　然后，"一些相当神奇的事情发生了"。杰克的妻子琼，让多萝西陪她去一个遥远的热带国家领养一个小孩："那一次去了10个星期，当然杰克跟他父亲一样是个工作狂，所以在那儿待的时间不会超过两周，但是我可以。我很感激琼叫上了我，虽然那里气温高达110华氏度，所谓的五星级饭店一天只供电4小时，食物完全没法吃，但是能够给杰克和琼带来这样一个礼物，真的很好，不久之后，我也意识到这也是给我的一个礼物。"

　　"那个小女婴，"他们找到了她，并且保护她，那种官僚政治甚至连托德这个参议员都应付不了。"让一切都变得不同了。有些日子，我还是会觉得孤单，会想念我的爱人。说起来挺难为情的，有时，我还会想，如果我现在还跟托德在一起，我就会去参加那些肯尼迪中心的派对，还有白宫的宴会。由于化疗，我会失去记忆，还会神经痛，这让我感到很沮丧。但是，詹姆斯，我必须告诉你，我每天早上醒来，感觉自己有那么多感恩的事。我感受到了与琼的那种团结，想起了当我们带着那个婴儿回来时，她眼中的那种神情，还有我跟那个婴儿在一起时的那种喜悦。"她顿了一下，"我感觉到，这就是我活着的目的。"

新生的希望

奥德修斯、但丁、德墨忒耳这些史诗中神话英雄的故事总以这样一种方式结尾：原来的那个虽已死去，被打上封印，但同时这些英雄身上某些东西的新生，一种生存的能力，以及阐释他们生命的一种顿悟，一种深深的联结和关爱留了下来。奥德修斯在耽搁了很久之后，历经痛苦，终于成为一个真正的父亲，成为儿子的榜样，除掉了他妻子佩内洛普的那帮想要吃白食的追求者，最终将她夺了回来。但丁在跌入地狱又从炼狱中走出来之后，与他的爱人碧翠斯携手漫游天堂，走向圣母玛丽亚，寻求一种"能够使太阳和其他行星转动起来的爱情"。珀耳塞福涅去了地狱，德墨忒耳自己也迷失了，女儿回来之后，她紧紧地拥抱女儿，带着一种来之不易又闪闪发光的持续的温暖和智慧。

所有这些故事都让人很受启发，但在写特里萨和多萝西的经历时，我受到了她们的启迪，认为于我而言，德墨忒耳的故事最为相关，也最具鼓励性。德墨忒耳和多萝西一样，由于生活中的必要因素，她们不得不放弃对她们而言最为宝贵的东西——她们对自己的想法，她们过着的那种美好有序的生活，她们的孩子，她们必须为了自己所爱的人，让自己冲破既黑暗又绝望的抑郁枷锁，让自己改变然后新生，这样她们才能让这一切都失而复得，才能让自己能够感受到满满的爱意。在她们进行这一段痛苦但又鼓舞人心的旅程之前，她们的情感有习俗和责任的因素，但之后，她们的情感是全心全意的，没有害怕，也没有期待。

德墨忒耳跌入黑暗的深渊，又从中走出来，经历了疗愈和重生，这一幕幕现在又在特里萨和多萝西的生命中重演，也在我们中许许多多抑郁和绝望的人的人生道路上频频上演：在阿普里尔从自我毁灭走向自我觉悟，经历黑暗和压抑的过程中；在米尔顿从怨恨到慈爱父性的过程中；在迈克尔深情地与他妻子见面的时候；在玛德琳为曾经困扰她的事情庆贺的时候；或许，在你的生命中也曾有过这样的经历。

对于这种经历，不同的文化传统有很多不同的说法：上帝的仁爱，或是疗愈之旅上的觉悟、启蒙、修复、痊愈或福佑。但是，我坚持用"灵性"这个说法，这个词在很多种语言中都与呼吸有关。于我而言，这是一个动态的日常用语，时常提醒着我们，不管抑郁如何折磨我们，在我们呼吸之间，在我们双手一收一放之间，在我们与曾经似乎超越于我们之上的东西，与我们内心的东西，与我们的每一次呼吸联结起来的时候，我们的生活都可以永远如此简单，如此自然。

小结：有关灵性的一些注解

• 我们生命的灵性维度既超越于我们之上，又存在于我们之中。

- 灵性与我们一直在学习和使用的所有那些精神上、身体上和情绪上的方法一样，都是真实的，而且跟抑郁症的疗愈息息相关。
- 灵性是我们所有人都可以接触到的，无论我们是否信奉宗教，无论我们信奉哪一种宗教。
- 在很多文化传统和语言中，"呼吸"和"灵性"都是密切相关的。
- 冥想呼吸法将我们带入现在的某一时刻，而且是一种历史悠久的方法，用于瓦解抑郁，让我们直接体验到灵性。
- 积极的表达性冥想可以调动我们的身体，振奋精神，驱散那些会让我们在体验灵性的时候分心的精神上的杂音。
- 灵性体验需要有持续的注意力和补给，而且通常会随着时间的过去而大大地深入。
- 对超越于我们之上的某事或某人的信仰和信念可以开启灵性之门，希望则可以让那扇门一直敞开着。
- 灵性上的信仰是强大的力量，它可以将黑暗之夜转换成愉悦光明的清晨。
- 一种虔诚、真挚、谦恭的态度可以掩埋傲慢和恐惧，从而让我们聚焦信仰。
- 对自己和他人的宽容至关重要，这可以让我们敞开心扉，迎接灵性维度中的喜悦。
- 爱是灵性体验中最为根本的，也是灵性力量中最为强大的。
- 爱也许开始于一种最微小的欣赏，如果我们投身于其中，爱最终都会让我们所做的一切、所感受到的一切发生转变，并为这一切增光添彩。

自我诊断处方：凭借自己的力量感受灵性

在此，我会给你们介绍一种冥想方法，希望大家能借此感受到灵性。这是一种西藏佛教的方法，叫"施受法"，而且不需要对上帝的"信仰"。也许只要你用逻辑思维一想，就会觉得听起来有点不可信，但是这种方法已经受到越来越多的来自许多宗教背景的人的追捧。

施受法会让你直接体验到灵性和爱，就如它在我以及我的很多病人身上产生的效果一样。而且，它也许会改变你应对那些生活中的挑战的方式。

施受法

这种西藏佛教的冥想方法从字面上来看，就是"接受和给予"的意思，让我们去接收，去抚慰别人的痛苦（身体上、心理上和精神上的），然后用这样的经历来接受并治疗我们自己的痛苦，以及世上众生的痛苦。

以下是对施受法的介绍，你可以把以下内容做成一个录音，然后在你做的时候播放，这样就可以用你自己的声音来引导你了。

开始前要先舒舒服服地坐着，让你的呼吸深一些。腹部保持放松，用鼻子吸气，用嘴巴呼气，这样深呼吸，让身体在椅子里完全放松下来。可以在对自己说"软"的时候吸气，说"腹"的时候呼气。就这样舒畅地深呼吸，放松，保持几分钟。

然后你要去想象一个你想要帮助的人，可以是跟你关系很亲密的人，也可以是你不怎么熟的人。想象那个人正躺在沙发或床上，而你就在他／她身边坐着，深呼吸，放轻松。

想象神明、圣人，或是你所信奉的宗教人物，又或是你所知的、所听说过的、读到过的代表怜悯的人物，让他们来到这个屋子里。他们是来加强你的同情心的，来帮助你给予和接受。让他们围绕在你和你想要帮助的人身边，要注意到他们身上散发的关爱的光芒，看着他们，感受他们，向他们表示感谢。

现在，再把注意力转移到你的朋友身上，去体会她所受的折磨——身体上、情绪上、精神上。把这些病痛和折磨都放到她身体上，或是她胸口、腹部、指间、双手、头部，抑或是她全身。想象一下，感受一下。它的到来或许是一阵如墨般的黑烟或沥青，或许是一些黏黏厚厚的灰白色的东西，就像泥浆一样。

花点时间，去感受她整个躯干，各个脏器里的病痛，去意识到她精神情绪上的伤痛，那种失去和被抛弃的感觉，那种恐惧、怨恨、抑郁、绝望。用你的想象，把这些各种各样的疼痛当作她体内各个器官中的黑烟和泥浆。

现在，想象一下，在你自己胸口，有一片水晶般的关爱，散发着光芒，却也蒙上了一层黑烟，或是一层黏糊糊的东西，代表着你自己的所有那些身体、情绪、精神上的痛苦，你所有的折磨。

在你每一次呼吸的时候，缓缓地接收来自朋友的那些身体、情绪、精神上的痛苦，就像是黑烟、白烟、灰烟般吸进来。要明白，吸入别人的伤痛和折磨可以帮助你治愈自己，还有那个人。慢慢来，去感受她身上所有的伤和痛，每呼吸一次都吸入一点。

当你吸入朋友的伤痛之烟的时候，想象着这些烟就盘旋在你胸口那片关爱的周围，慢慢地磨损掉那些你自己沉淀下来的痛苦。去想象你朋友那种浓重的黑暗，凝结的恐惧和伤痛，现在把它们都变成一阵烟，慢慢冲刷掉那层掩盖在你胸口那个水晶球周围的东西。

让这个过程缓慢进行。吸气，把你朋友的那些黑暗、模糊、障碍、桎梏、伤痛、折磨，像一阵烟那样通通都吸进来，让它们带走那些你自己的伤痛、无望、绝望、折磨。

也许在做这些的时候，你会意识到伤害、痛苦、偏见、怨恨，这些感觉正在从你身上消散。也许，你会意识到，你所受的折磨，你的局限性，你的盲点，这些就跟你要帮助她治愈的人一样。

当你胸口那些覆盖着的愁云惨雾开始消散时，注意到水晶球里同情与关爱的光芒，你心中的光芒。

这种光芒越来越强，越来越亮，你就可以开始将它传送回你朋友那儿去，让它慢慢地从你的胸口流向她的身体，让它充满你朋友身体的各个部位，之前满是黑暗、伤痛、折磨、痛苦的地方。

在施受开始的时候，你带来的那些仁慈的神灵，让他们帮助你，把他们的光芒，连同你的一起传给你朋友，让她充满光芒，用光芒包围她，包围你自己，也让整个屋子都光芒四溢。享受一下这种感觉，享受这样带来的疗愈，这种疗愈是持续不断的。

现在，让那些光芒扩散到你们所在的屋子之外，它就能照耀这个世界上所有经受折磨的人，那些你关心的人，你不怎么关心的人，还有所有那些你不认识的人。让这种光芒散播给这个世界上的每一个人，就这么持续几分钟。

再过几分钟后，清醒过来，深呼吸，坐在椅子上，背靠着椅背，双脚着地。深呼吸，腹部保持放松，吸气，呼气。

准备好的时候，慢慢地睁开眼睛，把注意力拉回来。再过一会儿，你也许会想要把这种经历写在日志里。这儿有一些问题，有助于你组织好你经历的事情。

- 那些仁慈的神灵有没有出现在屋子里？他们是谁？
- 你看到你朋友了吗？那是谁？
- 你了解她吗？知道她身体、情绪、精神上的痛苦吗？那些痛苦看起来如何？处于她身体的哪些部位？
- 你能想象着去吸收她的痛苦之烟吗？
- 吸收她的痛苦和折磨的时候，你感觉如何？
- 是害怕、厌恶，还是增加了你的痛苦？
- 你能在自己的心中感受到一块裹着外壳的如水晶般明亮的地方吗？
- 当你将那些痛苦之烟吸入时，你能感觉到自己也在痛吗？
- 你继续吸入，能感受到水晶体上覆盖的那层东西正在冲刷消散吗？那是什么样的？
- 你的痛苦和你朋友的痛苦之间存在共同点吗？差异呢？
- 你把光芒散给你的朋友了吗？这种光芒看起来如何，感觉如何？
- 你可以想象到将光芒散布给这个世界上所有痛苦的人吗？
- 你现在感觉如何？

第七章

回归

当我们摆脱抑郁，且抑郁带给我们所有的负担都离我们远去时，这一点非常值得庆祝。在这段时间，我们要像刚刚逃离了束缚我们的牢笼一样，尽情地享受身边的风景、声响以及每一个变化。因为对这美丽世界的每一瞥都会唤醒我们的双眼。

在这段时间里，我们要心怀感激和善念，保持轻松愉悦的心情，同时也要保持警觉。要牢记那个值得引以为鉴的多米尼克的故事，他通过在酒吧里挥霍的方式庆祝他十天的冷静期，而最终却变成了疯子。

每每想到从摆脱抑郁情绪的旅行归来时，我脑海中会回想起发生在世界各地的一些故事。在这些故事里，都会有一个去寻找价值连城的珠宝或是无与伦比的新娘的主人公。他跋山涉水，克服千难万险，回家之后才发现，那贵重的珠宝其实就在自家的窗台上，而他理想的新娘就一直住在隔壁。我们生活中可能会有相同抑或不同的场景，然而，当我们来到旅途中的这一部分时，我们发现，我们已经拥有了全新的视野来观察它。

十条建议

在之前几章的结尾，我都和大家分享了自我诊断处方。这一章我们主要讨论从摆脱抑郁的旅程回归之后体贴、温和且周到的自我诊断的方法。这章也是一个概括，可以不断提醒读者如何运用他所学到的东西——一些观点、方法以及所有旅行者所提供给我们的经验，即在准备踏出生命中每一个"下一步"时，都要让自己活得充实且快乐，摆脱所有的抑郁情绪。我把这些方法归类成十组，把它们看成是经验或者建议，而非戒律。

1. 放松

放松可以使我们从容地生活。放松是心理和身体健康的基础，是我们能够沉着冷静地观察、经历和对抗导致我们抑郁并时常会出现在我们生活中种种心魔的平台。放松能促使我们充分享受并运用想象力；能激励我们充分利用我们所拥有的言语、文字以及行为能力；能帮助我们找到一些具有创造性的方法来解决一般困难和生活中最严峻的挑战。

在引言中我和大家还有特里萨分享过软腹操，这是我们在众多自疗方法中常用的一个手段，它又完美又简单——随时随地都可以进行。如果你可以做20分钟，那很好。如果你只能做5分钟或者3分钟甚至只能做1分钟，还是很不错。找时间并且充分利用时间。

当你感觉自己紧张时，当你不断琢磨自己的不幸和错误时，当你伸手想去拿你并不真的需要甚至可能很不情愿吃的食物或者饮料时，当你被该做什么和不该做什么困扰时，做做软腹操。把标签贴在你可能需要用到它们的地方：电脑旁边，冰箱上面，或者是车上，标签上写——深呼吸，进行软腹操训练，即使是很小的压力或者不幸都会变成一个信号，这个信号提醒我们要停止抑郁，慢慢地做个深呼吸，放松自己。

有一个月，我几次有机会尝试使用这样的方式放松。我所乘坐的飞机摇晃得很厉害，杯子从托盘上滑下来，里面的水溅了我一身，我把安全带绑得紧紧的，然后手心开始不停地冒汗，我完全处在战逃情绪当中。很明显，在那种情况下，我什么都做不了，但我必须调整我当时的情绪和对此情况的反应。我慢慢地做深呼吸，让自己的身体放松，并试图想象自己是这架颠簸的飞机的一部分，虽然它几分钟前还使我产生了极大的恐慌；深呼吸，让自己忘记恐慌，并试图想象我可以控制这架飞机；慢慢地将思绪从惊恐之中抽回来，放松自己，使自己融入颠簸的环境之中。把自己的思绪从嘈杂收回到身体的每个关节中，集中注意于呼吸、软腹操上，呼吸，放松，呼吸，放松……

2. 运动

运动是人类生活的基本特征之一。如果我们有抑郁情绪，一些运动就会受到扰乱。我们有时会像多米尼克一样，感到极度的烦躁和焦虑。而更多时候，我们像特里萨、玛德琳、迈克尔或者我自己，会徘徊于阵阵自我折磨的烦躁情绪和由于失败而疲惫不堪的感觉之间。有时，我们会感到正被某种非自然的力量约束着，身上的压力大得可怕。我们会看到甚至能感觉到我们脸上呆板的表情。这时，每一个动作都会是一次严峻的考验。

每一次摆脱了抑郁情绪并进一步充实了自己的经历之后，你需要更加注意那些预示着焦虑情绪或者标志着气馁和准备退缩的信号以及征兆，比如说行走困难、膝盖发紧、长期嗜睡，等等。你需要多留意你的身体，因为你的情绪会通过身体表现出来，并会将信息传达给你。

我们需要从留意我们的呼吸开始（的确，我在重复自己的观点，但是这点必须被重复，因为我们总会很快地把它忘掉）。呼吸是最基本的一种行为，是生存所需，同样也可以成为改善我们生活中方方面面的一种运动。像全世界人们都会做的那样，浅短、急促的呼吸只能将新鲜空气呼入胸腔的一小部分，既没什么效果又容易产生焦虑。记住，缓慢而深长地呼吸会帮助我们呼入更多的新鲜空气，降低体内的压力激素和血压，使我们更加精神，也使心情更加愉悦。

要保持身体和情绪之间的平衡，你每天还需要让身体的其他部分多做做运动。和前面说的一样，我们的祖先有许多经验可以传授给我们。他们成天都在不停地运动，简单、频繁而且用不同的方式：走路、挖掘、采摘、搬运、行走。而如今，倘若现代人做这些事情，我们一定会认为他在进行"铁人三项"训练。但原住民们还有很多住在乡下的人们则把这当成是"生存"。

我建议，为了能够简单地生活，你可以把某一项运动当成你的密友或者伴侣。这项运动可以是慢跑、散步、游泳、瑜伽、太极。就像和密友在一起一样，它们会给你一种保证或者说是某种预示，告诉我们它们存在本身就会使你心平气和并会一直鼓励着你。可能你刚开始运动时精神高度紧张或是疲惫不堪，但是在你即将结束运动时，你会发现自己精力充沛且内心平静。15~20分钟就足以达到这个效果，时间再长些，尤其在极度焦虑的时候，效果会更加显著。

你越频繁地做运动，你越能体会并享受运动本身以及随之而来的益处：更灵活的四肢，更清醒的头脑，更温暖的双手，更平缓的心率，更敏锐的感觉，当然还有更愉悦的心情。同样，你也会抱有很大的希望，希望这项运动有潜在的治愈疾病的能力，这也是治疗中有效的心理安慰法的特点之一。

由于某种运动成为你的密友或者伴侣，在某些时候，如果你找到其他更合适的运动作为伴侣时，就会感觉心情更加放松，变得更加愉悦。如果你的身体或心情上感到沉闷，那么，出去走走吧。又或者，如果你很无聊，做点有意义的事情吧，做些即使平时都由其他人做的家务事，或者去买点东西吃，只要你不认为是有损尊严或者繁杂的事情，都可以去做：比如说去逛逛超市，俯身拿些喜欢的食物，放在购物篮里，结账，带回家，然后把它们全部吃掉。

如果你不喜欢干坐在一旁看孩子踢球，那么，在他踢比赛时，沿着球场边线散散步，散步的同时别忘了伸伸懒腰。如果你因为情绪不好或是心里有什么不好的想法而使自己感到身体或是精神状态不佳，那么没什么比活动活动你的身体更有用，因为那样可以让你感到些许自由。

如果你在办公室里工作，或是在电脑前，再或者，在诊察室，别光坐着，认真地被催眠一次，每次 40 分钟左右。这段时间即使是对于一个经验丰富的思想家来说都是非常重要的，如果时间再长些，注意力会变得不集中或是固定在某一点上。然后起身。再贴上一两个其他能够提醒你的标签，一个上面写：深呼吸；另外一个上面写：运动。

我建议大家，如果突然有想跳舞的冲动，即使只有一点点想法，那么赶快动起来，让你的双臂、双腿、身体还有头部好好运动一下，因为让身体充分的运动是一个明智的选择。留意观察运动结束后你的感觉。你根本不需要去做那些更加科学的关于舞蹈治疗价值的研究，直接去做，然后体验它所带给你的变化。

如第三章中所建议的，做些关于运动经验的笔记。记下日期，其他的记些只言片语即可，比如说："今天早晨我散了 20 分钟步，空气非常新鲜，我感到它轻抚着我的脸颊和双臂，我边走边感到我的双臂在自如地挥动着。回家后感觉非常饿，美美地享受了一碗麦片粥和一些水果。下午，我要写一份报告，精神有点紧张，花了两分钟活动了一下身体，坐下来后就能安心地工作了。"

最后，我还想提醒你，即使在你认为运动完全不起作用的时候，你都可以完美地运用它并达到很好的效果。每个人都可以做到这一点。

3. 保持清醒的意识

在我们旅途中的每一个阶段、每一步，都由意识所启迪，也依靠于意识。倘若没有意识，我们不会知道哪些是正确的向导，也不会知道何时或者是以什么方式放弃。没有意识，心魔永远不会远离，黑夜永远不可穿透，而对灵魂的祈福只是一种虚饰，一种空想。有了意识，我们很少会迷失自己，不会气馁，不会抑郁，而且会更加清楚我们该何时向哪个特定的目标前进。意识提醒我们什么时候我们过于紧张需要放松，告诉我们身体的哪些部分受到了压抑最需要帮助，指引我们轻柔的呼吸就可以使那些部分解开束缚。意识帮助我们辨别哪些运动在哪些时候最适合我们。

"培养意识"是很多作家在书中常用的一个短语，很精辟。意识首先必须要作为一种必需的实践而被认可，植于我们的理解力中并在它成长的过程中给予亲切的鼓励。数周或者数月的练习之后，几次深呼吸就可以为你做好准备，一个简单而又亲切的问题足以引起你的注意："我的身体里发生了什么变化？"

酒精可以抑制或是削减意识。其实许多人，正如多年前的特里萨一样，正是出于这个目的而喝酒。有时候，我们根本不想知道我们心里真正的想法和感受，我们不想感觉到疼痛或是听到意识的呼唤要求我们做一些必要的改变。男性比较不容易被诊断患有抑郁症，有部分原因就是他们更倾向于用酒精来压抑他们的感觉。

如果你要喝酒，那么请保持清醒的意识。问问自己，你是不是真的在品尝和享受那瓶上等的葡萄酒、啤酒，或是威士忌的醇香，还是你只想把它们喝掉；问问你自己你是否还清醒，还是已经处于半梦半醒的状态。像特里萨一样明白，之后你会明白，如果你的选择都是后者，那么你真正想喝进肚里或者忘记的正是一些你需要留意的感情、希望以及机会。

正如前文我们所说的，食物是发挥意识最好的一个机会。意识会告诉我们，我们真正想买什么，真正想吃什么，或者在饭店里真正想点什么样的菜，点多少。它会提醒我们哪些食物对我们的身体有益，哪些食物能够使我们更好地享受并且使我们充分吸收其营养。如果在我们咀嚼然后咽下食物的时候能保持清醒的意识，并决定下一份要吃什么，就会在食物的种类和数量上做出更明智的选择，我们也会因此变得更健康，更好地品尝食物。在食物方面保持清醒意识的习惯，食物所带给我们的享受，都可以作为我们生活中其他方面的一个样本。我喜欢在刚睡醒的时候开始树立一天的意识：观察，试着回忆正在消退的梦境，享受刚刚睁开的双眼中的景色，记录卧室里的每一缕阳光，伸个懒腰，翻个身。

刚睡醒时，记录下昨晚所做的梦，它所激起的想法和感受，除非你已经把它忘了。你可能还会再回到那个梦境，它们会是生活中很重要的老师，提醒着我们所忽略的人或事，有时候它们会为白天我们所遇到的一些问题提供些可行的解决方案。

保持清醒意识，正如你每天早晨都做的那些事情一样，每一个动作：洗脸、刷牙、洗澡、吹头发。欣赏你穿衣服的姿势，还要注意你所用来遮盖自己身体的那块布的颜色、剪裁、材质、保暖度。

这些细节可以陪伴你一整天。到公交站的路程，上下班所乘坐的公交车，公司的同事，家务活，或者在孩子去学校前所做的准备工作，这些都会因为你全新的视角而变得有趣起来。

保持清醒意识，每一次会议或是每一通电话都不会那么令人惊恐、索然无味。它们会是一个大好的机会，帮助你与其他人保持联系，迎接新的挑战，或者从所做的事情中寻找一丝满足感。

意识还可以提高睡眠质量。有一部大型文献，是关于对地中海地区饮食贡献的，里面写道，多食用橄榄油、鱼类、蔬菜和谷类对身体有好处。但是我认为地中海地区居民中午的小睡也对他们健康的身体起了很大的作用。睡眠障碍是压力大的标志、抑郁的特征，可以被视为它们即将开始的一种警告。关注你的睡眠质量，要清楚地知道自己睡觉的时间，可以防止抑郁的发生。

晚上只要你的身体感到疲倦就该去睡觉了，而不是精神不济时才去睡，如果白天你感觉很疲惫，如非必要，不要喝咖啡或者使用其他能够延缓睡眠的兴奋剂。在办公室，在车上（当然要在停稳了的车上）或者在家小睡15分钟，都会使你神清气爽，精力集中。

4. 接受

接受，是我们对意识存在物的欢迎，是对真实的恩泽。它看起来很显而易见：为什么不去接受它原本的样子？然而它却经常会和大部分人已经形成的习惯产生矛盾，尤其是和那些有抑郁倾向的人。我们不喜欢，也不愿意去接受那些我们自身存在，却被认为不值得被接受的部分——我们的恐惧、伤害、过失、愧疚、不完美，还有愤恨，这些都是萦绕在心头且扰乱我们生活的心魔。我们要么直到它们将我们击败才肯承认它们的存在，要么因为它们的存在而不断地责备自己。

在这存在着一个自相矛盾的观点：如果我们拒绝接受自己，那么很明显，也就是说我们认为我们不值得被接受，而这种不值得的想法就成为导致抑郁的核心。相反，如果我们接受自己，包括我们那些低级的错误、丑陋、自嘲，还有过失，那么，虽然不是百分之百的确定，就是通过这样的方式，我们也就变得值得被接受。

从某种意义上说，本书可以作为一本指南，教你如何接受你郁闷的心情，内心深处的恐惧，真实存在或者只存在于幻想中的缺点、忧虑和抑郁，还有所有那些你认为有益或是有价值的部分。本书会引导你承认你一直想通过坚持不接受的方式而让它们自动消失的一些东西，教会你接受曾经的你和现在真正的你。这样，在下一次无法逃避的变化中，无论对你造成怎样的影响，你都会欣然接受。有一个关于乔治·萧伯纳的故事。有一天，他的一个朋友告诉他，一个著名的文人宣称她已经"接纳了整个宇宙"。据说萧伯纳说："天哪！那她一定会变得更加出色。"

不断有新的机会给大家来练习这个。身体上的感觉是一个理想的开始。我们很容易接近心中的感觉，而且承认并接受它们将给我们带来显而易见的好处。不要让你的身体因为束缚、疼痛和不舒服而变得紧张，从而加重病情，也不要试图用药物抑制疼痛，相反，你可以在疼痛时深呼吸，慢慢放松。想象你所呼吸的新鲜空气正慢慢流进使你痛苦的那个身体部分，感觉它正一点点的变大、变柔软。你会感觉到，疼痛在渐渐消失。有时候会有眼泪流下来，而有时候，因为放松和接受，你会大笑出来。你也可以将新鲜空气注入你的情感之中，注入那些不可避免的愤怒感、罪恶感或者孤独感之中，即使在你心情很好的时候，也可以带着那些时不时困扰你的内心的心魔慢慢放松自己。

他人也可能为你提供很多机会，教你学会接受。你可以从注意你对他人言行的否定做起，当你发现你在评判他人时，深呼吸几分钟，问自己以下问题："我究竟在评价什么？""别人身上我所不能接受的缺点是不是在我自己身上也存在？"答案通常是肯定的。多数时间，当你在评价其他人的过分自我保护、愚笨和愤怒时，其实都是在埋怨你自己身上存在的一些不被你所接受的态度或是性格。

再多做几次深呼吸，任那些评价随意游走，你只管把注意力集中在深呼吸上，就像不理会那些在做软腹操时冒出的想法一样。一般来说，这样反复做几次深呼吸，你就会发现自己对一个人有了新的认识。他的行为和态度根本不值得自己那么费神。毕竟那是他自己的事。更有趣的是，在你接受他人的缺点的同时，你会发现，你也不会那么在意自己身上和他一样或是相似的那些缺点。

在身·心疗法中心，我们发现这个方法在美国以及全世界的训练课和训练小组中被广泛普及。每个小组的训练都以经常性的冥想开始并结束，在训练过程中，我们始终坚持要沉思、放松，并保持清醒的意识，这也提醒了我们每个人，要做一个真实的存在体，要观察，也要学着放弃。训练小组是一个既舒适又安全的地方，它让我们真正认识了自己，也教会了我们要时刻保持清醒意识并放松自己。

小组的成员们在一起几天之后，或者经过几个月的周会之后，一次又一次地发现，一开始他们觉得组里最招人讨厌或者最不值得同情的人其实有很多其他面，内心中也有最柔软的地方，他们也在不断努力。同时，组里的每一个人都很注意他处事的方式和态度是否会影射到我们。在他态度有所变化的时候，我们也会观察自己是否有同样的变化。一开始，学着接受他，理解他的多面性，意识到他与我们有很多相似之处也有很多不同点，慢慢地我们会发现，我们真正开始接受自己，也开始同情自己。在训练过程中，所有的学员会渐渐发现，我们的小组是一个整体，我们从彼此身上认识了自己，我们有着共同的困惑，也有同样的价值。

教室，宿舍，冥想中心，还有我在"资源"那部分里提到过的修道院，在这些地方，到处可以发现人们都彼此接受，这些都是学习保持清醒意识和接受他人和自己的学校。抽点时间来学习吧。

5. 耐心

几年前，我曾与一个密友抱怨，对我来说，学习一门新的语言简直太难了。那时候我已经上过几节葡萄牙语课，在那之前我还以为会很快就学会这门语言。"我想我是有点缺乏耐心。"我笑着说。"一点？"他说，还带着些许嘲弄的语气。

我确定，我不是唯一一个这样的人。几乎每一个处于抑郁、紧张焦虑状态，或是身体上有某些不适的人都希望他们马上结束这种痛苦。而对这些坏的情绪或者身体上伤病的不耐烦，导致我们对这些痛苦的容忍度越发得降低。我们会不断地责备自己不能迅速地度过抑郁期，而使抑郁情绪恶化。

没有耐心是拒绝接受的另一种表现形式。我最希望的是，那些不开心、困惑、抑郁的时期能够帮助你培养些耐心，因为耐心不是与生俱来的，也不是那么容易培养出来的。下决心不抽烟、不酗酒，或者减轻自己的不安和烦恼，都会为你耐心的培养打下坚实的基础。多留意你是怎样帮助自己的：平缓地深呼吸过后，你不断减少的焦虑情绪，不断增大的自我满足感；运动或想象过后你放松的情绪；完成一件曾经试图躲避的任务过后的满足感。你会发现，这种改变是可以实现的，但也许要时间和坚持不懈的精神。你会观察到你的坏情绪会在一小时或是一天的锻炼之后慢慢消失，然后你会发现，改变只不过是一个过程，而并非结果。

当然，紧迫感在我们转变的过程中是必要的。一些故意拖沓绝无任何意义或是效果。在你发现那个经常折磨你，并将抑郁情绪植于你的心魔再次出现时，牢记并注意培养紧迫感，这一点非常重要。但至少这种持续的耐心训练日后可以有效防止抑郁情绪。

如果你不做出反应，或是认为你是被迫采取某种行动，那么你基本不会说出或做出一些日后需要你弥补的事情，下一些你日后会懊悔自责的结论。如果你变得耐心些，接受那些已经使你灰心或抑郁的事情，对你而言会变得很容易。你可以利用这段时间来修补一段破裂的感情，驱除那些使你感到孤独的失落感，治愈新恋人从容不迫的求婚所带来的恐惧，忘记老板训责所导致的郁闷，甚至赶走不能够迅速学习一门新的语言的困惑。

你在使用自疗方法的时候，你更需要耐心。第一步是软腹操和警觉训练。冥想训练可以放慢你的速度，并帮助你回忆曾经的你，学着欣赏现在的你，并提醒你要为自己做些什么。它可以让你明白，那些总使你困惑的思维模式和想法都是多年形成的，它也可以让你意识到，即使你不处在抑郁期，时间也是非常必要的，要慢慢改变那些习惯。冥想以及随之而来的耐心练习将会使你在不断的实践中更加留意、享受、欣赏这些细微的变化，并且感受它们所带来的益处。

有时候，这些练习让你加深理解，而不是迅速地解决问题，耐心才是非常必要的。你需要服从内心的向导、心理暗示，或是心理对话，因为这些会让你清楚地知道，现在还不是得出一个最终结论的时候，你还需要再放松一点，或者引导你再去试试其他的方法。

对于我来说，与迅速地解决问题，得出一个绝对可靠的答案，或是用药物来抑制当前身体上的痛苦相比，从生活中汲取经验，利用并享受这些经验要好得多。

6. 找时间独处

我和我的朋友与一位名叫罗伯特·劳森伯格的极富天赋且多产的画家

坐在一起聊天。傍晚，我们坐在他位于佛罗里达州普提瓦岛的工作室里，小酌着威士忌，他给我们讲述着他的工作和习惯。他告诉我们，每天晚上10点左右，他的夜间作画时间就开始了。"劳森伯格先生，你不想留点时间给自己吗？"我的朋友问。

劳森伯格先生一字一句地说："亲爱的，我不想要那么多自己的时间，但想要更多其他的时间。"

我笑了，我很欣赏主人的直爽，也发现我和他有着相似的想法。我也想要更多的时间，更多的去爱我的亲朋好友，更好的去享受我的生活，更用心的做我的工作。但是从我个人的经验和我在书中提到的很多故事所得出的经验来看，多些独处的时间对于更好地工作起着至关重要的作用。

我曾经不顾公司的规定和自己的责任感，当然还有愧疚感，学着给自己放假。我发现，如果我充分地利用这段时间来独处，我会有一些新的认识和办法来帮助我走向我应该到达的地方，并用适当的方式完成。如果我不这样做，我很有可能再一次感到困惑，迷失自己。

冥想，每天几分钟的软腹操练习，保持清醒的意识，或者活动自己的身体，都属于自己的时间。你也可以用这些时间为你的内心向导提供指导，写写日记，好好洗一个长时间的热水澡，或者散散步。

很多人拒绝这样做，尤其是那些完美主义者或是自傲的人，他们有着折磨人的良知，那些良知其实正是会造成抑郁的因素。他们会说："留那么多时间给自己是自私的。"但其实我们发现，我们花越多的时间独处，我们能够给予的东西也就越多，也能够更加自如地付出。

我建议大家每天都留些时间给自己，尤其在受到严重困扰的时候。我所共事过的每一个人，那些真正需要并且很珍惜独处时间的人们——每天穿梭于各个急诊室的医生和护士们，带着许多孩子却没多少钱的母亲们，还有那些努力挣扎着想在战争中存活的战士们，他们会发现这些时间真的很有效。他们会切身感受到它的益处，这种感觉在他们压力非常大的时候尤为强烈。

更长的独处时间会让你拥有一种崭新的生活。想想多萝西放弃义务，阿普里尔每天晚上去做女服务生，米尔顿每周末品读老子的著作，特里萨在静谧的高山上度过的几周。

这些独处时间可以滋润人，使人精力充沛，也是备受尊重的。《旧约》中前几条戒律的其中一条就是："铭记安息日，并保持它的神圣。"几千年之后，那些有宗教经验的正统的现代犹太教家庭进一步坚定了这一名言。每周的安息日，所有活动暂停24个小时。不同的公众祈福被分配在不同的时间，准备、享用三餐，向家庭成员和朋友们表示敬意，宗教演讲，散步还有静坐，这些都被分配在不同的时间点。

如果我们也有这样的独处的时间，尊敬自己，欣赏自己的创造力，同时也崇拜自然和上帝，因为我们正在享用并赞美着他们所创造的万事万物。停下手头的事情，结束那些习惯性的动作和思维方式，在每一天或是每一周都给自己一个从头开始的机会。

7. 远离恐惧

经常抑郁的人总是会担心这种状态还会再次出现。这很容易理解，因为这种经历的力量是势不可挡、难以忘怀的，也是很不愉快的。很多人都是因为不只有一次这样的经历而心灰意冷。

你内心的恐惧，很大部分可能是因为读了那些所谓科学且流行的文学作品而加强的，它们当中充满了各种告诫。这些作品会告诉我们，抑郁并不是什么疑难杂症，但却是一种慢性疾病，甚至会越发的使人逐渐衰弱。

我并不怀疑那些抑郁症反复发作的数据，但我认为，那些对数据的理解，即使做最好的估计，都是不完整的。据我观察，一些人的抑郁症之所以再次发作，并不是因为它是一种慢性疾病，而是因为患者根本没有找出并解决导致他抑郁的根本原因。我建议大家将每一次抑郁症的再次发作当作一种提醒，将两次发作间逐渐缩短的时间当作你身体警报系统的强化。

如果我们不去改变我们现有的工作状态、与他人的关系、处世态度，如果我们不改变我们现在的生活、呼吸、饮食和运动方式，如果我们不改变我们处理压力、与他人的关系和与自己的关系的方法，毫无疑问，我们还会继续承受抑郁带给我们的苦恼。如果我们探究并解决了导致抑郁的根本原因，结果就会大不相同，正如我和大家分享过的那些示例一样。

你自己对再次发作抑郁症的担心以及医生们的警告即使不让你变得焦虑不堪，也会使你非常警觉。回头想想有没有能够改变你的人，在心里找找有没有能够起警告作用的迹象或是症状，预想那些可能给你造成痛苦或是损害你健康的紧张情绪。警惕性是很必要且合适的，但是过度恐惧就会对你的健康造成损害。

各种各样的恐惧：比如害怕失败、失去，害怕流离失所，害怕生病、死亡，这些是导致紧张持续的核心原因，也是导致抑郁的主要因素。恐惧助长了抑郁，也使我们更加脆弱。那些盲目且忧虑地相信抑郁症会不可避免地成为一种慢性疾病的人，只是在自欺欺人。

每当我思考抑郁症再次发作的原因时，"远离恐惧"这几个字会浮现在我脑海中。这鼓励人的几个字，是犹太教和基督教共有的持久不变的部分，也是全世界永恒的智慧。在《旧约》中，每每遇到疑惑或是危急关头，上帝就会对亚伯拉罕和雅各说这句话。在《新约》中，耶稣不断地对他的使徒们和那些前来向他求助的人说这句话，来消除他们的疑虑，使他们重拾信心。

我希望大家已经发觉，生活中某些方面的不均衡是产生抑郁的一个征兆，但同时抑郁也可以成为人生旅途中的一个新起点，带领我们发现自己，寻找人生的智慧，最终实现自己的愿望。现在，如果你遇到了困难或是诱惑，出现了一些迹象或是症状，那么你可以将它们视为一种标志，提醒你始终保持清醒意识的必要性；你也可以将它们视为一种挑战，而非灾难；它们可以让你记得要放松，不要试图反抗；它们会教你接受，而不要陷入恐惧或是否定你身上存在的一些痛苦、困惑或者不完美的地方；它们会鼓励你，不要被内心的心魔击败，要试图改变它们；它们还会唤起你相信自己能够治愈自己的信心。

特里萨说得好："现在，每当我感到焦虑、伤心、愤怒时，我都会明白，这些只是情绪的一部分，我可以忍受。我不会惊慌，也不会试图用药物或者酒精来麻痹它们。如果有什么不开心的事情发生，我可以坐视不管然后大发雷霆，或者我也可以选择做些我应该做的事情：开始冥想，并尝试我所学过的所有方法，确保我的一日三餐，跳跳舞，读些对我有益的书籍，和朋友们聊聊天，使生活重新恢复平衡。有痛苦的感觉没什么大不了的。每个人都会经历痛苦，我可以提醒自己只要我没有自杀，就一定要接受痛苦；接受痛苦虽然没有让我变得更加强壮，但却让我变得更加坚强。"

8. 寻求帮助

对付抑郁情绪，在抑郁的压力下哀叹，面对那些影射着我们自己缺陷的心魔，这些的确容易让人感到谦卑。因此在我所说的人生的旅途中，我们要学习怎样理解、帮助并治愈自己的这些问题。我们会发现，如果我们想沿着我们的人生之路继续走下去，那么就要接受而非控制那广阔且未知的思想和感觉领域，我们还必须向一些未知的因素妥协。然后，在面对骄傲时，我们会知道，自己的努力是有限的，我们需要引导。

在深陷抑郁情绪之中的时候，这种应有的谦逊态度是很有用的，也是一种很现实的反映。当我们感觉变好，能力更强，更加坚强，没有那么郁闷且很开心的时候，我们记住这点也是至关重要的。

谦逊可以时刻提醒你已经摆脱掉怎样的困境和迷茫，也警示你不要有自满、怨恨的情绪和对完美的过度追求。谦逊是培育接受的土壤，它可以让你意识到，和那些看起来优秀、糟糕、富有、自恃、美丽和比你有更多或者更少困惑的人相比，你没多大不同。谦逊也可以让你更容易接受一个事实，那就是：你需要帮助，在需要时，应该主动向别人求助并接受他人的帮助。

现在可能会是一个很好的机会，去感谢那些曾经帮助你走过困难时期的人们，去提醒自己要不断保持联系，也不要忘记旧债。因为是他们帮助你重拾自己，接受自己，承认自己，也是他们让你学会接受你自身存在的曾经不为你所接受的那些缺点。既然你人生的旅途正在不断前进，那么想想这些人，这会提醒你和他人分享你的困苦，同那些你所关心的和关心你的人保持联系，也是非常必要的。如果你热爱这些人，那么，不管未来路上有怎样的孤独，你都能够轻松应对。

不久之前，玛德琳列了一张清单，上面写了帮助过她的人的名字：有她重新发现的几个老朋友，收容所的一些领导，当她需要时陪在她身边的同样患有抑郁症的几个妇女，还有她常去的教堂里面的成员。她回忆着这些人曾经怎样帮助她，而且对他们表达了无尽的感谢，因为这些人依然在她的生命中扮演着重要的角色，如果她遇到困难，依然可以向他们寻求帮助。然后，她邀请所有人到她的新家吃饭。那天晚上，在大家享用她所准备的美食时，大家发现她很轻松，因为她被友情包围着。

9. 相信内心的向导

跟随我进行这次摆脱抑郁之旅，你会发现，你越来越依赖你内心的向导，你的直觉，还有想象力，这种想象力，是通过言语、图画被调动起来，并在指导性意念疗法、对话还有日记中表现出来的。我给大家介绍过一些患者，他们都是在亟须治疗的时候尝试了这种方法，这些人都重获了信心和寻找一个合适的内心向导的正确方向，找到了解决之前觉得难以解决的困境的方法，并在失望之中重拾希望。我希望大家也能够做到。

当你挣脱了抑郁的困扰时，你就可以定期地、以更轻松且更有趣的形式来使用我所教给你们的那几种方法：经常去探析内心那些未曾察觉到的智慧，去整理你每天的经验，去研究并品味那些你经常做出的选择，去做出那些与你的身份相一致并符合你内心所需的决定。

以下是一些建议。

每天坚持写日记。因为日记可以保证你每天都专门有一段时间来回忆、表达和放松。它是一种精神支柱，像家一样的安全基地。它会时刻提醒你不同时期不同的感觉，帮助你在被心魔所诱惑并把它们再次变成习惯之前，对那些以前犯过的错误保持警觉。记住在每天醒来的时候记录下你所做过的梦，并再找另外一个合适的时间来记录一天发生的其他事情，比如说结束一天工作之后，自己吃午饭的时候，或是任何有空的时候，不管在办公室还是在家里。

使用内心向导意向法：越频繁地使用这种方法，才会更轻松地使用它并了解它的益处。最开始你会觉得不熟练、不确定，甚至抱有怀疑的态度，这个时候你大概会花20分钟艰难地完成这项活动。随着时间的推移，会变得越来越轻松，且花更短的时间就能够完成。

问问你的内心向导你的梦的真正含义，或者你正准备做的决定——怎样处理和老板之间的关系，该雇用哪一个人，下一步该做哪项工作，等等。问问它你在家里遇到的一些困扰——比如说我究竟做了什么惹得我的妻子或者丈夫不高兴？或者问问它在学校里遇到的问题——我该写这方面还是那方面的论文呢？该约甲还是乙出去呢？还有，在你想要制定一个新的饮食或者运动方案的时候，多问问你内心的向导。内心向导意向法一般情况下会提供非常有参考价值的信息，正如我所说的，使用这种方法也会变得越来越容易。

时不时地向你的内心向导请教，如果你喜欢这种方法，甚至可以一天请教它几次。当今我们正统的教育模式一般都很注重对事实、记忆以及分析能力的培养，但却严重忽略了对直觉和创造力的开发。考试成绩和底线原则。你的内心向导会为你提供保持二者平衡的一些实用的方法，把你所有的注意力都集中在对日常事务的决定、对问题的处理，还有认真的生活上。

当你使用内心向导意向法的时候，要多多留意你对结果的猜测、恐惧和最终实际情况的差别。注意你的内心向导是如何解决问题的。把这些都记录在日记中：预想、疑问、恐惧、答案、行动方案、结果，以及下一步行动。

在第四章和第六章中，我们已经讨论过关于如何将与SPI之间的对话写出来和将浮现在脑海中的影像画出来。这两种方法和内心向导意向法有着基本相同的蕴藏在潜意识中的智慧，但是它们的过程和大脑运转方式却截然不同。对话是具体的、动态的、会产生结果的。对话活动的戏剧性作用，以及对具体症状、问题和事情的关注会加快你对某件事情的理解，并清晰地为你提供解决问题的各个步骤。绘画的内容则更加广泛、有益，且极具乐趣。你脑中所呈现出的影像——那些关于你自己或是你想要成为的样子，还有你怎样变成那样的想法，都是很真实且贴切的映象和向导。如果你经常留意它们，它们会用一种实际的、用符号表示的方式提醒并告知你自己正在经历的事情，还有你想要自己成为的样子。在你采用这种方式并再次观察它们的时候，它们还会提醒你，在从你所熟知的现状变成你所期盼成为的样子的旅途中，你所需要想象你拥有且能够指引你方向的某种能力。

10. 赞美万物

在单纯的存在和欣赏、享受并赞美万物之间存在很多不同。这也是那些即将导致抑郁，或者说和精神抑郁几乎没什么两样的枯燥无味的日常生活和能够给人带来乐趣的事情之间的差别。心情愉悦，或是从生活中寻找乐趣，意味着在你每天的生活或是日常事务中，无论发生了什么，你都会打开心扉，全心去体验这一不同的经历。

打开心扉是不具有选择性的。如果你像很多曾经得过抑郁症的人们一样，关上心门独自承受痛苦，你不会如此彻底地感受到快乐。有时，尤其在孩子们身上，这种敞开心扉的状态是不间断甚至本质上就存在的。有时，像上天的恩赐一样，它会不由自主地出现，尤其那些在你冥想、跳舞之后与爱人、恋人、朋友或者孩子最亲密的时刻。有时，它是一种你要提醒自己必须做的选择，尤其你被各种日常责任和习惯所围绕的时候。我和那些跟我在一起工作的同事们每天都要提醒自己。

每当我发现我对和我共事的人或者工作环境不感兴趣甚至觉得他们枯燥之时，我都会闭上双眼，深呼吸几次，然后以宽容的态度去赞美每一个人，每一件事。比如说，在我经常写作的咖啡馆里，我现在可以注意，欣赏并享受以前我所忽略的很多事情：婴儿车里那个一岁小孩的微笑的小脸；咖啡师调制拿铁时候娴熟的动作；在排队买咖啡时站在队里第九个或是第十个的人，双手插在屁股兜里那不耐烦的站姿。静静地或者有特定含义的沉思是产生这种赞美之情的最常用的方法。

爱是赞美的最高形式。在摆脱和避免抑郁以及其他困难时期的所有方法和保护措施中，爱能提供最踏实、最可靠的保护和支撑。父母对孩子无条件的爱可以培养孩子自然、均衡且确定的自爱。在人生以后的道路中，这种关爱和情感能够修复已经造成的破坏。对于我来说，爱是能够造就一个好的向导的"无条件积极关注"（卡尔·罗杰斯的话）的核心——雅典娜，维吉尔，但丁所爱的贝雅特丽齐，赫卡特，鲍勃·科尔，还有所有的理疗师和心理咨询师，爱对他们发挥了诺大的作用，也会对我们非常有用。

通常情况下，爱的缺失是产生抑郁的一个主要原因，而爱的重拾，无论是和同一个人或是另外的人，都是治愈抑郁的最常见的方法。然而，正如心理学家布罗诺·贝特尔海姆在某篇文章中一句著名的话，这种爱"远远不够"，只有爱自己才能真实的感到被爱，只有爱别人才能感觉到被爱所承载，度过生命中的起起伏伏。

我认为，保罗在《哥林多前书》第13章中关于爱的诠释是对的。"爱，虽然需要长时间的忍耐，但却是善意的。爱不会使人产生嫉妒之心，爱不会估量其自身的价值，爱不会使人骄傲自大，爱会使人因真相而欣喜，因不公而愤慨。"爱是一项困难的工作，换个更贴切的说法，爱是一种持续不断的挑战。在经历种种困难之后，将爱当做心中的指路之星的强烈愿望，本书中我所分享过的很多故事的主人公所做的事情。这种出于爱而非恐惧或者愤怒而做的行动，正是我衡量自己以及在一切顺利的时候怎样评价自己所作所为的一个原则。同样，你们也可以试试。

　　每当我感到困惑、不知所措的时候，每当我内心那个一度造成我抑郁的死结变得更近的时候，还有一个故事会开导我，我也希望，在这一部分的结尾，也在我们这次旅行结束的时候，大家能够谨记这个故事。这个故事是很久之前我的良师益友萨兰博士讲给我的。它是关于一个著名的武士在经历种种困难和疑惑之后，向禅宗大师寻求帮助的故事。

　　武士十分虔诚地问禅宗大师："天堂和地狱的差别到底是什么？"

　　"你这个四肢发达的傻瓜。这是我听过最愚蠢的一个问题！"大师大声说。

　　武士完全被激怒了，将剑拔出。

　　"这就是地狱。"大师说。

　　武士深吸一口气，将剑插回剑鞘，然后笑了。

　　禅宗大师看到武士从容的动作，痛苦减轻了的表情，察觉到他放松的心境，继而说道："这就是天堂。"

鹿鸣心理（心理自助系列）书单

书　名	书　号	出版日期	定价
《聆听心声——成功女性的选择》	ISBN：9787562444299	2008 年 4 月	16 元
《艺术地生活》	ISBN：9787562443025	2008 年 5 月	35 元
《思维方程式》	ISBN：9787562446750	2008 年 12 月	18 元
《卓越人生的 8 个因素》	ISBN：9787562447733	2009 年 3 月	36 元
《家有顽童——孩子有了多动症怎么办》	ISBN：9787562448266	2009 年 5 月	18.5 元
《疯狂》	ISBN：9787562448600	2009 年 8 月	29.8 元
《找到自己的北极星》	ISBN：9787562452355	2010 年 1 月	39 元
《思想与情感》	ISBN：9787562452744	2010 年 5 月	32 元
《不羁的灵魂：超越自我的旅程》	ISBN：9787562453628	2010 年 5 月	25 元
《创伤后应激障碍自助手册》	ISBN：9787562459460	2010 年 5 月	38 元
《生命逝如斯——揭开自杀的谜题》	ISBN：9787562459477	2011 年 7 月	25 元
《良知泯灭：心理变态者的混沌世界》	ISBN：9787562462941	2011 年 12 月	25 元
《我的躁郁人生》	ISBN：9787562467427	2012 年 6 月	29.8 元
《大脑使用手册》	ISBN：9787562467199	2012 年 7 月	45 元
《自我训练：改变焦虑和抑郁的习惯》	ISBN：9787562470151	2012 年 10 月	36 元
《改变自己：心理健康自我训练》	ISBN：9787562470144	2012 年 10 月	32 元
《梦境释义》	ISBN：9787562472339	2013 年 3 月	39 元
《暴食症康复指南》	ISBN：9787562473008	2013 年 5 月	45 元
《厌食症康复指南》	ISBN：9787562473886	2013 年 7 月	39 元
《抑郁症：写给患者及家人的指导书》	ISBN：9787562473220	2013 年 7 月	20 元
《双相情感障碍：你和你家人需要知道的》	ISBN：9787562476535	2013 年 9 月	56 元
《羞涩与社交焦虑》	ISBN：9787562476504	2013 年 9 月	38 元
《洗脑心理学》	ISBN：9787562472223	2013 年 10 月	46 元
《学会接受你自己：全新的接受与实现疗法》	ISBN：9787562476443	2013 年 12 月	45 元
《辩证行为疗法：掌握正念、改善人际效能、调节情绪和承受痛苦的技巧》	ISBN：9787562476429	2013 年 12 月	38 元
《关灯就睡觉：这样治疗失眠更有效》	ISBN：9787562482741	2014 年 8 月	32 元
《心理医生为什么没有告诉我》	ISBN：9787562476450	2014 年 9 月	76 元
《强迫症：你和你家人需要知道的》	ISBN：9787562476528	2014 年 9 月	56 元
《远离焦虑》	ISBN：9787562476511	2015 年 1 月	52 元
《神奇的 NLP：改变人生的非凡体验》	ISBN：9787562490302	2015 年 6 月	39 元
《自闭症谱系障碍：针对性干预方案设计和社交技能训练》	ISBN：9787562490289	2015 年 6 月	52 元
《登天之梯——一个儿童心理咨询师的诊疗笔记》	ISBN：9787562491316	2015 年 7 月	46 元
《抑郁症的非药物疗法》	ISBN：9787562490241	2016 年 4 月	59 元
《癌症可以战胜——提升机体抗癌能力的身心灵方法》	ISBN：9787562495000	2016 年 5 月	49 元

请关注鹿鸣心理新浪微博：http://weibo.com/555wang，及时了解我们的出版动态，@鹿鸣心理。

图书在版编目（CIP）数据

抑郁症的非药物疗法 /（美）戈登（Gordon, J.S.）著；
王鹏飞，主译. —重庆：重庆大学出版社，2016.4（2022.4
重印）

（心理自助系列）

书名原文：Unstuck: Your Guide to the Seven-stage Journey
Out of Depression

ISBN 978-7-5624-9024-1

Ⅰ.①抑⋯ Ⅱ.①戈⋯ ②王⋯ Ⅲ.①抑郁症—治疗
Ⅳ.①R749.405

中国版本图书馆CIP数据核字（2015）第093034号

抑郁症的非药物疗法
Yiyuzheng De Feiyaowu Liaofa

［美］詹姆斯·S.戈登（James S. Gordon）　　著

王鹏飞　主译

策划编辑：王　斌
责任编辑：敬　京
责任校对：刘志刚

重庆大学出版社出版发行
出版人：饶帮华
社址：（401331）重庆市沙坪坝区大学城西路21号
网址：http://www.cqup.com.cn
重庆市国丰印务有限责任公司印刷

开本：720mm×1020mm　1/16　印张：21.5　字数：264千
2016年4月第1版　2022年4月第8次印刷
ISBN 978-7-5624-9024-1　定价：59.00元